全国中医药行业高等教育"十三五"规划教材

全国高等中医药院校规划教材（第十版）

大 学 语 文

（新世纪第二版）

（供护理学、管理学、药学、计算机等专业用）

主　编

黄作阵（北京中医药大学）

副主编（以姓氏笔画为序）

史双文（长春中医药大学）　　　　　　邢永革（天津中医药大学）
何　敏（南京中医药大学）　　　　　　胡　真（湖北中医药大学）
郜晓芹（安徽中医药大学）　　　　　　薛芳芸（山西中医学院）

编　委（以姓氏笔画为序）

李　庆（成都中医药大学）　　　　　　李道群（贵州医科大学）
吴苏礼（黑龙江中医药大学佳木斯学院）　张　戬（北京中医药大学）
张亭立（上海中医药大学）　　　　　　陈晓林（广西中医药大学）
尚　冰（辽宁中医药大学）　　　　　　孟晓燕（北京中医药大学东方学院）
侯洪澜（甘肃中医药大学）　　　　　　涂凌智（湖南省直中医医院）
韩彦华（黑龙江中医药大学）　　　　　葛晓舒（湖南中医药大学）
傅建萍（江西中医药大学）

中国中医药出版社

·北京·

图书在版编目（CIP）数据

大学语文/黄作阵主编. —2 版. —北京：中国中医药出版社，2016.7（2018.6重印）

全国中医药行业高等教育"十三五"规划教材

ISBN 978-7-5132-3431-3

Ⅰ. ①大… Ⅱ. ①黄… Ⅲ. ①大学语文课–中医药院校–教材 Ⅳ. ①H19

中国版本图书馆 CIP 数据核字（2016）第 114417 号

请到"医开讲 & 医教在线"（网址：www.e-lesson.cn）
注册登录后，刮开封底"序列号"激活本教材数字化内容。

中国中医药出版社出版

北京市朝阳区北三环东路 28 号易亨大厦 16 层

邮政编码　100013

传真　010 64405750

河北省武强县画业有限责任公司印刷

各地新华书店经销

开本 850×1168　1/16　印张 15　字数 374 千字

2016 年 7 月第 2 版　2018 年 6 月第 3 次印刷

书　号　ISBN 978-7-5132-3431-3

定价　39.00 元

网址　www.cptcm.com

社长热线　010 64405720

购书热线　010 64065415　010 64065413

微信服务号　zgzyycbs

书店网址　csln.net/qksd/

官方微博　http://e.weibo.com/cptcm

淘宝天猫网址　http://zgzyycbs.tmall.com

全国中医药行业高等教育"十三五"规划教材

全国高等中医药院校规划教材（第十版）

专家指导委员会

严世芸（上海中医药大学教授）

李灿东（福建中医药大学校长）

李青山（山西中医药大学校长）

李金田（甘肃中医药大学校长）

杨　柱（贵阳中医学院院长）

杨关林（辽宁中医药大学校长）

余曙光（成都中医药大学校长）

宋柏林（长春中医药大学校长）

张欣霞（国家中医药管理局人事教育司师承继教处处长）

陈可冀（中国中医科学院研究员　中国科学院院士　国医大师）

陈明人（江西中医药大学校长）

武继彪（山东中医药大学校长）

范吉平（中国中医药出版社社长）

周仲瑛（南京中医药大学教授　国医大师）

周景玉（国家中医药管理局人事教育司综合协调处处长）

胡　刚（南京中医药大学校长）

谭元生（湖南中医药大学校长）

徐安龙（北京中医药大学校长）

徐建光（上海中医药大学校长）

唐　农（广西中医药大学校长）

彭代银（安徽中医药大学校长）

路志正（中国中医科学院研究员　国医大师）

熊　磊（云南中医学院院长）

秘 书 长

王　键（安徽中医药大学教授）

卢国慧（国家中医药管理局人事教育司司长）

范吉平（中国中医药出版社社长）

办公室主任

周景玉（国家中医药管理局人事教育司综合协调处处长）

林超岱（中国中医药出版社副社长）

李秀明（中国中医药出版社副社长）

李占永（中国中医药出版社副总编辑）

前　言

为落实《国家中长期教育改革和发展规划纲要（2010-2020年）》《关于医教协同深化临床医学人才培养改革的意见》，适应新形势下我国中医药行业高等教育教学改革和中医药人才培养的需要，国家中医药管理局教材建设工作委员会办公室（以下简称"教材办"）、中国中医药出版社在国家中医药管理局领导下，在全国中医药行业高等教育规划教材专家指导委员会指导下，总结全国中医药行业历版教材特别是新世纪以来全国高等中医药院校规划教材建设的经验，制定了"'十三五'中医药教材改革工作方案"和"'十三五'中医药行业本科规划教材建设工作总体方案"，全面组织和规划了全国中医药行业高等教育"十三五"规划教材。鉴于由全国中医药行业主管部门主持编写的全国高等中医药院校规划教材目前已出版九版，为体现其系统性和传承性，本套教材在中国中医药教育史上称为第十版。

本套教材规划过程中，教材办认真听取了教育部中医学、中药学等专业教学指导委员会相关专家的意见，结合中医药教育教学一线教师的反馈意见，加强顶层设计和组织管理，在新世纪以来三版优秀教材的基础上，进一步明确了"正本清源，突出中医药特色，弘扬中医药优势，优化知识结构，做好基础课程和专业核心课程衔接"的建设目标，旨在适应新时期中医药教育事业发展和教学手段变革的需要，彰显现代中医药教育理念，在继承中创新，在发展中提高，打造符合中医药教育教学规律的经典教材。

本套教材建设过程中，教材办还聘请中医学、中药学、针灸推拿学三个专业德高望重的专家组成编审专家组，请他们参与主编确定，列席编写会议和定稿会议，对编写过程中遇到的问题提出指导性意见，参加教材间内容统筹、审读稿件等。

本套教材具有以下特点：

1. 加强顶层设计，强化中医经典地位

针对中医药人才成长的规律，正本清源，突出中医思维方式，体现中医药学科的人文特色和"读经典，做临床"的实践特点，突出中医理论在中医药教育教学和实践工作中的核心地位，与执业中医（药）师资格考试、中医住院医师规范化培训等工作对接，更具有针对性和实践性。

2. 精选编写队伍，汇集权威专家智慧

主编遴选严格按照程序进行，经过院校推荐、国家中医药管理局教材建设专家指导委员会专家评审、编审专家组认可后确定，确保公开、公平、公正。编委优先吸纳教学名师、学科带头人和一线优秀教师，集中了全国范围内各高等中医药院校的权威专家，确保了编写队伍的水平，体现了中医药行业规划教材的整体优势。

3. 突出精品意识，完善学科知识体系

结合教学实践环节的反馈意见，精心组织编写队伍进行编写大纲和样稿的讨论，要求每门教材立足专业需求，在保持内容稳定性、先进性、适用性的基础上，根据其在整个中医知识体系中的地位、学生知识结构和课程开设时间，突出本学科的教学重点，努力处理好继承与创新、理论与实践、基础与临床的关系。

4. 尝试形式创新，注重实践技能培养

为提升对学生实践技能的培养，配合高等中医药院校数字化教学的发展，更好地服务于中医药教学改革，本套教材在传承历版教材基本知识、基本理论、基本技能主体框架的基础上，将数字化作为重点建设目标，在中医药行业教育云平台的总体构架下，借助网络信息技术，为广大师生提供了丰富的教学资源和广阔的互动空间。

本套教材的建设，得到国家中医药管理局领导的指导与大力支持，凝聚了全国中医药行业高等教育工作者的集体智慧，体现了全国中医药行业齐心协力、求真务实的工作作风，代表了全国中医药行业为"十三五"期间中医药事业发展和人才培养所做的共同努力，谨向有关单位和个人致以衷心的感谢！希望本套教材的出版，能够对全国中医药行业高等教育教学的发展和中医药人才的培养产生积极的推动作用。

需要说明的是，尽管所有组织者与编写者竭尽心智，精益求精，本套教材仍有一定的提升空间，敬请各高等中医药院校广大师生提出宝贵意见和建议，以便今后修订和提高。

国家中医药管理局教材建设工作委员会办公室

中国中医药出版社

2016 年 6 月

编写说明

大学语文课程在全国高等院校理工类专业开设已 30 多年，其目的主要是进一步提高大学生的语文水平。随着课程研究不断深入，价值取向不断变化，教材编写也越来越五彩纷呈，风格各异。目前，《大学语文》教材有 100 多种。中医药院校全面开设大学语文课程起步较晚，由于没有行业规划教材，且各院校选用标准不同，选用教材也就五花八门，这给本门课程的开设质量造成一定影响。为此，中国中医药出版社组织全国高等中医药院校编写了全国中医药行业高等教育"十二五"规划教材《大学语文》。经过来自 19 所中医药院校大学语文教师的互相交流，互相切磋，集思广益，最后完成了《大学语文》编写任务，使用以来，受到了教师和学生们的良好评价。

为了进一步突出中医药院校《大学语文》教材特色，打造中医药行业精品教材，培养中医学子的语文能力和人文素质，中国中医药出版社再次启动全国中医药行业高等教育"十二五"规划教材《大学语文》修订计划，来自 18 所中医高校、一所西医高校 20 位大学语文教师再次聚首，共同参与编写工作。经过数月辛苦劳动，完成了这一"使命光荣，责任重大"的编写任务。现就本教材编写做几点说明。

一、较上版教材的变化

1. 单元主题清晰

上版《大学语文》按体裁划分，设上、下两篇。上篇九单元：诸子散文、历史散文、现当代散文、议论文、诗词曲赋骈文、小说、书序游记、祭文碑铭家书演说、医药小品文；下篇五章：中国文学史概述、诗词曲格律常识、古代文论选导读、儒释道与中医学、古代文化常识。本版《大学语文》按主题划分单元，不分篇，共设十单元：先贤智慧、人物风范、吾乡吾国、亲友挚情、因为爱情、人生寻梦、珍爱生命、书山有路、中医采风、文学通论。较之上版教材，本版《大学语文》单元划分更加清晰，主题更加突出，更便于教师教学和学生学习。

2. 篇幅大幅缩减

上版教材力求体裁丰富，全面反映文学发展史，不得不选择各个时期有代表性篇目，故教材篇幅相对较大。本版教材按主题选择篇目，取舍比较灵活。与上版《大学语文》相比，"文选"删去课文 35 篇，增加 18 篇；各单元篇幅也有简略，如"《老子》六章"改为"《老子》四章"；课后原有"延伸阅读"一节，今放入数字化教材；"文学通论"部分删去"儒释道与中医学"一章，增加"本科生科技论文写作"一章，"古代文化常识"变成附录。总之，与上版《大学语文》相比，本版《大学语文》篇幅减少约 1/3。

3. 特色突出明显

上版教材主要突出中医药院校学生语文能力、文学修养、传统文化素质培养。本版教材除注重语文能力、文学修养培养理念外，更加突出时代气息、中医文化、人文素养和自主学习。基于编写理念不同，我们选文有些改变，将不符合新教材理念内容删去，增加了"珍爱生命""人生寻梦""书山有路"等章节，使选文更加富有时代气息，更加切合中医药行业，更加符合大学生学会学习的现代学习观。

二、大学语文课程的定性、定位、目的任务

1. 性质

中医药院校的大学语文是中医药院校大学生的语文工具课、文学修养课、人文素质课。

首先，大学语文是大学生的语文工具课。汉语是全球华人的母语，是华夏民族的心理纽带、精神家园、文化根基。但20多年来，伴随着"英语热"的不断升级，学生的母语水平却在整体下降，这种现象不能不令人担忧。因此，大学语文教学要责无旁贷地承担起母语教育的重任，要通过本课程提升大学生汉语言文字应用能力。

其次，大学语文是大学生的文学修养课。语文课的开设从小学到中学，一般而言，学生已经打下了一定的基础；如果大学语文仅仅是中学语文的重复，势必降低学生的学习兴趣，影响课程效果。因此，大学语文应该从更高层次上培养学生阅读文学名篇的能力，提升学生的审美情趣和修养。

最后，大学语文是大学生的人文素质课。所谓人文素质，是指人们在人文方面所具有的综合品质。现代的"人文主义"在很大程度上是作为"科学主义""金钱拜物教"的对立面而出现的。它相对于"科学主义"，强调的是关注人的生命、价值和意义的人本主义；相对于"工具理性"或"技术理性"，强调的是价值理性和目的理性；相对于实用主义，强调的是注重人的精神追求的理想主义或浪漫主义。人文素质包括四个方面的内容。

（1）具备人文知识。人文知识是人类关于人文领域（主要是精神生活领域）的基本知识，如历史知识、文学知识、道德知识、语言知识等。

（2）理解人文思想。人文思想是支撑人文知识的基本理论及其内在逻辑。与科学思想相比，人文思想具有很强的民族色彩、个性色彩和鲜明的意识形态特征。

（3）掌握人文方法。人文方法是人文思想中所蕴含的认识方法和实践方法。与科学方法强调精确性和普遍适用性不同，人文方法强调体验，且与特定的文化相联系。

（4）遵循人文精神。人文精神是人类文化或文明的真谛所在，民族精神、时代精神从根本上说都是人文精神的具体表现。

在人文素质四个方面中，人文精神是核心。人文精神主要表现在：在处理人与自然、人与社会、人与文化的关系时，突出人是主体的原则；在认识和实践活动中，以人各种需要的满足为最终诉求，强调人是目的的原则；在人与物的比较中，突出人高于物、贵于物的特殊地位，强调精神重于物质，人的价值重于物的价值，生命价值优先的人道主义原则和人本主义原则；在人与人的关系中，强调相互尊重对方的人格尊严，突出人人平等的原则。中医药院校开设的大学语文，应该特别强调其提升人文精神和人文素质的功能。因为中医学，不仅是生命科学，更属于人文学科；医学不仅是仁术，更是人学。作为中医学生，除了要学习人的生理、病理、解剖这些知识外，还要特别了解人之为人的社会、心理、情感、文化因素，从而建立起对于病人的人文关怀。总之，中医药院校的大学语文教学肩负着更加伟大的使命——因为中医药院校其

他课程主要培养的是中医的"术"，大学语文要培养的则是有理想、有道德、有境界、有追求的高品质的"人"，要塑造的是有慈悲心、同情心、尊重生命、关爱生命、拯救生命的中医的"魂"。因此，我们认为，作为中医药院校，提升大学生的人文精神和人文素质，其意义尤其重大。

2. 定位

大学语文课程是中医药院校的通识课程，而不是专业课、专业基础课。因此，本课程应该帮助中医药院校大学生提高语言能力，增强文学修养，培养审美情趣，奠定人文根基，提升人文精神，全面培养大学生的人文素质。

3. 目的任务

大学语文课程旨在通过古今中外经典作品的阅读、欣赏、熏陶，进一步提高大学生的语言文字应用能力，即语言文字的表达、交流与沟通能力；增强大学生的文学修养，即对文学作品的鉴赏能力和审美情趣；提升大学生的人文精神和人文素质，即帮助大学生树立"以人为本""人文关怀"的理念，培养大学生健康健全的高尚人格，树立积极正确的人生观、价值观。

三、本教材主要内容

第一单元"先贤智慧"，选取《周易》《老子》《论语》《礼记》等儒道经典名篇，旨在让学生从源头上把握中国传统文化的思想精髓，从先贤经典中汲取智慧。

第二单元"人物风范"，选取重耳、项羽、苏武等具有人格魅力的人物传记，旨在让学生以古今杰出人物为榜样，健全自己的高尚人格。

第三单元"吾乡吾国"，选取《哀郢》（屈原）、《哀江南赋序》（庾信）、《春望》（杜甫）、《听听那冷雨》（余光中）等热爱祖国、热爱家乡的诗文名篇，旨在让学生从这些优秀名篇中受到感染，进一步增强爱国爱家的民族情怀。

第四单元"亲友挚情"，选取《陈情表》（李密）、《寄东鲁二稚子》（李白）、《送李愿归盘谷序》（韩愈）、《祭母文》（毛泽东）等诗文名篇，旨在让学生从中受到感染，培养高尚的情感。

第五单元"因为爱情"，爱情是古今永恒的主题，选取《关雎》《蒹葭》（《诗经》）、《春江花月夜》（张若虚）、《月夜》（杜甫）、《长恨歌》（白居易）、《锦瑟》（李商隐）等古今爱情名篇，旨在培养学生正确的爱情观，懂得爱情，珍惜爱情。

第六单元"人生寻梦"，选取《短歌行》（曹操）、《将进酒》（李白）、《定风波》（苏轼）、《赠与今年的大学毕业生》（胡适）、《我有一个梦想》等名篇，旨在让学生树立正确的人生观、价值观，有志气，有理想，做好中医梦、中国梦。

第七单元"珍爱生命"，选取《本生》（《吕氏春秋》）、《尘世是唯一的天堂》（林语堂）、《热爱生命》（食指）、敬畏生命（［法·阿尔贝特·施韦泽］）等优秀名篇，旨在让医学生热爱生命，珍爱生命，了解自己的责任与使命，提升人文精神，铸造中医之魂——慈悲心。

第八单元"书山有路"，选取《朱子语类》（朱熹）、《读书乐》（李贽）、《与友人论学书》（顾炎武）、《字谕纪泽儿》（曾国藩）等古代圣贤关于学习的优秀篇章，旨在让学生从前贤关于学习的指导中明确学习的目的、意义、方法，学会学习。

第九单元"中医采风"，选取《扁鹊传》（司马迁）、《养生论》（嵇康）、《杏林故事》（葛洪）、《大医精诚》等医学名篇及杏林故事，旨在让学生初步认识中医文化，热爱中医事业。

第十单元"文学通论",第一章"中国古代文学史概述",旨在让学生了解中国古代文学史发展的脉络,将所选文学作品放在文学发展史的大背景中进行考查;第二章"诗词曲格律常识",旨在帮助学生了解韵文的写作要求,欣赏韵文的神韵风采;第三章"中国古代文论选导读",旨在帮助学生了解中国古代文学理论发展的渊源与各个文学流派的不同主张,更好地欣赏理解不同时期、不同风格的文学作品;第四章"本科生科技论文写作",旨在帮助学生了解科技论文的写作方法和规范。

四、本教材主要特色

1. 强调经典作用

中医药学是建立在传统文化基础上的。经典不仅是中国人的精神支柱,也是中国人的智慧之源,同时也是中医学的根基。因此,选文以经典为主,以古文为主。

2. 突出时代气息

当今中国,每个行业、每个国人都在追求中国梦,追求行业发展梦,追求文化复兴梦。中医人理应追求中医梦。一个没有梦想的民族是没有希望的民族;同样,没有梦想的中医人也很难肩负起中医事业振兴发展的使命。中医药学有悠久的历史,复兴中医药学是我们这代中医人的光荣使命,因此我们设立"人生寻梦"单元,就是为了切合时代需要,树立中医人的梦想。

3. 推重人文素质

大学语文的目的就是培养高品质的"人",铸造中医人的"魂"。人文素质体现在个人修养上就是树立正确的人生观、价值观,有远大理想、坚定信念,有高尚的情操、健全的人格;体现在人文精神上就是尊重生命,珍爱生命,普济生命,有一颗慈悲的心。"人物风范""吾乡吾国""亲友挚情""因为爱情""珍爱生命"都是为了提升学生良好的人文精神和人文素质。

4. 彰显中医特色

中医药院校的大学语文要结合行业特点,顺应行业需要,培养本行业的优秀人才。第九单元"中医采风",选取《扁鹊传》《养生论》《杏林故事》《大医精诚》等医学名篇与故事,可以让学生初步认识中医文化,热爱中医事业。

5. 传授学习方法

当今的学习,不再是简单教师讲授,学生笔记,更重要的是学生要学会学习,终身学习。"书山有路"单元,选取历代圣贤关于学习目的、方法的名篇,可以给学生以学习目的、方法的指导,真正做到授学生以渔。

6. 课内课下结合

本教材不仅有纸质教材,更搭建起数字平台,数字平台是纸质教材的补充和延伸。有了这个平台,我们就可以使教学内容更加充实,方法更加丰富多彩。《大学语文》数字化教学改革项目被列为国家中医药管理局中医药教育教学改革研究项目。该项目(编号 GJYJS16003)由黄作阵负责,全体编写人员参与。

五、本教材编写分工

本教材由来自 18 所中医药院校、一所西医院校 20 位大学语文教师集体编写而成,主编负责选聘编写人员、确定编写大纲、全面统稿审稿,副主编负责各单元组稿、审核。本教材各单元负责人和编写教师是（排名第一的为单元负责人，后面为编写教师）：第一单元"先贤智慧"由黄作阵编写，第二单元"人物风范"由邢永革编写，第三单元"吾乡吾国"由薛芳芸、李庆编写，第四单元"亲友挚情"由侯洪澜、薛芳芸、韩彦华、张戬编写，第五单元"因为爱情"由史双文、陈晓林、孟晓燕、张戬编写，第六单元"人生寻梦"由胡真、葛晓舒、傅建萍编写，第七单元"珍爱生命"由郜晓芹、张亭立编写，第八单元"书山有路"由尚冰、吴苏礼编写，第九单元"中医采风"由黄作阵、涂凌智编写，第十单元"文学通论"由何敏、张戬、李道群编写，附录"古代文化常识"由黄作阵、吴苏礼编写。教材编委会秘书北京中医药大学张戬老师做了大量协助工作，中国中医药出版社韩燕老师为本书筹划、编写、校勘做了大量工作，在此一并致谢！希望使用者对本教材提出意见和建议，以便再版时修订提高。

《大学语文》编委会

2016 年 5 月

目　录

第一单元　先贤智慧

《周易》四则

（一）天尊地卑

天尊地卑，乾坤定矣[1]。卑高以陈[2]，贵贱位矣[3]。动静有常，刚柔断矣[4]。方以类聚[5]，物以群分，吉凶生矣。在天成象，在地成形，变化见矣。是故刚柔相摩[6]，八卦相荡[7]。鼓之以雷霆，润之以风雨；日月运行，一寒一暑。乾道成男，坤道成女。乾知大始[8]，坤作成物。乾以易知[9]，坤以简能；易则易知，简则易从；易知则有亲，易从则有功；有亲则可久，有功则可大；可久则贤人之德，可大则贤人之业。易、简，而天下之理得矣；天下之理得，而成位乎其中矣[10]。（《系辞上》第一章）

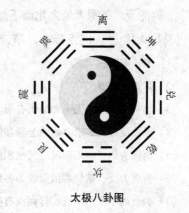

太极八卦图

[1] 乾坤：乾卦和坤卦。

[2] 以陈：已经陈列。以，通"已"。

[3] 贵贱位矣：天贵地贱的地位就确立了。位，确定地位。

[4] 断：分。

[5] 方：高亨《周易大传今注》认为是"人"字之误。

[6] 摩：摩擦。

[7] 荡：激荡。

[8] 知：主。　　大始：即太始，指最初创始。

[9] 易：平易。

[10] 成位：确定位次。

（二）圣人设卦观象

圣人设卦观象，系辞焉而明吉凶[1]，刚柔相推而生变化[2]。是故吉凶者，失得之象也[3]。悔吝者[4]，忧虞之象也[5]。变化者，进退之象也。刚柔者，昼夜之象也。六爻之动，三极之道也[6]。是故君子所居而安者，《易》之序也[7]。所乐而玩者[8]，爻之辞也。是故君子居则观其象而玩其辞，动则观其变而玩其占。是以自天佑之，吉无不利。（《系辞上》第二章）

[1] 系辞：系辞于卦下、爻下。

［2］推：推移。

［3］失得：失误与得当。

［4］悔吝：小灾小祸。

［5］忧虞：忧愁思虑。

［6］三极：天、地、人三才。

［7］序：次序。序，一作"象"。

［8］玩：揣摩。

（三）《易》与天地准

《易》与天地准[1]，故能弥纶天地之道[2]。仰以观于天文，俯以察于地理，是故知幽明之故[3]；原始反终[4]，故知死生之说；精气为物[5]，游魂为变[6]，是故知鬼神之情状。与天地相似，故不违；知周乎万物而道济天下，故不过；旁行而不流[7]，乐天知命，故不忧；安土敦乎仁[8]，故能爱。范围天地之化而不过[9]，曲成万物而不遗[10]，通乎昼夜之道而知，故神无方而《易》无体[11]。（《系辞上》第四章）

［1］准：等同。

［2］弥纶：包罗。

［3］幽明：指幽隐无形和显明有形。   故：事理。

［4］原始反终：推求事物的起源和终结。原，推原。反，反求。

［5］精气为物：阴阳精灵之气聚积而成为物质。

［6］游魂为变：精气游散则成为各种变化。游魂，游散的精气。

［7］旁行而不流：广泛实行而没有弊端。旁，广泛。流，流弊。

［8］安土敦乎仁：安于所处的环境，敦厚而爱人。

［9］范围：犹言包括。

［10］曲成：曲尽成就。   遗：遗漏。

［11］神：指道的神妙变化。   无方：没有定所。   无体：无定体。

（四）一阴一阳之谓道

一阴一阳之谓道。继之者善也[1]，成之者性也[2]。仁者见之谓之仁，知者见之谓之知，百姓日用而不知，故君子之道鲜矣。显诸仁，藏诸用[3]，鼓万物而不与圣人同忧[4]，盛德大业至矣哉。富有之谓大业，日新之谓盛德。生生之谓易[5]，成象之谓乾[6]，效法之谓坤[7]，极数知来之谓占[8]，通变之谓事，阴阳不测之谓神。（《系辞上》第五章）

［1］继之者善也：谓承继阴阳之道乃为善行。

［2］成之者性也：谓成就阴阳之道乃为人之天性。

［3］"显诸仁"二句：谓天地之道显现于仁德，而潜藏于日用。

［4］鼓万物而不与圣人同忧：谓鼓动化育万物而不同于圣人的忧患之心。

［5］生生：生而又生，谓繁衍不绝。

［6］成象之谓乾：乾卦乃效法天道（健运）而成。

［7］效法之谓坤：坤卦乃效法地道（顺从）而成。

［8］极数：穷尽著策之数。极，尽。数，指《易》筮中的蓍策之数。

【导读】

本文节选自《周易·系辞》，据中华书局影印清代阮元校刻《十三经注疏》1980 年版。《周易》分为经文和传文两部分，其中经文由六十四卦象卦名卦辞、三百八十四爻象及三百八十六爻辞组成，约成书于西周前期；传文由彖辞（上下）、象辞（上下）、系辞（上下）、文言、说卦、序卦、杂卦七种十篇构成，又称为《十翼》，约成书于战国时期。旧传伏羲画卦，文王作辞，孔子作传。经、传早期别行，西汉末及东汉开始合一。汉武帝时《周易》被称为《易经》，为儒家经典之一。

"系辞"是系在《周易》古经后面的说解，是《周易》的通论。本文第一则阐明乾坤及八卦乃天地、贵贱、尊卑、刚柔、男女、吉凶对立变化之象；说明天道至易，地道至简，贤人的德业修养、事业光大在于遵循天地自然之道。第二则论述《易》之卦爻及其变化乃像宇宙事物之运动变化，卦爻辞乃告示人事之得失进退。故君子观象玩辞，趋吉避凶。第三则阐明《易》包括天地万物之理，说明君子深通《易》理，则能测鬼神，穷变化，乐天知命，爱人济物。第四则主要论述《易》道就是阴阳，其本性是阴阳相继、成就万物。君子要善于体察阴阳之道，知常达变，建立功业。

【研讨】

1. 谈谈你对占卜的看法。

2. 前人认为，"不知《易》，不足以言医"，谈谈你的看法。

3. 你认为《周易》的思想理论对今人还有什么样的指导价值？

【推荐书目】

1. 周易正义（清·阮元校刻. 十三经注疏）. 中华书局影印，1980.

2. 宋·朱熹. 周易本义. 中华书局，2009.

3. 高亨. 周易大传今注. 齐鲁书社，2009.

4. 黄寿祺，张善文. 周易注译（修订本）. 上海古籍出版社，2004.

《老子》四章

（一）道可道

道可道[1]，非常道[2]；名可名，非常名。无名，天地之始；有名，万物之母。故常无欲，以观其妙；常有欲，以观其徼[3]。此两者同出而异名，同谓之玄。玄之又玄，众妙之门。（第一章）

[1] 道：《老子》哲学的核心范畴，指宇宙的本源、世界的实质、自然的规律、社会的准则、人生的最高境界。

[2] 常：永恒。

[3] 徼（jiào）：边界。

（二）天下皆知美之为美

天下皆知美之为美，斯恶已[1]；皆知善之为善，斯不善已。故有无相生，难易相成，长短相形[2]，高下相倾[3]，音声相和[4]，前后相随。是以圣人处无为之事[5]，行不言之教[6]。万物作焉而不辞[7]，生而不有，为而不恃，功成而弗居[8]。夫唯不居，是以不去。（第二章）

[1] 恶：丑。　　　已：通"矣"。

[2] 相形：相互比较。

[3] 相倾：相倾倚，相依靠。

[4] 音声：乐器发出者谓之音，人唱出者谓之声。　　和：应和。

[5] 处无为之事：顺着自然来处理世事。无为，不妄为。

[6] 行不言之教：施行不用言辞的教化。

[7] 作：兴起。　　辞：用言词表白。

[8] 居：占有。

（三）　致虚极

致虚极，守静笃。万物并作，吾以观其复。夫物芸芸[1]，各复归其根。归根曰静，静曰复命[2]，复命曰常[3]，知常曰明。不知常，妄作凶。知常容[4]，容乃公[5]，公乃王[6]，王乃天[7]，天乃道，道乃久，没身不殆。（第十六章）

[1] 芸芸：众多。

[2] 复命：复归本性。

[3] 常：恒。此指永恒的"道"。

[4] 容：包容。

[5] 公：公正。

[6] 王（wàng）：称王。王，敦煌唐人写卷子本作"全"。

[7] 天：合乎天德。

（四）　其安易持

其安易持，其未兆易谋，其脆易泮[1]，其微易散。为之于未有，治之于未乱。合抱之木[2]，生于毫末；九层之台，起于累土；千里之行，始于足下。为者败之，执者失之。是以圣人无为，故无败；无执，故无失。民之从事，常于几成而败之[3]；慎终如始，则无败事。是以圣人欲不欲，不贵难得之货；学不学，复众人之所过[4]。以辅万物之自然，而不敢为。（第六十四章）

[1] 脆：脆弱。　　泮（pàn）：融解。

[2] 合抱：两臂环抱。比喻树身粗大。

[3] 几成：将要成功时。

[4] 复众人之所过：从众人错误中返回正道。复，返回。

【导读】

本文选自《老子》，据王弼《老子注》，中华书局《诸子集成》（第三册）1985 年版。作者老子，春秋末期人，姓李，名耳，字伯阳。楚国苦县（今河南鹿邑县）人，曾为周"守藏室之史"（管藏书的史官）。孔子曾向他问礼，后退隐，著《老子》。为道家之祖。《老子》又称《道德经》，全书81章，五千多字，是道家的主要经典。本书内容丰富，涉及哲学、政治、军事、文化、自然界和社会生活等诸多方面，包含着丰富的朴素辩证法思想。全书文字洗练，语言深邃，寓情于理，哲理性强，对偶排比，音韵铿锵，是一部哲学散文诗，具有独特的艺术风格和魅力。

本文第一章提出了"道"的范畴，说明无形的"道"是天地万物产生的根源。第二章指出美丑、善恶、有无、难易、长短、高下、音声、前后，各种矛盾都是相互依存的；圣人处无为之事，行不言之教，反而可以达到治世的目的。第三章指出万物的生生不息，循环往复，最终都会归于"虚静"；人们应该"致虚守静"，不要妄作。第四章说明万事万物的发展必始于细小，人们做事必须防微杜渐，慎终如始。

【研讨】

1. 简述《老子》"道"的含义。

2. 谈谈《老子》的辩证思想。

3. 清·魏源在《老子本义·论老子》一文中说："《老子》，救世书也。"你如何理解？

【推荐书目】

1. 魏·王弼. 老子注（诸子集成. 第三册）. 中华书局，2006.

2. 清·魏源. 老子本义（诸子集成. 第三册）. 中华书局，2006.

3. 朱谦之. 老子校释（新编诸子集成. 第一辑）. 中华书局，1984.

4. 高明. 帛书老子校注（新编诸子集成. 第一辑）. 中华书局，1996.

5. 陈鼓应. 老子注译及评介（修订增补本）. 中华书局，2009.

《论语》二十则

1. 子曰："学而时习之[1]，不亦说乎[2]？有朋自远方来，不亦乐乎？人不知而不愠[3]，不亦君子乎？"（《学而》第一）

[1] 学：主要指学习西周的礼、乐、诗、书等传统文化典籍。

[2] 说（yuè）：同"悦"。

[3] 人不知：别人不了解自己。　　愠（yùn）：恼怒，怨恨。

2. 曾子曰[1]："吾日三省吾身[2]：为人谋而不忠乎？与朋友交而不信乎？传不习乎[3]？"（《学而》第一）

[1] 曾子（前505—前435年）：名参（shēn），字子舆，春秋末期鲁国人。孔子得意门生，以孝出名，据说《孝经》为其所撰。

[2] 三省（xǐng）：多次反省。省，检查。

[3] 传：老师传授的知识。

3. 子曰："君子食无求饱，居无求安，敏于事而慎于言[1]，就有道而正焉[2]，可谓好学也已。"（《学而》第一）

[1] 敏：勤勉。

[2] 就：靠近。　　有道：指有道德的人。　　正：匡正。

NOTE

4. 子贡曰[1]："贫而无谄，富而无骄，何如？"子曰："可也。未若贫而乐，富而好礼者也。"子贡曰："《诗》云：'如切如磋，如琢如磨[2]。'其斯之谓与？"子曰："赐也始可与言《诗》已矣！告诸往而知来者[3]。"（《学而》第一）

[1] 子贡：孔子弟子。姓端木，名赐，字子贡。

[2] "如切如磋"二句：像加工象牙和骨，切了还要磋；像加工玉石，琢了还要磨。意谓反复加工，才能成器。见《诗经·卫风·淇澳》。

[3] 告诸往而知来者：意谓能够举一反三。

5. 子曰："道之以政[1]，齐之以刑[2]，民免而无耻[3]；道之以德，齐之以礼，有耻且格[4]。"（《为政》第二）

[1] 道：同"导"。引导。

[2] 齐：整治。

[3] 免：避免，躲避。   耻：羞耻之心。

[4] 格：规矩。此谓遵守规矩。

6. 子曰："吾十有五而志于学[1]，三十而立[2]，四十而不惑，五十而知天命[3]，六十而耳顺[4]，七十而从心所欲[5]，不逾矩[6]。"（《为政》第二）

[1] 有：通"又"。

[2] 立：自立，学有所成。

[3] 知天命：谓懂得顺应天命而为。天命，上天主宰的命运。

[4] 耳顺：指对各种意见包括那些于己不利的意见也能正确对待。

[5] 从心所欲：随心所欲。从，顺。

[6] 逾矩：越过规矩。

7. 子曰："富与贵，是人之所欲也，不以其道得之，不处也[1]；贫与贱，是人之所恶也，不以其道得之，不去也。君子去仁，恶乎成名[2]？君子无终食之间违仁[3]，造次必于是[4]，颠沛必于是[5]。"（《里仁》第四）

[1] 处：接受。

[2] 恶（wū）乎：怎么。   成名：成就君子之名。

[3] 终食之间：一顿饭的工夫。指时间短。

[4] 造次：匆忙。

[5] 颠沛：困顿挫折。

8. 子曰："知之者不如好之者，好之者不如乐之者。"（《雍也》第六）

9. 子曰："知者乐水[1]，仁者乐山；知者动，仁者静；知者乐，仁者寿。"（《雍也》第六）

[1] 乐（yào）：喜好。

10. 子贡曰："如有博施于民而能济众，何如？可谓仁乎？"子曰："何事于仁[1]？必也圣

乎！尧舜其犹病诸[2]！夫仁者，己欲立而立人，己欲达而达人[3]。能近取譬[4]，可谓仁之方也已。"（《雍也》第六）

[1] 何事：犹何止。

[2] 病：忧虑，担心。

[3] "己欲立"二句：意谓要想自己站得住，也要帮助人家一同站得住；要想自己过得好，也要帮助人家一同过得好。达，顺利。

[4] 近取譬：谓拿身边的事打比方。

11. 曾子曰："士不可以不弘毅[1]，任重而道远。仁以为己任，不亦重乎？死而后已，不亦远乎？"（《泰伯》第八）

[1] 弘毅：宽宏坚毅。谓抱负远大，意志坚强。

12. 子曰："知者不惑，仁者不忧，勇者不惧。"（《子罕》第九）

13. 食不厌精，脍不厌细[1]。食饐而餲[2]，鱼馁而肉败[3]，不食。色恶，不食。臭恶[4]，不食。失饪[5]，不食。不时[6]，不食。割不正[7]，不食。不得其酱[8]，不食。肉虽多，不使胜食气[9]。唯酒无量，不及乱。沽酒市脯[10]，不食。不撤姜食，不多食。（《乡党》第十）

[1] 脍（kuài）：细切的肉、鱼。

[2] 饐（yì）：食物经久发臭。　　餲（ài）：食物经久而变味。

[3] 馁（něi）：鱼腐烂变质。这里指鱼不新鲜。　　败：肉腐烂变质。这里指肉不新鲜。

[4] 臭（xiù）：气味。

[5] 失饪：烹调生熟失宜。

[6] 不时：谓不合朝夕日中之食时。一说，指不是时令蔬菜。

[7] 割不正：谓分解牲肉方法不对。

[8] 不得其酱：谓鱼肉搭配之酱不合适。酱，肉酱、芥酱之类。

[9] 不使胜食气（xì）：（肉）不超过主食。食气，食物。气，同"饩"。

[10] 市脯：市场上买来的干肉。

14. 子曰："君子和而不同[1]，小人同而不和。"（《子路》第十三）

[1] 君子和而不同：君子讲求和谐而不同流合污。和（hé），协调，意谓把不同的东西和谐地配合；同，混同，意谓把相同的东西相加。

15. 子贡问曰："有一言而可以终生行之者乎[1]？"子曰："其恕乎！己所不欲，勿施于人。"（《卫灵公》第十五）

[1] 一言：一个字。

16. 孔子曰："益者三友，损者三友。友直，友谅[1]，友多闻，益矣；友便辟[2]，友善柔[3]，友便佞[4]，损矣。"（《季氏》第十六）

[1] 谅：诚信忠厚。

［2］便辟（piánpì）：谄媚逢迎。辟，同"僻"，邪僻。

［3］善柔：阿谀奉承。

［4］便佞（piánnìng）：花言巧语，夸夸其谈。

17. 孔子曰："益者三乐[1]，损者三乐。乐节礼乐[2]，乐道人之善，乐多贤友，益矣。乐骄乐[3]，乐佚游[4]，乐宴乐[5]，损矣。"（《季氏》第十六）

［1］乐（yào）：喜好。

［2］乐（yào）节礼乐（yuè）：谓喜欢用礼乐节制自己的行为。

［3］骄乐：恣情纵欲。

［4］佚游：放纵游荡。佚，通"逸"，放任。

［5］宴乐：宴饮作乐。

18. 孔子曰：君子有三戒[1]："少之时，血气未定，戒之在色；及其壮也，血气方刚，戒之在斗；及其老也，血气既衰，戒之在得[2]。"（《季氏》第十六）

［1］戒：警戒。

［2］得：贪得。

19. 子张问仁于孔子。孔子曰："能行五者于天下为仁矣。"请问之。曰："恭、宽、信、敏、惠。恭则不侮，宽则得众，信则人任焉，敏则有功，惠则足以使人。"（《阳货》第十七）

20. 子曰："不知命，无以为君子也。不知礼，无以立也。不知言，无以知人也。"（《尧曰》第二十）

【导读】

本文选自《论语》，据中华书局影印清代阮元校刻《十三经注疏》1980 年版。《论语》是记录孔子及其弟子言行的书，由孔子弟子及其再传弟子编撰而成。孔子（前551—前479 年），名丘，字仲尼，鲁国陬邑（今山东曲阜市东南）人，春秋末期中国大思想家、政治家、教育家，儒家学派创始人。《论语》共 20 篇，是儒家学派的代表著作，其核心思想是"仁"和"礼"。"仁"是孔子思想的精神内核，"礼"是规范人们言行举止的礼仪制度。《论语》是语录体的著作，语言朴素，晓畅通俗，言简意赅，精警凝练，含蓄隽永，以及大量运用对比、排比等修辞手法，是其显著艺术特色。

本文所选二十则，内容十分丰富。有论仁的，如第七则、第十则、第十五则、第十九则等；有论礼的，如第二十则等；有论治国的，如第五则等；有论个人修养的，如第二则、第十一则、第十二则等；有论学习的，如第一则、第三则、第八则等；有论交友的，如第十五则等；有论养生的，如第九则、第十三则、第十八则等。《论语》认为，仁者爱人，推己及人；礼是有等级的相互尊重；治国要以德治；个人修养重在反躬自省，修身践行，要以治平天下为己任；学习要"乐之""说乎"；交友要谨慎；要知言、知天命。至于养生，主张"仁者无忧""戒色""戒斗""戒贪"，注重日常饮食起居。

【研讨】

1. 杜甫说："天不生仲尼，万古如长夜。"你怎样理解？

2. 孔子的思想核心是什么？现在还有哪些价值？

【推荐书目】

1. 魏·何晏集解，宋·邢昺疏．论语注疏（清·阮元校刻．十三经注疏）．中华书局影印，1980.

2. 宋·朱熹．四书集注．岳麓书社，2004.

3. 杨伯峻．论语译注．中华书局，2009.

4. 李零．丧家狗．山西人民出版社，2008.

《孟子》四则

（一）齐宣王见孟子于雪宫

齐宣王见孟子于雪宫[1]。王曰："贤者亦有此乐乎？"孟子对曰："有。人不得，则非其上矣[2]。不得而非其上者，非也；为民上而不与民同乐者，亦非也。乐民之乐者，民亦乐其乐；忧民之忧者，民亦忧其忧。乐以天下，忧以天下，然而不王者，未之有也。"（《梁惠王下》）

[1] 齐宣王：即田辟疆（？—前301年），战国时齐国国君，齐威王之子，妫姓，为田氏齐国第五代国君，前319~前301年在位。　雪宫：齐王的郊外别墅。故址在今山东省淄博市东北。其中有池、台、鸟、兽供人游览享受。

[2] 非：指责。

（二）浩然之气

（公孙丑问曰）："敢问夫子恶乎长[1]？"

曰："我知言[2]，我善养吾浩然之气。"

"敢问何谓浩然之气？"

曰："难言也。其为气也，至大至刚，以直养而无害[3]，则塞于天地之间。其为气也，配义与道[4]；无是，馁也[5]。是集义所生者，非义袭而取之也[6]。行有不慊于心[7]，则馁矣。我故曰：告子未尝知义[8]，以其外之也[9]。必有事焉，而勿正[10]；心勿忘，勿助长也[11]。无若宋人然：宋人有闵其苗之不长而揠之者[12]，芒芒然归[13]，谓其人曰：'今日病矣[14]！予助苗长矣！'其子趋而往视之，苗则槁矣。天下之不助苗长者寡矣。以为无益而舍之者，不耘苗者也[15]；助之长者，揠苗者也，非徒无益，而又害之。"（《公孙丑上》）

[1] 长：擅长。

[2] 知言：理解别人的话。

[3] 以直养而无害：用正义去培养它而不用邪恶去伤害它。

[4] 配义与道：与仁义道德相配合辅助。

[5] 馁：衰弱。

[6] "是集义所生者"二句：意谓这种气是正义的日积月累所产生的，不是一时的投机取巧所能得到的。集，集合，积累。袭，偷袭，此谓投机取巧。

［7］慊（qiàn）：满足。

［8］告子：战国时期思想家，名不详，一说名不害，曾在孟子门下学习。赵岐在《孟子注》中说，告子"兼治儒墨之道"。

［9］外之：认为是心外之物。

［10］正：止。

［11］助长：用外力（违背规律地）帮助它成长。

［12］闵：忧。　　揠（yà）：拔。

［13］芒芒然：匆忙貌。芒，通"忙"。

［14］病：疲困。

［15］耘：除草。

（三）恻隐之心，人皆有之

孟子曰："人皆有不忍人之心[1]。先王有不忍人之心，斯有不忍人之政矣。以不忍人之心，行不忍人之政，治天下可运之掌上。所以谓人皆有不忍人之心者，今人乍见孺子将入于井[2]，皆有怵惕恻隐之心——非所以内交于孺子之父母也[3]，非所以要誉于乡党朋友也[4]，非恶其声而然也。由是观之，无恻隐之心，非人也；无羞恶之心，非人也；无辞让之心，非人也；无是非之心，非人也。恻隐之心，仁之端也[5]；羞恶之心，义之端也；辞让之心，礼之端也；是非之心，智之端也。人之有是四端也，犹其有四体也[6]。有是四端而自谓不能者，自贼者也[7]；谓其君不能者，贼其君者也。凡有四端于我者，知皆扩而充之矣，若火之始然[8]，泉之始达。苟能充之，足以保四海；苟不充之，不足以事父母。"（《公孙丑上》）

［1］忍：残忍。

［2］乍：忽然。　　孺子：小孩。

［3］内交：纳交，结交。内，同"纳"。

［4］要（yāo）誉：猎取荣誉。　　乡党：周制，五百家为党，一万二千五百家为乡。此指乡里。

［5］端：开始。

［6］四体：四肢。

［7］贼：戕害。

［8］然：同"燃"。

（四）民贵君轻

孟子曰："民为贵，社稷次之[1]，君为轻。是故得乎丘民而为天子[2]，得乎天子为诸侯，得乎诸侯为大夫。诸侯危社稷，则变置[3]。牺牲既成[4]，粢盛既絜[5]，祭祀以时，然而旱干水溢，则变置社稷。"（《尽心下》）

［1］社稷：社指土地神，稷指谷神。后代指国家。

［2］丘民：民众。

［3］变置：废旧立新。

［4］牺牲：祭祀用的猪牛羊之类。　　成：肥壮。

［5］粢盛（zīchéng）：古代盛在祭器内以供祭祀的谷物。　　絜：同"洁"，洁净。

【导读】

本文选自《孟子》，据中华书局影印清代阮元校刻《十三经注疏》1980 年版。孟子（约前 372—前 289 年），名轲，字子舆，战国中期邹国（今山东邹县东南）人，著名思想家、政治家、教育家，孔子学说继承者，儒家重要代表人物。元、明时被称为"亚圣"。《孟子》为"四书"之一，由孟子及其弟子万章、公孙丑等著，凡七篇（《梁惠王》上下；《公孙丑》上下；《滕文公》上下；《离娄》上下；《万章》上下；《告子》上下；《尽心》上下），约三万五千字，二百六十章。本书集中反映了孟子的思想学说：性善论、仁政学说和民本思想。《孟子》一书逻辑谨严，长于论辩；感情充沛，气势磅礴；语言明白晓畅，平易近人；善用比喻、对偶、排比等修辞手法。

本文第一则主要阐述要想称王天下，就要与民同乐的思想。第二则主要阐述浩然之气的特点和如何修养浩然之气，认为只有长期修养道德，践履道义，才能达到对人对己毫无愧怍的充实完满的精神境界。第三则主要阐述恻隐之心，人皆有之；有了恻隐之心，则可"推其所得于人"（朱熹《孟子集注》），实行仁政。第四则主要阐述"民为贵，社稷次之，君为轻"的道理，表现了孟子的民本思想。

【研讨】

1. 谈谈你对孟子"性善论"的理解。

2. 你认为什么是"大丈夫"？如何做到"大丈夫"？

3. 孟子的民本思想与现代的民主思想有何差异？

【推荐书目】

1. 汉·赵岐注，宋·孙奭疏. 孟子注疏（清·阮元校刻. 十三经注疏）. 中华书局影印，1980.

2. 宋·朱熹. 四书章句集注（新编诸子集成）. 中华书局，1983.

3. 清·焦循. 孟子正义. 中华书局，1987.

4. 杨伯峻. 孟子译注. 中华书局，1960.

《庄子》二篇

（一）马 蹄

马，蹄可以践霜雪，毛可以御风寒，龁草饮水[1]，翘足而陆[2]，此马之真性也。虽有义台路寝[3]，无所用之。及至伯乐[4]，曰："我善治马。"烧之，剔之，刻之，雒之[5]，连之以羁馽[6]，编之以皂栈[7]，马之死者十二三矣。饥之，渴之，驰之，骤之，整之，齐之[8]，前有橛饰之患[9]，而后有鞭策之威[10]，而马之死者已过半矣。陶者曰："我善治埴[11]，圆者中规，方者中矩。"匠人曰："我善治木，曲者中钩，直者应绳[12]。"夫埴木之性，岂欲中规矩钩绳哉？然且世世称之曰"伯乐善治马而陶、匠善治埴、木"，此亦治天下者之过也。

吾意善治天下者不然。彼民有常性：织而衣，耕而食，是谓同德[13]；一而不党[14]，命曰天放[15]。故至德之世，其行填填[16]，其视颠颠[17]。当是时也，山无蹊隧[18]，泽无舟梁[19]，万物群生，连属其乡[20]，禽兽成群，草木遂长[21]。是故禽兽可系羁而游，鸟鹊之巢可攀援而窥。夫至德之世，同与禽兽居，族与万物并[22]，恶乎知君子小人哉！同乎无知，其德不离；同乎无欲，是谓素朴。素朴而民性得矣。及至圣人，蹩躠为仁，踶跂为义[23]，而天下始疑矣；澶漫为乐[24]，摘僻为礼[25]，而天下始分矣。故纯朴不残[26]，孰为牺尊[27]？白玉不毁，孰为珪璋[28]？道德不废[29]，安取仁义[30]？性情不离，安用礼乐？五色不乱，孰为文采？五声不乱，孰应六律？夫残朴以为器，工匠之罪也；毁道德以为仁义，圣人之过也！

夫马，陆居则食草饮水，喜则交颈相靡[31]，怒则分背相踶[32]。马知已此矣[33]。夫加之以衡扼[34]，齐之以月题[35]，而马知介倪、闉扼、鸷曼、诡衔、窃辔[36]。故马之知而能至盗者，伯乐之罪也。夫赫胥氏之时[37]，民居不知所为，行不知所之，含哺而熙[38]，鼓腹而游[39]，民能以此矣[40]。及至圣人，屈折礼乐以匡天下之形[41]，县跂仁义以慰天下之心[42]，而民乃始踶跂好知，争归于利，不可止也。此亦圣人之过也。

[1] 龁（hé）：咬嚼。

[2] 翘（qiáo）：扬起。　陆：通"踛（lù）"，跳跃。

[3] 义台：古代行礼仪之高台。义，通"仪"。　路寝：古代天子、诸侯的正厅。路，大。

[4] 伯乐：姓孙名阳，字伯乐，秦穆公时人，相传善于识马、驯马。

[5] "烧之"四句：烧之，指烧红铁器灼炙马毛。剔之，指剪剔马毛。刻之，指凿削马蹄甲。雒（luò）之，指用烙铁留下标记。雒，通"烙"。

[6] 连：系缀，连结。　羁（jī）：马络头。　馽（zhí）：绊马脚的绳索。

[7] 皁（zào）：饲马的槽枥。　栈：安放在马脚下的编木，用以防潮，俗称马床。

[8] "饥之"六句：谓使马能忍饥渴，能奔驰，能齐步前进。饥、渴、驰、骤、整、齐，都是驯马的方法。

[9] 橛（jué）：马口所衔之木，今用铁制，谓马口铁。　饰：指马络头上的装饰。

[10] 鞭策：马鞭用皮制成叫"鞭"，用竹制成就叫"策"。

[11] 埴（zhí）：黏土。

[12] "曲者中钩"二句：谓能使弯曲的合于钩弧的要求，笔直的跟墨线吻合。钩、绳，木匠用具，用以画线。应，符合。

[13] 同德：指人类的共性。

[14] 一而不党：浑然一体而无偏私。一，浑然一体。党，偏私。

[15] 命：名，称作。　天放：任其自然。

[16] 填填：安详缓慢的样子。

[17] 颠颠：专一的样子。

[18] 蹊（xī）：小路。　隧：隧道。

[19] 梁：桥。

[20] 连属（zhǔ）其乡：彼此相连，不分疆界。连属，连接。

[21] 遂长：生长。遂，成。

[22] "同与群兽居"二句：谓人与万物禽兽一起混杂而居，并列而存。同，混同。族，聚合。并，比并。

[23] "蹩躠（biéxuē）为仁"二句：谓勉强用力推行仁义。蹩躠，步履艰难的样子。　踶跂（zhìqǐ），足跟上提、竭力向上的样子。

［24］澹（dàn）漫：放纵。　　乐：音乐。

［25］摘僻：繁琐。

［26］纯朴：完整的、未曾加过工的木材。

［27］牺尊：雕刻精致的酒器。

［28］珪璋：玉器。上尖下方的为珪，半珪形为璋。

［29］道德：这里指人类原始的自然本性。

［30］仁义：这里指人为的各种道德规范，与上句的"道德"形成对立。

［31］靡：通"摩"，触摩。

［32］分背：背对着背。　　蹄（dì）：踢。

［33］知：同"智"。　　已：止。

［34］衡：车辕前面的横木。　　扼：同"轭"。又马颈的条木。

［35］齐：限制。　　月题：马额上状如月形的佩饰。题，额。

［36］介倪：犹睥睨。侧目而视。　　闉（yīn）扼：谓马曲颈脱轭。闉，屈曲。扼，同"轭"。
鸷曼：抵突。形容马暴戾不驯，欲狂突以去其羁勒。　　诡衔：诡谲地想吐出口里的橛衔。　　窃辔：偷偷地想脱出马络头。

［37］赫胥氏：传说中的上古帝王。

［38］哺：口里所含的食物。　　熙：通"嬉"，嬉戏。

［39］鼓腹：鼓着肚子，意指吃得饱饱的。

［40］以：通"已"，止。

［41］屈折：造作。　　匡：端正，改变。

［42］县跂：悬挂于高处而令人仰慕。县，同"悬"。跂，通"企"，企望。

（二）秋　水

秋水时至，百川灌河。泾流之大[1]，两涘渚崖之间[2]，不辩牛马。于是焉河伯欣然自喜[3]，以天下之美为尽在己。顺流而东行，至于北海，东面而视，不见水端。于是焉，河伯始旋其面目[4]，望洋向若而叹曰[5]："野语有之曰：'闻道百，以为莫己若者。'我之谓也。且夫我尝闻少仲尼之闻，而轻伯夷之义者[6]，始吾弗信。今我睹子之难穷也，吾非至于子之门，则殆矣。吾长见笑于大方之家[7]。"

北海若曰："井蛙不可以语于海者，拘于虚也[8]；夏虫不可以语于冰者，笃于时也[9]；曲士不可以语于道者[10]，束于教也。今尔出于崖涘，观于大海，乃知尔丑，尔将可与语大理矣。天下之水，莫大于海：万川归之，不知何时止而不盈；尾闾泄之[11]，不知何时已而不虚[12]；春秋不变，水旱不知。此其过江河之流[13]，不可为量数[14]。而吾未尝以此自多者[15]，自以比形于天地[16]，而受气于阴阳，吾在天地之间，犹小石小木之在大山也。方存乎见少，又奚以自多[17]！计四海之在天地之间也，不似礨空之在大泽乎[18]？计中国之在海内[19]，不似稊米之在大仓乎[20]？号物之数谓之万，人处一焉；人卒九州[21]，谷食之所生，舟车之所通，人处一焉。此其比万物也[22]，不似豪末之在于马体乎[23]？五帝之所连[24]，三王之所争[25]，仁人之所忧[26]，任士之所劳[27]，尽此矣！伯夷辞之以为名[28]，仲尼语之以为博[29]，此其自多也，不似尔向之自多于水乎[30]？"

［1］泾（jīng）流：水流。泾，直流的水波。

[2] 涘：河岸。　　渚崖：河渚岸边。渚，水中小岛。

[3] 河伯：传说中的黄河之神，名冯（píng）夷。

[4] 旋其面目：改变原先的表情。旋，转，改变。

[5] 望洋：茫然抬头的样子。　　若：海神名。

[6] 伯夷：商末孤竹国君之子，与弟叔齐争让王位，被认为节义高尚之士。

[7] 长：永远。　　大方之家：明白大道理的人。

[8] 虚：同"墟"，居住的地方。

[9] 笃：束缚，限制。

[10] 曲士：乡曲之士，孤陋寡闻的人。

[11] 尾闾：神话中排泄海水的地方。

[12] 已：停止。　　虚：空虚。

[13] 此其：此、其都指代海。　　过：超过。

[14] 为：以，用。

[15] 自多：自夸。

[16] 比：并列。

[17] 奚以：何以，怎么。

[18] 礨（lěi）空：蚁穴，小孔穴。　　大泽：大湖泊。

[19] 中国：指中原地区。

[20] 稊（tí）米：稗草的籽粒。此泛指细小的米粒。

[21] 卒：通"萃"，聚集。

[22] 此其：此、其都指代人。

[23] 豪末：毫毛的末梢。豪，通"毫"。

[24] 五帝：传说中的五个古代帝王黄帝、颛顼（zhuānxū）、帝喾（kù）、唐尧、虞舜。一说指伏羲、神农、黄帝、唐尧、虞舜。　　连：连续（统治）。

[25] 三王：指夏禹、商汤、周武王（一说周文王）。

[26] 仁人：指专门讲仁义的儒家者流。

[27] 任士：以天下为己任的贤能之士。　　劳：劳心劳力。

[28] 伯夷辞之以为名：伯夷以辞让君位而获得名声。

[29] 仲尼语之以为博：仲尼以谈说天下而显示知识渊博。

[30] 向：刚才。

【导读】

本文选自《庄子》，据清·郭庆藩《庄子集释》，中华书局《诸子集成》（第三册）1985年版。作者庄子（约前369—前286年），姓庄名周，宋国蒙（今河南商丘东北）人，战国中期道家思想的代表人物。生平事迹难以确考。据《史记·老子韩非列传》，曾做过蒙地漆园吏，蔑视权贵，终生穷困。《庄子》一书，亦称《南华经》，是道家学派的经典。今通行本收文三十三篇（内篇七、外篇十五、杂篇十一）。相传内篇为庄周自著，外、杂篇是其门人和后学所撰。其主要思想是主张顺应自然，提倡无为而无不为。其文章以充满形象的寓言故事、丰富而奇特的想象、汪洋恣肆而富于诗性的语言，成为后世文学创作的源泉和楷范之一。

本文第一篇《马蹄》，庄子用伯乐善治马，陶、匠善治埴木及圣人之治，说明一切从政者治理天下的规矩和办法都是残害人和事物自然本性和真情的，表现了庄子反对束缚和羁绊，提倡一切返归自然的政治主张。第二篇《秋水》可能是庄子的学生所记录。文章通过河伯与北海若的对话，说明天地间一切事物的大小、多少、高下都是相对的，个人的认识和作为是十分有限的，最后归结到任自然而无为。

【研讨】

1. 你同意庄子"自然无为"的政治主张吗？

2. 结合本文所选两则内容，谈谈《庄子》文章的写作特点。

【推荐书目】

1. 清·王先谦. 庄子集解（诸子集成. 第三册）. 中华书局，2006.

2. 清·郭庆藩. 庄子集释（诸子集成. 第三册）. 中华书局，2006.

3. 王世舜. 庄子注译. 齐鲁书社，1998.

4. 陈鼓应. 庄子今注今译（最新修订重排本）. 中华书局，2009.

《礼记》三则

（一）礼运·大同

昔者仲尼与于蜡宾[1]，事毕，出游于观之上[2]，喟然而叹。仲尼之叹，盖叹鲁也[3]。言偃在侧[4]，曰："君子何叹？"孔子曰："大道之行也[5]，与三代之英[6]，丘未之逮也[7]，而有志焉。"

"大道之行也，天下为公[8]。选贤与能[9]，讲信脩睦[10]。故人不独亲其亲，不独子其子，使老有所终，壮有所用，幼有所长，矜寡孤独废疾者[11]，皆有所养。男有分[12]，女有归[13]。货恶其弃于地也，不必藏于己；力恶其不出于身也，不必为己。是故谋闭而不兴[14]，盗窃乱贼而不作[15]，故外户而不闭，是谓大同[16]。"

"今大道既隐，天下为家。各亲其亲，各子其子，货力为己；大人世及以为礼[17]，城郭沟池以为固，礼义以为纪；以正君臣，以笃父子，以睦兄弟，以和夫妇，以设制度，以立田里[18]，以贤勇知[19]，以功为己[20]。故谋用是作[21]，而兵由此起。禹、汤、文、武、成王、周公，由此其选也[22]。此六君子者，未有不谨于礼者也。以著其义[23]，以考其信[24]，著有过，刑仁讲让[25]，示民有常[26]。如有不由此者[27]，在势者去[28]，众以为殃，是谓小康[29]。"

[1] 与：参与。 蜡（zhà）：古代年终大祭之名。 宾：陪祭者。

[2] 观（guàn）：宗庙门外两旁的高建筑物，也叫"阙"。

[3] 叹鲁：叹息鲁国。因鲁国处于动乱时代，已丧失古礼。

[4] 言偃：字子游，孔子弟子。

[5] 大道之行：大道行于天下的（时代）。

[6] 三代之英：指夏、商、周三代的杰出人物，即禹、汤、文、武。

[7] 逮：赶上。

[8] 天下为公：天下是公有的。天子之位，传贤而不传子。

［9］与：通"举"。举荐。

［10］讲信脩睦：讲求诚信，增进和睦。脩，通"修"，增进。

［11］矜：通"鳏"，老而无妻或丧妻者。　　　寡：老而无夫曰寡。　　　孤：幼年丧父或父母双亡者。
独：老而无子者。　　　废疾：谓有残疾而不能做事。

［12］分（fèn）：职分，职责。

［13］归：女子出嫁。

［14］谋：奸邪欺诈之心。

［15］乱贼：叛乱造反的人。

［16］大同：儒家理想中天下为公、人人平等的理想社会。

［17］大人：天子诸侯。　　　世及：父子兄弟相传。

［18］田里：指土地与户籍制度。

［19］以贤勇知（zhì）：把勇者和智者当作贤者。贤，认为……贤。知，同"智"。

［20］以功为（wèi）己：把为己者看作有功。功，认为……有功。

［21］用是：由此。

［22］由此其选：意为由此成为三代诸王中的杰出代表。

［23］以著其义：用（礼）表彰人民做对了的事。著，表彰。

［24］以考其信：用（礼）成全他们讲信用的事。考，成全。

［25］刑仁讲让：把仁爱作为典范，提倡礼让。刑，通"型"，以……为典范。

［26］示民有常：用（礼）指示人们遵循的规范。常，常规。

［27］由：遵循。

［28］在势者去：在位者被罢黜。

［29］小康：小安。此有不及"大同"之意。

（二）大学·三纲八目

曾　子

大学之道[1]，在明明德[2]，在亲民[3]，在止于至善[4]。知止而后有定[5]，定而后能静，静而后能安，安而后能虑[6]，虑而后能得。物有本末，事有终始，知所先后，则近道矣。古之欲明明德于天下者，先治其国；欲治其国者，先齐其家；欲齐其家者，先脩其身；欲脩其身者，先正其心；欲正其心者，先诚其意；欲诚其意者，先致其知[7]。致知在格物[8]。物格而后知至，知至而后意诚，意诚而后心正，心正而后身脩，身脩而后家齐，家齐而后国治，国治而后天下平。自天子以至于庶人，壹是皆以脩身为本[9]。其本乱而末治者否矣[10]；其所厚者薄，而其所薄者厚[11]，未之有也。

［1］大学之道：大学的宗旨。

［2］明明德：彰明光明正大的品德。明德，美德。

［3］亲民：据朱熹注，"亲"应为"新"。新民，谓使民道德不断更新，教民向善。

［4］止：至，达到。

［5］知止：知道目标所在。　　　定：确定的志向。

［6］安：精神安宁。　　　虑：思虑周详。

［7］致其知：使自己获得知识。

［8］格物：穷究事物的原理。

　[9] 壹是：一律。　　本：根本。

　[10] 末：末节，指修身以外的种种事情。　　否：没有。意为不会出现这样的情况。

　[11] 所厚者薄：该重视的（修身）不重视。　　所薄者厚：不该重视的（细枝末节）却加以重视。

（三）　中庸·好学知耻
子　思

　　天下之达道五[1]，所以行之者三。曰：君臣也，父子也，夫妇也，昆弟也[2]，朋友之交也；五者，天下之达道也。知、仁、勇三者，天下之达德也[3]，所以行之者一也。或生而知之，或学而知之，或困而知之[4]，及其知之一也；或安而行之[5]，或利而行之，或勉强而行之，及其成功一也。子曰："好学近乎知，力行近乎仁，知耻近乎勇。"知斯三者，则知所以脩身；知所以脩身，则知所以治人；知所以治人，则知所以治天下国家矣。

　　诚者，天之道也[6]；诚之者，人之道也[7]。诚者，不勉而中，不思而得，从容中道[8]，圣人也；诚之者，择善而固执之者也[9]。博学之，审问之[10]，慎思之[11]，明辨之，笃行之[12]。有弗学[13]，学之弗能弗措也[14]；有弗问，问之弗知弗措也；有弗思，思之弗得弗措也；有弗辨，辨之弗明弗措也；有弗行，行之弗笃弗措也。人一能之，己百之；人十能之，己千之。果能此道矣，虽愚必明，虽柔必强。

　[1] 达道：共行的准则。

　[2] 昆弟：兄和弟，也包括堂兄、堂弟。

　[3] 达德：通行不变的道德。

　[4] 困：困惑。

　[5] 安而行之：心安理得、自觉自愿地去实行它们。

　[6] "诚者"二句：谓真诚，是天道的法则。

　[7] "诚之者"二句：谓做到真诚，是做人的法则。

　[8] "诚者"四句：谓天生真诚的人，不用勉强就能做到，不用思考就能拥有，和缓不迫，达到中庸之道。

　[9] "诚之者"二句：谓人要做到真诚，就要选择美好的目标执着追求。

　[10] 审问：详细地询问。

　[11] 慎思：慎重地思考。

　[12] 笃行：切实地实行。

　[13] 有：要么。有假设意味。

　[14] 措：搁置。

【导读】

　　本文选自《礼记》，据中华书局影印清代阮元校刻《十三经注疏》1980 年版。《礼记》非一人一时所作，是战国至秦汉之际儒家学者解释《仪礼》的文章选集，是一部儒家思想学说的资料汇编。传本有两种，都是汉人辑录的。戴德辑录的叫《大戴礼记》，原有 85 篇，现存39 篇。戴圣辑录的叫《小戴礼记》，共 49 篇，即现今通行的本子，自宋代被收入《十三经》中。

　　本文第一则节选自《礼记·礼运》。记述了孔子参加完蜡祭后，对鲁国衰败的感慨，表现了孔子对"天下为公"、以德治民的五帝大同之世的向往，也反映了孔子对以礼治民、禹汤文武成王周公之世小康社会的肯定。第二则节选自《礼记·大学》。相传为曾子所作。主要阐明了修身的目标和途径，即"三纲八目"。"三纲"是"大学之道"的目标，"八目"则是实现"三纲"的步骤和方法，"修身"是"八目"之中心和关键。第三则节选自《礼记·中庸》。相传为子思所作。主要论述了如何获取知识、实行儒道以到达"诚"的道德境界，并把个人的进学求知、修身养性看成是经世治国的基础和前提，对孔子、孟子的有关思想作了重要的阐发和补充。

【研讨】

1. 简述"大同社会"与"小康社会"的不同。

2. 结合课文，谈谈今天如何构建和谐社会。

3. 结合课文，谈谈个人修养与治国安邦的关系。

4. 谈谈中庸之道在现代社会中的作用和意义。

【推荐书目】

1. 礼记正义（清·阮元校刻十三经注疏）. 中华书局影印，1980.

2. 宋·朱熹. 四书章句集注（新编诸子集成）. 中华书局，1983.

3. 钱玄. 礼记注译. 岳麓书社，2001.

《孝经》四则

（一）开宗明义

仲尼居[1]，曾子侍。子曰："先王有至德要道，以顺天下[2]，民用和睦，上下无怨，汝知之乎？"曾子避席曰[3]："参不敏[4]，何足以知之？"子曰："夫孝，德之本也，教之所由生也[5]。复坐[6]，吾语汝。身体发肤，受之父母，不敢毁伤，孝之始也。立身行道[7]，扬名于后世，以显父母，孝之终也。夫孝，始于事亲，中于事君，终于立身。《大雅》云：'无念尔祖，聿修厥德[8]。'"（第一章）

[1] 居：坐。

[2] 顺天下：使天下人顺服。

[3] 避席：离开座位表示尊重。

[4] 敏：聪明。

[5] 教：教化。古有"五教"之说，即父义、母慈、兄友、弟恭、子孝 5 种伦理道德的教育。所由生：由此而产生。

[6] 复：返回。

[7] 立身行道：处世道德完美，行事遵循道义。

[8] "无念尔祖"二句：出自《诗经·大雅·文王》。意思是：怎能不追念你的祖先？如要追念你祖父文王，你就得先修持你自己的德行。祖，这里指成王的祖父文王。无、聿，句首语气词，无义。

（二）士

资于事父以事母[1]，而爱同；资于事父以事君，而敬同。故母取其爱，而君取其敬，兼之者父也[2]。故以孝事君则忠，以敬事长则顺。忠顺不失，以事其上，然后能保其禄位[3]，而守其祭祀[4]。盖士之孝也[5]。《诗》云："夙兴夜寐，无忝尔所生[6]。"（第五章）

[1] 资：取。

[2] 兼之者父也：谓侍奉父亲，则兼有爱心和敬心。

[3] 禄位：俸禄职位。

[4] 守其祭祀：长久保持对祖先的祭祀，而不使祖先蒙羞。

[5] 士：古代统治阶级中次于卿大夫、高于庶人的一个阶层。

[6] "夙兴夜寐"二句：出自《诗经·小雅·小宛》。意思是：早起晚睡，努力工作，不要愧对生养你的父母。夙，早。兴，起。无，不要。忝（tiǎn），玷辱，愧对。所生，指父母。

（三）三　才

曾子曰："甚哉，孝之大也！"子曰："夫孝，天之经也，地之义也，民之行也。天地之经，而民是则之[1]。则天之明[2]，因地之利[3]，以顺天下。是以其教不肃而成，其政不严而治。先王见教之可以化民也，是故先之以博爱，而民莫遗其亲；陈之德义，而民兴行[4]；先之以敬让，而民不争；导之以礼乐，而民和睦；示之以好恶，而民知禁。《诗》云：'赫赫师尹，民具尔瞻[5]。'"（第七章）

[1] 则：效法。

[2] 明：指日月星辰。

[3] 因：顺应。

[4] 兴行：兴起身体力行。

[5] "赫赫师尹"二句：出自《诗经·小雅·节南山》。意思是：威武显赫的太师尹氏啊，百姓都在仰望着你。赫赫，声威显赫的样子。师，指太师。太师、太保、太傅为周代三公，是周代最高行政长官，其中太师的地位最高。尹，尹氏。尔，你。瞻，仰望。

（四）孝　治

子曰："昔者明王之以孝治天下也[1]，不敢遗小国之臣[2]，而况于公、侯、伯、子、男乎[3]？故得万国之欢心，以事其先王[4]。治国者[5]，不敢侮于鳏寡，而况于士民乎[6]？故得百姓之欢心，以事其先君。治家者[7]，不敢失于臣妾，而况于妻子乎？故得人之欢心，以事其亲。夫然，故生则亲安之[8]，祭则鬼享之[9]。是以天下和平，灾害不生，祸乱不作。故明王之以孝治天下也如此。《诗》云：'有觉德行，四国顺之[10]。'"（第八章）

[1] 明王：圣明的天子。

[2] 小国之臣：小国派来朝见天子的使臣。

[3] 公、侯、伯、子、男：周朝分封诸侯的五等爵位，根据功劳大小而封，可以世袭。《礼记·王制》："公、侯田方百里，伯七十里，子、男五十里。"

[4] 事其先王：谓参加祭祀先王的祭典。先王，已经去世的父祖。

[5] 国：诸侯国。

[6] 士民：泛指士大夫阶层和普通读书人。

[7] 家：指卿、大夫受封的采邑。

[8] 生：指活着的时候。　亲：父母。

［9］鬼：指死去的父母。　　　享：祭祀时给死者献酒食以供享用。

［10］"有觉德行"二句：出自《诗经·大雅·抑》。意思是，天子有如此伟大的品行，他周边的国家没有不仰慕和归顺的。觉，大。四国，四方的国家。

【导读】

本文选自《孝经》，据中华书局影印清代阮元校刻《十三经注疏》1980 年版。《孝经》是中国古代儒家的伦理学著作。其作者有云孔子作者，有云曾子作者，难以确指。其成书时代大概在战国晚期或秦汉之际。全书共分十八章。以"孝"为中心，肯定"孝"是上天所定的规范，指出"孝"是诸德之本，国君可以用"孝"治理国家，臣民能够用"孝"立身理家，保持爵禄。《孝经》在唐代被尊为经书，南宋以后被列为《十三经》之一。

本文第一则"开宗明义"，即阐述本书宗旨，说明孝道的义理。第二则"士"，论述士人之孝，归结到"夙兴夜寐"，强调事君尽忠的责任。第三则"三才"，论述孝道是"天之经，地之义，民之行"，圣王则之，以教化下民。第四则"孝治"，论述明王以孝道治理天下，就能使"天下和平，灾害不生，祸乱不作"。

【研讨】

1. 《孝经》认为，孝道是"天之经""地之义""民之行"，谈谈你的看法。

2. 孝道是中华民族的传统美德，你认为在现代社会中应该如何"尽孝"？

【推荐书目】

1. 唐·唐玄宗注，宋·邢昺疏. 孝经注疏. 上海古籍出版社，2009.

2. 胡平生. 孝经译注（中国古典名著译注丛书）. 中华书局，1996.

第二单元　人物风范

晋公子重耳出亡

《左传》

晋公子重耳之及于难也[1]，晋人伐诸蒲城。蒲城人欲战，重耳不可[2]，曰："保君父之命而享其生禄[3]，于是乎得人。有人而校[4]，罪莫大焉。吾其奔也[5]！"遂奔狄。从者狐偃、赵衰、颠颉、魏武子、司空季子[6]。

狄人伐廧咎如[7]，获其二女叔隗、季隗，纳诸公子。公子取季隗[8]，生伯鲦、叔刘；以叔隗妻赵衰[9]，生盾。将适齐，谓季隗曰："待我二十五年，不来而后嫁。"对曰："我二十五年矣，又如是而嫁，则就木焉[10]！请待子。"处狄十二年而行。

[1] 晋公子重耳：晋献公之子。　及于难（nàn）：僖公四年（前656年）十二月，晋献公听信骊姬谗言，逼迫太子申生自缢而死，公子重耳、夷吾也被迫出奔。

[2] 可：允许，许可。

[3] 保君父之命而享其生禄：倚仗君父的命令而享受养生的俸禄。保，倚仗，依靠。君父，指晋献公。生禄，养生之禄，指古代贵族从封邑中取得的给养。

[4] 有人：拥有百姓。　校（jiào）：通"较"，较量，抵抗。

[5] 吾其奔也：我们还是逃亡吧。其，表希望、劝告的语气副词。

[6] 狐偃：字子犯，重耳的舅父。　赵衰（cuī）：字子余。　颠颉（xié）：从行者，不详。魏武子：名犨（chōu），谥武子。　司空季子：胥氏，名臣，字季子，司空是他后来的官名。　因以上五人功劳最大，故列出其姓名。

[7] 廧咎（qiánggāo）如：狄族的别种，姓隗（wěi）。

[8] 取：同"娶"。

[9] 妻（qì）：用作动词，给……作妻。

[10] 就木：进棺材，"死"的委婉说法。就，接近，靠近。

过卫，卫文公不礼焉[1]。出于五鹿[2]，乞食于野人[3]，野人与之块[4]。公子怒，欲鞭之。子犯曰："天赐也！"稽首[5]，受而载之。

及齐，齐桓公妻之[6]，有马二十乘，公子安之。从者以为不可。将行，谋于桑下。蚕妾在其上，以告姜氏。姜氏杀之，而谓公子曰："子有四方之志[7]，其闻之者，吾杀之矣。"公子曰："无之。"姜曰："行也！怀与安，实败名[8]。"公子不可。姜与子犯谋，醉而遣之。醒，以戈逐子犯。

[1] 卫文公：名燬（huǐ），卫国的中兴之主，鲁僖公元年（前659年）即位，在位25年。

[2] 五鹿：卫国地名，在今河南濮阳市南。

[3] 野人：乡野农夫。

[4] 块：土块。

[5] 稽首：古代最恭敬的跪拜礼，行礼时叩头至地，并稍作停留。

[6] 妻（qì）：以女嫁人。

[7] 四方之志：指远大的志向。

[8]"怀与安"二句：贪恋享乐，安于现状，确实可以败坏一个人的功名事业。实，实在，确实。败名，败坏功名。

　　及曹，曹共公闻其骈胁[1]，欲观其裸。浴，薄而观之[2]。僖负羁之妻曰[3]："吾观晋公子之从者，皆足以相国[4]。若以相，夫子必反其国[5]。反其国，必得志于诸侯。得志于诸侯而诛无礼[6]，曹其首也。子盍蚤自贰焉[7]？"乃馈盘飧[8]，置璧焉。公子受飧反璧。

[1] 曹共公：名襄，鲁僖公七年（前653年）即位，在位35年。　　骈胁：肋骨连在一起。

[2] 薄：迫近，靠近。

[3] 僖负羁：曹国大夫。

[4] 相国：辅佐国家。相，辅佐。

[5] 夫子：那个人，指重耳。夫，那。　　反：同"返"。

[6] 诛：声讨，追究。　　无礼：对重耳无礼的国家。上文曹共公观看重耳骈胁，是非常无礼的行为。

[7] 子盍蚤自贰焉：您何不早些表示您和曹国君主有所不同呢？盍，兼词，何不。蚤，通"早"。贰，两样。

[8] 盘飧（sūn）：一盘饭食。飧，晚餐。

　　及宋，宋襄公赠之以马二十乘。

　　及郑，郑文公亦不礼焉。叔詹谏曰："臣闻天之所启[1]，人弗及也。晋公子有三焉，天其或者将建诸[2]！君其礼焉！男女同姓，其生不蕃[3]。晋公子，姬出也[4]，而至于今，一也；离外之患[5]，而天不靖晋国[6]，殆将启之，二也；有三士足以上人而从之[7]，三也。晋、郑同侪[8]，其过子弟，固将礼焉，况天之所启乎？"弗听。

[1] 天之所启：上天所开导、赞助的人。启，开。

[2] 天其或者将建诸：上天或许有意要树立他吧？其，表推测语气的副词。建，建立，树立。诸，兼词，之乎。

[3]"男女同姓"二句：中国古代有"同姓不婚"的说法，认为夫妻同姓，所生的后代不能繁盛。生，生殖。蕃，繁盛。

[4] 姬出：指重耳的父母都为姬姓。

[5] 离：通"罹"，遭遇。　　外：流亡在外。

[6] 靖：安定，平定。

[7] 有三士足以上人而从之：有三个能力超过一般人的贤士跟随他流亡。据《国语》，"三士"指狐偃、赵衰和贾佗。上人，胜过一般人。

[8] 晋、郑同侪：晋国和郑国地位相等。侪，辈，类。

及楚，楚子飨之[1]，曰："公子若反晋国，则何以报不谷[2]？"对曰："子女玉帛[3]，则君有之；羽毛齿革[4]，则君地生焉。其波及晋国者，君之余也。其何以报君？"曰："虽然，何以报我？"对曰："若以君之灵[5]，得反晋国，晋、楚治兵，遇于中原，其辟君三舍[6]。若不获命，其左执鞭弭[7]，右属櫜鞬[8]，以与君周旋。"子玉请杀之[9]。楚子曰："晋公子广而俭[10]，文而有礼。其从者肃而宽[11]，忠而能力。晋侯无亲，外内恶之。吾闻姬姓唐叔之后[12]，其后衰者也，其将由晋公子乎！天将兴之，谁能废之？违天必有大咎[13]。"乃送诸秦。

[1] 楚子飨（xiǎng）之：楚成王设酒宴款待他。楚子，楚成王，楚国为"子"爵。飨，用酒食招待。

[2] 不谷：春秋时期诸侯的谦称。谷，善，好。

[3] 子女：指男女奴隶。

[4] 羽毛齿革：指孔雀翎、牦牛尾、象牙、犀牛皮一类的珍贵土特产。

[5] 若以君之灵：如果托您的福。灵，神灵，引申为福佑、保佑。

[6] 其辟君三舍：将撤军九十里。其，表推测语气的副词。辟，同"避"。舍，古代行军三十里为一舍。

[7] 其：表委婉语气的副词，可译为"那只好"。　弭（mǐ）：不加装饰的弓。

[8] 属（zhǔ）：佩带。　櫜鞬（gāojiàn）：装箭和弓的袋子。

[9] 子玉：指楚令尹成得臣。

[10] 广而俭：心胸广阔而行为检点。

[11] 肃而宽：为人礼貌，待人宽厚。

[12] 唐叔：周武王之子叔虞被封于唐，故称唐叔。后叔虞子燮父改国号为晋。

[13] 咎：灾祸。

秦伯纳女五人[1]，怀嬴与焉[2]。奉匜沃盥[3]，既而挥之。怒曰："秦、晋匹也，何以卑我！"公子惧，降服而囚[4]。

他日，公享之[5]。子犯曰："吾不如衰之文也[6]，请使衰从。"公子赋《河水》[7]，公赋《六月》[8]。赵衰曰："重耳拜赐[9]！"公子降，拜，稽首。公降一级而辞焉。衰曰："君称所以佐天子者命重耳[10]，重耳敢不拜！"

[1] 纳女五人：送给他五名女子。

[2] 怀嬴与（yù）焉：怀嬴也在其中。怀嬴，秦穆公之女，曾嫁给晋惠公之子圉，后圉自秦逃归晋国继位为怀公，故称。此时又作为媵妾送给重耳。

[3] 奉匜（yí）沃盥（guàn）：（怀嬴）捧着盛水器浇水（给重耳）洗手。奉，同"捧"。匜，盛水器。沃，浇水。盥，洗手。

[4] 降服而囚：脱去上衣，自缚以谢罪。

[5] 享：通"飨"，设宴款待。

[6] 文：言辞有文采，即善于辞令。

[7] 公子赋《河水》：重耳朗诵《河水》诗。赋，朗诵。《河水》，应是《诗经》中的《沔水》，篇首有"沔彼流水，朝宗于海"二句，以海喻秦，取河水朝宗于海之义，借以表达对秦国的尊奉。

[8] 《六月》：《诗经》篇名，诗中歌颂了尹吉甫辅佐周宣王北伐获胜而复兴王室之事，穆公以此喻公子重耳能够振兴晋国，并像尹吉甫那样辅佐周王室。

NOTE

［9］拜赐：拜谢秦穆公的好意。赐，恩赐，好意。

［10］君称所以佐天子者命重耳：您用尹吉甫辅佐天子的诗篇教导重耳。命，指教。

二十四年春，王正月，秦伯纳之^[1]，不书，不告入也^[2]。

及河，子犯以璧授公子，曰："臣负羁绁从君巡于天下^[3]，臣之罪甚多矣。臣犹知之，而况君乎？请由此亡。"公子曰："所不与舅氏同心者，有如白水^[4]！"投其璧于河。

济河，围令狐^[5]，入桑泉^[6]，取臼衰^[7]。

二月甲午^[8]，晋师军于庐柳^[9]。秦伯使公子絷如晋师，师退，军于郇^[10]。辛丑^[11]，狐偃及秦、晋之大夫盟于郇。壬寅^[12]，公子入于晋师。丙午^[13]，入于曲沃^[14]。丁未^[15]，朝于武宫^[16]。戊申^[17]，使杀怀公于高梁^[18]；不书，亦不告也。

［1］秦伯纳之：秦穆公派人护送重耳回到晋国。纳，使……入。

［2］"不书"二句：意思是，《春秋》没有记载这件事，是由于晋国没有把秦伯送重耳回国的消息通报给鲁国。书，记载。

［3］负羁绁（jīxiè）：背负着马笼头，牵挽着马缰绳。羁，马笼头。绁，马缰绳。在先秦时期"负羁绁"常作为随行仆役的套语。　　巡：巡行。此处指流亡各国。

［4］"所不与舅氏同心者"二句：意思是说：如果我不与舅父同心，就任凭河神惩罚。所，如果，常用于盟誓中。白水，指河神。

［5］令狐：晋地名，在今山西临猗县西。

［6］桑泉：晋地名，在今山西临猗县境内。

［7］臼衰（cuī）：晋地名，在今山西解县（今并入运城）东南。

［8］甲午：古人用天干地支配合记日，此指公元前 636 年 2 月 4 日。

［9］军：驻军。庐柳，晋地名，在令狐（即今临猗县）北。

［10］郇（xún）：晋地名，在今山西临猗县南。

［11］辛丑：指公元前 636 年 2 月 11 日。

［12］壬寅：指公元前 636 年 2 月 12 日。

［13］丙午：指公元前 636 年 2 月 16 日。

［14］曲沃：晋地名，晋公室宗庙所在地，在今山西闻喜县东北。

［15］丁未：指公元前 636 年 2 月 17 日。

［16］朝：朝拜祭祀。　　武宫：重耳祖父晋武公的神庙。

［17］戊申：指公元前 636 年 2 月 18 日。

［18］高梁：晋地名，在今山西临汾县东。

吕、郤畏偪^[1]，将焚公宫而弑晋侯。寺人披请见^[2]，公使让之^[3]，且辞焉，曰："蒲城之役，君命一宿，女即至^[4]。其后余从狄君以田渭滨^[5]，女为惠公来求杀余，命女三宿，女中宿至^[6]。虽有君命，何其速也？夫祛犹在^[7]，女其行乎！"对曰："臣谓君之入也，其知之矣^[8]。若犹未也，又将及难。君命无二，古之制也。除君之恶，唯力是视^[9]。蒲人、狄人，余何有焉^[10]？今君即位，其无蒲、狄乎^[11]？齐桓公置射钩而使管仲相^[12]，君若易之，何辱命焉^[13]？行者甚众^[14]，岂唯刑臣^[15]。"公见之，以难告。三月，晋侯潜会秦伯于王城^[16]。己丑晦^[17]，公宫火。瑕甥、郤芮不获公^[18]，乃如河上，秦伯诱而杀之。

晋侯逆夫人嬴氏以归[19]。秦伯送卫于晋三千人，实纪纲之仆[20]。

初，晋侯之竖头须[21]，守藏者也[22]。其出也，窃藏以逃，尽用以求纳之[23]。及入，求见，公辞焉以沐。谓仆人曰："沐则心覆[24]，心覆则图反[25]，宜吾不得见也。居者为社稷之守[26]，行者为羁绁之仆[27]，其亦可也，何必罪居者？国君而仇匹夫，惧者甚众矣。"仆人以告，公遽见之。

［1］吕、郤畏偪：吕，吕甥。郤，郤芮。二人为晋惠公旧臣。偪，通"逼"，逼迫，威胁。

［2］寺人披：寺人，阉宦，宦官。披，人名。

［3］让：责备。

［4］"蒲城之役"三句：意思是蒲城一战，献公命你一夜后到达，你当天就到了。

［5］田：同"畋"，田猎，打猎。

［6］中宿：第二夜。

［7］袪（qū）：衣袖。《左传·僖公五年》记载，寺人披奉献公命讨伐蒲城，重耳"逾垣而走，披斩其袪，遂出奔翟"。

［8］"臣谓君之入也"二句：意思是说，我认为您既然回国做了国君，一定懂得为君之道了。入，指回国做君主。

［9］唯力是视：宾语前置，即唯视力，唯有尽力而为。

［10］"蒲人、狄人"二句：意思是，你是蒲人还是狄人，与我有什么关系呢？

［11］其无蒲、狄乎：难道就没有如同你当年在蒲地、狄地的反对者？

［12］置：搁置不问，赦免。　　相：为相，做相。

［13］"君若易之"二句：意思是，您如果改变齐桓公的做法（我自会离开），哪里会屈尊您下命令赶我走呢？

［14］行者：畏罪出走的人。

［15］刑臣：刑余之人。这里是寺人披作为宦官的自称。

［16］潜：暗中，秘密。　　王城：秦地名，在今陕西朝邑县东。

［17］己丑：3月29日。　　晦：阴历每月最后1天。

［18］瑕甥：即吕甥，因其封地在瑕，故称。

［19］逆：迎接。　　嬴氏：即秦穆公之女文嬴。

［20］实纪纲之仆：用以充实治理保卫国家的得力仆臣。实，充实。纪纲，治理。

［21］竖：未成年的小吏。　　头须：小吏的名字。

［22］守藏（zàng）者：看守库藏的人。

［23］"其出也"三句：意思是说，重耳出亡时，头须私自带走库藏逃走，为了接纳重耳回国而用尽了资财。

［24］沐则心覆：洗头时（低头向下）心的位置就颠倒了。

［25］心覆则图反：心的位置颠倒了，那么他的想法也就反常了。

［26］居者为社稷之守：留在国内的人做了国家的守卫者。

［27］行者为羁绁之仆：跟随出亡的人做奔波服役的仆人。

狄人归季隗于晋，而请其二子[1]。文公妻赵衰[2]，生原同、屏括、楼婴。赵姬请逆盾与其母[3]，子余辞[4]。姬曰："得宠而忘旧，何以使人？必逆之。"固请，许之。来，以盾为才，固请于公以为嫡子，而使其三子下之。以叔隗为内子[5]，而己下之。

晋侯赏从亡者，介之推不言禄[6]，禄亦弗及。推曰："献公之子九人，唯君在矣。惠、怀无亲，外内弃之。天未绝晋，必将有主。主晋祀者，非君而谁？天实置之[7]，而二三子以为己力，不亦诬乎[8]？窃人之财，犹谓之盗，况贪天之功以为己力乎？下义其罪[9]，上赏其奸[10]，上下相蒙，难与处矣！"其母曰："盍亦求之，以死谁怼[11]？"对曰："尤而效之[12]，罪又甚焉，且出怨言，不食其食[13]。"其母曰："亦使知之若何？"对曰："言，身之文也。身将隐，焉用文之？是求显也。"其母曰："能如是乎？与女偕隐。"遂隐而死。晋侯求之，不获，以绵上为之田[14]，曰："以志吾过，且旌善人。"

[1] 请其二子：请求重耳指示如何安置他的两个儿子伯鯈和叔刘。一说狄人请求把重耳的两个儿子留在狄。

[2] 文公妻（qì）赵衰：晋文公把女儿嫁给赵衰。即下文的赵姬。

[3] 盾与其母：赵盾和他的母亲叔隗。

[4] 子余：赵衰的字。

[5] 内子：正妻，卿大夫的嫡妻。

[6] 介之推：即介推，又称介子推。跟随晋文公重耳逃亡的小臣。

[7] 天实置之：是上天要立他做国君。实，句中助词，加强语气。

[8] 诬：荒谬。

[9] 下义其罪：在下位的人把自己的罪过当作义。义，意动用法，把……当作义。

[10] 上赏其奸：在上位的奖赏他们的欺诈行为。

[11] 怼（duì）：怨恨。

[12] 尤：谴责。   效：效法。

[13] 不食其食：不应该再食其俸禄。

[14] 绵上：晋地名，在今山西介休市东南。   为之田：作为介之推的祭田。

【导读】

本文选自《左传》的《僖公二十三年》和《僖公二十四年》，据中华书局影印阮元校刻《十三经注疏》1980年版。《左传》全称《春秋左氏传》，是我国第一部编年体历史著作，相传为春秋末年鲁国史官左丘明根据鲁国国史《春秋》编成，记载了从鲁隐公元年（前722年）至鲁哀公十四年（前481年）共242年的历史，记录了春秋时期各诸侯国在政治、经济、军事、外交和文化等方面的重大历史事实，反映了列国之间的矛盾和争霸斗争。

本文记载了重耳从出奔、流亡到回国的经历，他从一个政治幼稚、养尊处优、耽于享乐、目光短浅、胸无大志的贵族公子，最终磨炼成为一个有志气、有胆略、有度量的中原霸主。作者善于通过语言描写表现人物性格，通过侧面烘托与正面描写交替使用的方法塑造典型人物，通过矛盾冲突营造典型环境。语言简洁，情节生动，条理清晰。

【研讨】

1. 李源澄在《经学通论·春秋》中评论《左传》说："左氏叙事之工，文采之富，即以史论，亦当在司马迁、班固之上，不必依傍经书，可以独有千古。"谈谈你对此观点的看法。

2. 你认为重耳是怎样一个人？他最终成就霸业的原因何在？

【推荐书目】

1. 晋·杜预注，唐·孔颖达疏．春秋左传正义．北京大学出版社，2000.

2. 杨伯峻．春秋左传注．中华书局，1981.

冯谖客孟尝君[1]

《战国策》

　　齐人有冯谖者，贫乏不能自存，使人属孟尝君[2]，愿寄食门下。孟尝君曰："客何好[3]？"曰："客无好也。"曰："客何能？"曰："客无能也。"孟尝君笑而受之，曰："诺。"

　　左右以君贱之也，食以草具[4]。居有顷，倚柱弹其剑，歌曰："长铗归来乎[5]！食无鱼。"左右以告。孟尝君曰："食之，比门下之客[6]。"居有顷，复弹其铗，歌曰："长铗归来乎！出无车。"左右皆笑之，以告。孟尝君曰："为之驾，比门下之车客。"于是乘其车，揭其剑[7]，过其友曰[8]："孟尝君客我[9]。"后有顷，复弹其剑铗，歌曰："长铗归来乎！无以为家。"左右皆恶之，以为贪而不知足。孟尝君问："冯公有亲乎[10]？"对曰："有老母。"孟尝君使人给其食用[11]，无使乏。于是冯谖不复歌。

　　[1] 冯谖（xuān）：齐国游说之士。谖，《史记》又作"驩（xuān）"。客，做门客。孟尝君，姓田名文，齐国贵族，封于薛（今山东藤县东南），孟尝君是他的封号。齐愍王时，孟尝君先后两次为齐相，主持国政。此人以好养士（门客）而著名，与信陵君（魏）、春申君（楚）、平原君（赵）一起被称为"战国四公子"。

　　[2] 属：同"嘱"，嘱托。

　　[3] 好：爱好，擅长。

　　[4] 食（sì）：给……吃。　　草具：粗劣的食物。

　　[5] 铗（jiá）：剑把。这里指剑。　　归来乎：回去吧。来，语气词。

　　[6] 比门下之客：按照中等门客的生活待遇。孟尝君对门客的待遇分为三等：下等（草具之客），食无鱼；中等（门下之客），食有鱼；上等（车客），出有车。

　　[7] 揭：举。

　　[8] 过：拜访。

　　[9] 孟尝君客我：意为孟尝君待我为上等门客。

　　[10] 亲：父母。

　　[11] 给：供给。　　食用：吃的用的东西。

　　后孟尝君出记[1]，问门下诸客："谁习计会[2]，能为文收责于薛者乎[3]？"冯谖署曰："能。"孟尝君怪之，曰："此谁也？"左右曰："乃歌夫'长铗归来'者也。"孟尝君笑曰："客果有能也，吾负之[4]，未尝见也。"请而见之，谢曰[5]："文倦于事[6]，愦于忧[7]，而性懧愚，沉于国家之事，开罪于先生[8]，先生不羞，乃有意欲为收责于薛乎[9]？"冯谖曰："愿之。"于是约车治装[10]，载券契而行[11]，辞曰："责毕收，以何市而反[12]？"孟尝君曰："视吾家所寡有者。"

　　[1] 出：拿出。　　记：通告，文告。一说指账簿。

　　[2] 习：熟悉。　　计会（kuài）：会计工作。

　　[3] 责：同"债"，指借出的钱或物。

　　[4] 负：对不起。

［5］谢：道歉。

［6］倦于事：被琐事搞得疲劳。

［7］愦于忧：被忧患弄得发昏。愦，昏乱。

［8］开罪：得罪。

［9］乃：却。　　为（wèi）：后省宾语"文（田文）"。　　于：到。

［10］约车：准备车马。约，拴系，把马系于车前。　　治装：整理行装。

［11］载券契：用车载着借契，说明借契之多。券契，借契。

［12］市：买。

　　驱而之薛，使吏召诸民当偿者[1]，悉来合券。券遍合，起，矫命以责赐诸民[2]，因烧其券，民称万岁。

　　长驱到齐，晨而求见。孟尝君怪其疾也，衣冠而见之，曰："责毕收乎？来何疾也！"曰："收毕矣。""以何市而反？"冯谖曰："君云'视吾家所寡有者'。臣窃计，君宫中积珍宝，狗马实外厩[3]，美人充下陈[4]，君家所寡有者以义耳[5]！窃以为君市义。"孟尝君曰："市义奈何？"曰："今君有区区之薛，不拊爱子其民[6]，因而贾利之[7]。臣窃矫君命，以责赐诸民，因烧其券，民称万岁，乃臣所以为君市义也。"孟尝君不说，曰："诺。先生休矣[8]！"

［1］当偿者：应当还债的。

［2］矫命：假托（孟尝君的）命令。

［3］实：充满。　　厩：马棚，泛指牲口圈。

［4］下陈：堂下陈列礼品、站列婢妾的地方。

［5］以：唯，只。

［6］拊（fǔ）爱：爱抚，爱护。　　子其民：以其民为子。

［7］贾（gǔ）利之：用商人放债的办法来获取利润。

［8］休矣：算了吧。

　　后期年[1]，齐王谓孟尝君曰[2]："寡人不敢以先王之臣为臣[3]！"孟尝君就国于薛[4]，未至百里，民扶老携幼，迎君道中。孟尝君顾谓冯谖[5]："先生所为文市义者，乃今日见之！"冯谖曰："狡兔有三窟，仅得免其死耳。今君有一窟，未得高枕而卧也。请为君复凿二窟！"

　　孟尝君予车五十乘，金五百斤[6]，西游于梁[7]，谓惠王曰："齐放其大臣孟尝君于诸侯[8]，诸侯先迎之者，富而兵强。"于是，梁王虚上位，以故相为上将军，遣使者黄金千斤，车百乘，往聘孟尝君。冯谖先驱，诫孟尝君曰："千金，重币也[9]；百乘，显使也[10]。齐其闻之矣。"梁使三反，孟尝君固辞不往也。

　　齐王闻之，君臣恐惧，遣太傅赍黄金千斤、文车二驷、服剑一[11]，封书谢孟尝君曰："寡人不祥[12]，被于宗庙之祟[13]，沉于谄谀之臣，开罪于君，寡人不足为也[14]，愿君顾先王之宗庙[15]，姑反国统万人乎[16]！"冯谖诫孟尝君曰："愿请先王之祭器，立宗庙于薛[17]。"庙成，还报孟尝君曰："三窟已就，君姑高枕为乐矣。"

　　孟尝君为相数十年，无纤介之祸者[18]，冯谖之计也。

［1］期（jī）年：1周年。

［2］齐王：指齐湣（mǐn）王。

　　[3]"寡人"句：此为委婉语，实际是撤孟尝君的职。史载，当时齐愍王恐孟尝君政治势力扩大，有意排斥他，决定废除他的相位并把他赶到薛地居住。先王，齐愍王称他已死的父亲齐宣王。

　　[4] 就国：到自己的封地去住。国，卿大夫的封地。

　　[5] 顾：回头看。

　　[6] 金：指战国时期一种铜质的货币。

　　[7] 游：游说。　梁：魏国，这里指魏国国都大梁（今河南省开封市）。魏原都安邑，魏惠王时迁都大梁，国号也叫梁。

　　[8] 放：放逐，指免去孟尝君的相位。

　　[9] 重币：厚礼。币，古代礼物的通称。

　　[10] 显使：显贵的使臣。

　　[11] 赍：拿东西送人。　文车：雕刻或绘画着花纹的车。　驷：四匹马拉的车，与"乘"同义。　服剑：佩剑。

　　[12] 不祥：没福气。

　　[13] 被：遭受。　宗庙：帝王或诸侯祭祀祖先的地方，借指祖先。　祟：原指鬼神害人，这里指祖宗神灵降下的祸患。

　　[14] 不足为：不值得您看重并辅助。

　　[15] 顾：顾念。

　　[16] 姑：姑且。　万人：指全国人民。

　　[17] 立宗庙于薛：在薛地再建一座齐国宗庙。这是巩固和强化薛作为封地的政治地位的重要举措，因为宗庙一立，封地就不能再取消。

　　[18] 纤介：喻极其微小。纤，细。介，通"芥"，小草。

【导读】

　　本文选自《战国策·齐策四》，据上海古籍出版社 1985 年版。《战国策》是一部国别体史书，杂记东西周及秦、齐、楚、赵、魏、韩、燕、宋、卫、中山诸国之事，共 33 卷，约 12 万字。上接春秋，下至秦并六国，记事约 240 年。原著者不可考。西汉末年，刘向根据皇家藏书中的六种记录纵横家写本，编订成本书。北宋时，《战国策》散佚颇多，经曾巩校补，是为今本《战国策》。本书主要记述了战国时纵横家的政治主张和策略，展示了战国时代的历史特点和社会风貌，是研究战国历史的重要典籍。

　　本文记述了策士冯谖为巩固孟尝君的政治地位而进行的种种政治外交活动，展现了冯谖不甘屈居人下、报效知己、深谋远虑的政治识见和多方面的才能，也表现了孟尝君宽容大度、礼贤下士的良好品德，并从一个侧面反映了战国时期的社会风貌。本文情节曲折生动，善于运用细节和对比手法，使冯谖多谋善策的策士形象跃然纸上。

【研讨】

　　1. 本文的民本思想对当今社会发展有何启示？

　　2. 试比较《左传》与《战国策》的写作特点有何异同。

【推荐书目】

　　1. 战国策 . 上海古籍出版社，1985.

　　2. 何建章 . 战国策注译 . 中华书局，1996.

NOTE

垓下之围

《史记》

项王军壁垓下[1]，兵少食尽，汉军及诸侯兵围之数重。夜闻汉军四面皆楚歌，项王乃大惊曰："汉皆已得楚乎？是何楚人之多也[2]！"项王则夜起，饮帐中。有美人名虞，常幸从[3]；骏马名骓[4]，常骑之。于是项王乃悲歌慷慨，自为诗曰："力拔山兮气盖世，时不利兮骓不逝。骓不逝兮可奈何，虞兮虞兮奈若何[5]！"歌数阕，美人和之。项王泣数行下。左右皆泣，莫能仰视[6]。

[1] 壁：营垒，用作动词，在……扎营。　　垓下：地名，在今安徽灵璧县东南。

[2] 何……之：为什么……这么。

[3] 幸从：得到宠爱而跟随左右。

[4] 骓（zhuī）：本指毛色黑白相间的马，这里以毛色名马。

[5] 奈若何：把你怎么办，即怎么安排你。若，你。

[6] 莫：没有人。

于是项王乃上马骑[1]，麾下壮士骑从者八百余人[2]，直夜溃围南出[3]，驰走。平明[4]，汉军乃觉之，令骑将灌婴以五千骑追之[5]。项王渡淮，骑能属者百余人耳[6]。项王至阴陵[7]，迷失道，问一田父，田父绐曰[8]："左[9]。"左，乃陷大泽中，以故汉追及之。项王乃复引兵而东，至东城[10]，乃有二十八骑。汉骑追者数千人。项王自度不得脱，谓其骑曰："吾起兵至今八岁矣，身七十余战，所当者破，所击者服，未尝败北[11]，遂霸有天下。然今卒困于此，此天之亡我，非战之罪也。今日固决死[12]，愿为诸君快战，必三胜之，为诸君溃围，斩将，刈旗[13]，令诸君知天亡我，非战之罪也。"乃分其骑以为四队，四向[14]。汉军围之数重。项王谓其骑曰："吾为公取彼一将。"令四面骑驰下，期山东为三处[15]。于是项王大呼驰下，汉军皆披靡[16]，遂斩汉一将。是时赤泉侯为骑将[17]，追项王，项王瞋目叱之[18]，赤泉侯人马俱惊，辟易数里[19]。与其骑会为三处。汉军不知项王所在，乃分军为三，复围之。项王乃驰，复斩汉一都尉，杀数十百人，复聚其骑，亡其两骑耳。乃谓其骑曰："何如？"骑皆伏曰[20]："如大王言。"

[1] 骑：疑为衍文。

[2] 麾下：部下。

[3] 直夜：当夜。　　溃围：突破重围。

[4] 平明：天亮时。

[5] 灌婴：刘邦部下，后封为颍阴侯。　　以：率领，带领。

[6] 骑（jì）能属（zhǔ）者百余人耳：骑兵能跟从上的只有一百多人了。属，跟随。

[7] 阴陵：秦地名，在今安徽定远县西北。

[8] 田父：农夫。　　绐（dài）：欺骗。

[9] 左：用作动词，向左行。

[10] 东城：秦地名，在今安徽定远县东南。

[11] 未尝：不曾。　　败北：战败。

[12] 固：一定。

〔13〕刈（yì）旗：砍倒敌人的战旗。

〔14〕四向：向着四面。

〔15〕期山东为三处：约定在山的东面分三处会合。期，约定。

〔16〕披靡：本指草随风而倒，这里比喻军队溃败。

〔17〕赤泉侯：指汉将杨喜，后因破项羽有功，封赤泉侯。赤泉，地名，在今河南淅川西。

〔18〕瞋（chēn）目：瞪大眼睛。

〔19〕辟易：倒退，退避。辟，同"避"。易，变更，换地方。

〔20〕伏：通"服"，信服。

　　于是项王乃欲东渡乌江[1]。乌江亭长舣船待[2]，谓项王曰："江东虽小，地方千里，众数十万人，亦足王也，愿大王急渡！今独臣有船，汉军至，无以渡。"项王笑曰："天之亡我，我何渡为[3]！且籍与江东子弟八千人渡江而西，今无一人还，纵江东父兄怜而王我，我何面目见之？纵彼不言，籍独不愧于心乎？"乃谓亭长曰："吾知公长者。吾骑此马五岁，所当无敌，尝一日行千里，不忍杀之，以赐公。"乃令骑皆下马步行，持短兵接战。独籍所杀汉军数百人，项王身亦被十余创[4]。顾见汉骑司马吕马童[5]，曰："若非吾故人乎？"马童面之[6]，指王翳曰[7]："此项王也。"项王乃曰："吾闻汉购我头千金[8]，邑万户，吾为若德[9]。"乃自刎而死。王翳取其头，余骑相蹂践争项王，相杀者数十人。最其后，郎中骑杨喜，骑司马吕马童，郎中吕胜、杨武，各得其一体。五人共会其体，皆是。故分其地为五[10]：封吕马童为中水侯[11]，封王翳为杜衍侯[12]，封杨喜为赤泉侯，封杨武为吴防侯[13]，封吕胜为涅阳侯[14]。

　　……

〔1〕乌江：即今安徽和县东北之乌江浦。

〔2〕亭长：乡官。秦汉时制度，十里一亭，设亭长一人。　　舣（yǐ）船：移船靠岸。

〔3〕何渡为：为什么要渡江呢？为，语气词。

〔4〕被：遭受。　　创：创伤。

〔5〕顾：回头看。　　骑司马：骑兵中的执法官。　　吕马童：项羽旧部，后背楚投汉。

〔6〕面：面对，面向。

〔7〕指王翳：把项王指给王翳看。王翳，汉将。

〔8〕购：悬赏征求。

〔9〕吾为若德：我给你好处。

〔10〕分其地为五：把原来悬赏的万户邑分为五份。

〔11〕中水：在今河北献县西北。

〔12〕杜衍：在今河南南阳市西南。

〔13〕吴防：在今河南遂平县。

〔14〕涅阳：在今河南镇平县南。

　　太史公曰：吾闻之周生曰[1]："舜目盖重瞳子[2]"，又闻项羽亦重瞳子，羽岂其苗裔邪？何兴之暴也[3]！夫秦失其政，陈涉首难[4]，豪杰蜂起，相与并争，不可胜数。然羽非有尺寸[5]，乘势起陇亩之中[6]。三年，遂将五诸侯灭秦[7]，分裂天下而封王侯，政由羽出，号为"霸王"，位虽不终，近古以来未尝有也。及羽背关怀楚，放逐义帝而自立[8]，怨王侯叛己，难矣。自矜功伐^[9]，奋其私智而不师古，谓霸王之业，欲以力征经营天下，五年卒亡其国，身死东城，尚不觉寤，而不自责，过矣^[10]。乃引"天亡我，非用兵之罪也"^[11]，岂不谬哉！

[1] 周生：汉时儒者，名不详。

[2] 盖：或许，大概。　重（chóng）瞳子：指一只眼睛里有两个瞳子。

[3] 暴：迅速，突然。

[4] 首难：首先发难。

[5] 尺寸：尺寸之地。指极少的封地。

[6] 陇亩：田野。指民间。

[7] 将：率领。　五诸侯：指楚以外的齐、赵、韩、魏、燕五国。

[8] "背关怀楚"二句：背关怀楚，指项羽放弃关中形胜之地而定都彭城之事。背关，离开关中；怀楚，怀思回归楚地。放逐义帝而自立，指项羽的叔父项梁起兵时，立楚王后代熊心为怀王，灭秦后项羽尊其为义帝。后项羽自立为西楚霸王，徙义帝往长沙郴县，并密令于途中杀之。

[9] 自矜：自夸，自负。　功伐：功劳。

[10] 过：错误。

[11] 引：援引，以……为理由。

【导读】

本文选自《史记》，据中华书局 1959 年校点本，标题为编者所加。作者司马迁（约前145—约前87年），西汉伟大的史学家、思想家、文学家。《史记》是我国第一部纪传体通史，记载了上自传说中的黄帝下至汉武帝太初年间共约 3000 年的历史，涉及政治、经济、文化等各个方面，生动地展现了我国古代广阔的社会生活画面。

本文选自《史记·项羽本纪》，主要记叙了西楚霸王项羽最后失败、乌江自刎的历史事实，生动地塑造了一位悲剧英雄的形象。文章通过人物言行、场面描写和细节描写塑造人物形象，展现人物性格，既表现了项羽众叛亲离、英雄末路的心情，也塑造了其勇猛善战、知耻重义、宁死不辱的形象。描写人物栩栩如生，语言简洁生动。

【研讨】

1. 分析项羽的性格特征及其失败的原因。

2. 讨论：如何看待历史的偶然性与必然性？

【推荐书目】

1. 司马迁. 史记. 中华书局, 1982.

2. 王伯祥. 史记选. 人民文学出版社, 1982.

苏武传

《汉书》

武，字子卿，少以父任，兄弟并为郎^[1]，稍迁至栘中厩监^[2]。时汉连伐胡，数通使相窥观^[3]。匈奴留汉使郭吉、路充国等，前后十余辈^[4]。匈奴使来，汉亦留之以相当^[5]。天汉元年^[6]，且鞮侯单于初立^[7]，恐汉袭之，乃曰："汉天子，我丈人行也^[8]。"尽归汉使路充国等。

武帝嘉其义，乃遣武以中郎将使持节送匈奴使留在汉者[9]，因厚赂单于[10]，答其善意。武与副中郎将张胜及假吏常惠等，募士、斥候百余人俱[11]。既至匈奴，置币遗单于[12]。单于益骄[13]，非汉所望也。

[1]"少以父任"二句：谓苏武年轻时，因为父亲职任的关系而被任用，兄弟都做了郎官。以，因为。任，指其父亲的职任。汉朝制度，凡职位在二千石以上的官吏可以保举子弟一人为郎。并，都。郎，官名。汉代专指皇帝的侍从官。

[2]稍迁至栘（yí）中厩监（jiàn）：渐渐升迁到栘中厩监。稍，渐渐，逐渐。栘中厩，汉宫有栘园，园中有马厩，故名栘中厩。监，这里指管理马厩的官。

[3]数（shuò）通使相窥观：屡次互派使者窥探观察（对方的动静）。数，屡次，多次。

[4]留：扣留。　　辈：批。

[5]当（dàng）：抵押。

[6]天汉元年：汉武帝年号之一，即公元前100年。

[7]且鞮（jūdī）侯：单于的名号。　　单于：匈奴人对其国君的称呼，意为"广大"。

[8]丈人行（háng）：长辈。丈人，对年长者的尊称。行，辈分。

[9]乃遣武以中郎将使持节送匈奴使留在汉者：就派苏武以中郎将的身份，让他持节出使匈奴，送留在汉朝的匈奴使者。以，凭着……身份。中郎将，统领皇帝侍卫的官。节，使者所持的信物，以竹为竿，上面往往饰以旄牛尾。

[10]因：趁机，趁便。　　厚赂（lù）：赠送丰厚的礼物。赂，赠送财物。

[11]假吏：指临时委任的使臣属吏。　　募士：招募来的士卒。　　斥候：军中负责守卫、侦察的士兵。　　俱：一同出发。

[12]置：陈列。　　币：泛指财物。　　遗（wèi）：赠送。

[13]益：逐渐。

　　方欲发使送武等，会缑王与长水虞常等谋反匈奴中——缑王者，昆邪王姊子也[1]，与昆邪王俱降汉，后随浞野侯没胡中[2]——及卫律所将降者[3]，阴相与谋劫单于母阏氏归汉[4]。会武等至匈奴。虞常在汉时，素与副张胜相知，私候胜曰[5]："闻汉天子甚怨卫律，常能为汉伏弩射杀之。吾母与弟在汉，幸蒙其赏赐。"张胜许之，以货物与常[6]。后月余，单于出猎，独阏氏、子弟在。虞常等七十余人欲发[7]，其一人夜亡，告之。单于子弟发兵与战，缑王等皆死，虞常生得[8]。

　　单于使卫律治其事。张胜闻之，恐前语发[9]，以状语武[10]。武曰："事如此，此必及我。见犯乃死，重负国[11]！"欲自杀，胜、惠共止之。虞常果引张胜[12]。单于怒，召诸贵人议，欲杀汉使者。左伊秩訾曰[13]："即谋单于，何以复加[14]？宜皆降之。"单于使卫律召武受辞[15]。武谓惠等："屈节辱命，虽生，何面目以归汉！"引佩刀自刺。卫律惊，自抱持武，驰召医[16]。凿地为坎，置煴火[17]，覆武其上，蹈其背以出血[18]。武气绝，半日复息。惠等哭，舆归营[19]。单于壮其节[20]，朝夕遣人候问武，而收系张胜[21]。

[1]会：恰逢。　　缑（gōu）王：匈奴的一个亲王。　　长水：水名，在今陕西蓝田西北。　　虞常：原为汉朝长水校尉，后投降匈奴。　　昆邪（hún yé）王：匈奴的一个亲王，于汉武帝元狩二年（前121年）降汉。

[2]浞（zhuó）野侯：汉将赵破奴的封号，太初二年（前103年）出击匈奴，兵败投降。　　没：

陷落。

[3] 卫律：长水胡人，生长于汉，曾任汉使出使匈奴，后因事株连，畏罪逃奔匈奴，被封为丁零王。降者：投降匈奴的人。

[4] 阴：暗中。　相与：共同，一起。　阏氏（yānzhī）：对匈奴单于妻子的称呼。这里指且鞮侯单于之父伊秩斜单于的妻子。

[5] 私候：私下拜访。

[6] 货物：财物。

[7] 发：指发动劫持阏氏归汉之事。

[8] 生得：被活捉。

[9] 恐前语发：担心以前（与虞常）的谈话泄露。发，泄露，败露。

[10] 以状语武：把情况告诉苏武。语（yù），告诉。

[11] "见犯乃死"二句：意谓受到（匈奴）侮辱以后才死，更加对不起国家。见，被。重（zhòng），更加。负，辜负，对不起。

[12] 引：牵引，指供出。

[13] 伊秩訾（zī）：匈奴的王号，有左、右之分。

[14] "即谋单于"二句：假使谋杀单于，又该用什么更重的处罚呢？意思是说，因为谋劫阏氏杀卫律就把汉使处死，处罚太重。

[15] 受辞：受审讯。

[16] 驰召医：（派人）骑快马召医生来。驰，驱马快跑。

[17] 煴（yūn）火：没有火焰的火。

[18] 蹈：通"搯（tāo）"，轻轻敲打。

[19] 舆：用车载运。

[20] 壮其节：钦佩苏武的气节。壮，认为……勇壮。

[21] 收系：拘捕并监禁。系，捆绑。

武益愈[1]。单于使使晓武[2]，会论虞常[3]，欲因此时降武。剑斩虞常已[4]，律曰："汉使张胜，谋杀单于近臣[5]，当死[6]。单于募降者赦罪。"举剑欲击之，胜请降。律谓武曰："副有罪，当相坐[7]。"武曰："本无谋[8]，又非亲属，何谓相坐？"复举剑拟之[9]，武不动。律曰："苏君，律前负汉归匈奴，幸蒙大恩，赐号称王，拥众数万，马畜弥山[10]，富贵如此。苏君今日降，明日复然。空以身膏草野[11]，谁复知之！"武不应。律曰："君因我降[12]，与君为兄弟；今不听吾计，后虽欲复见我，尚可得乎？"武骂律曰："女为人臣子，不顾恩义，畔主背亲[13]，为降虏于蛮夷，何以女为见[14]？且单于信女，使决人死生，不平心持正，反欲斗两主，观祸败[15]。南越杀汉使者，屠为九郡[16]；宛王杀汉使者，头县北阙[17]；朝鲜杀汉使者，即时诛灭[18]。独匈奴未耳！若知我不降明，欲令两国相攻，匈奴之祸，从我始矣！"

[1] 益愈：渐渐痊愈。愈，病情好转。

[2] 使使晓武：派使者通知苏武。

[3] 会：共同，一起。　论：判罪。

[4] 剑斩：用剑斩杀。

　［5］近臣：亲近之臣。这里是卫律自指。

　［6］当死：判处死罪。

　［7］相坐：相连坐，即连带（治罪）。

　［8］本无谋：本来没有参加谋划。

　［9］举剑拟之：举起剑来做要砍的样子。拟，比划。

　［10］马畜：马一类的牲畜。　　弥：满。

　［11］空以身膏草野：白白地把身体给野草做肥料。指被杀身死。膏，油脂，用作动词，滋润。

　［12］因：依靠，凭借。

　［13］畔主背亲：背叛主上，离弃双亲。畔，通"叛"。

　［14］何以汝为见：即"何以见汝为"，为什么要见你。为，语气词。

　［15］"斗两主"二句：使两国君主互相攻打，（从旁）观看祸乱胜败。斗，使……相斗。

　［16］"南越杀汉使者"二句：南越，汉代国名，在今广东、广西一带。汉武帝元鼎五年（前112年），南越王相吕嘉杀死南越王、王太后及汉使者，汉武帝遣将讨伐。次年，南越降，吕嘉被杀。以南越之地，设置儋耳、南海、苍梧等九郡。屠，平定。

　［17］"宛王杀汉使者"二句：指汉武帝太初元年（前104年），派壮士车令入大宛（古西域国名，在苏联乌兹别克东部）求良马，大宛王毋寡不肯献马，并将汉使截杀于归途。武帝派李广利伐大宛，太初三年（前102年），大宛贵族杀毋寡，献马出降。县，同"悬"。北阙，宫殿北面的门楼，是大臣等候朝见或上书奏事的地方。

　［18］"朝鲜杀汉使者"二句：汉武帝元封二年（前109年），命使臣涉何说服朝鲜王右渠，右渠杀涉何。武帝派兵征讨，其臣下杀死右渠投降。即时，立刻。

　　律知武终不可胁，白单于[1]。单于愈益欲降之[2]。乃幽武，置大窖中，绝不饮食[3]。天雨雪[4]，武卧啮雪，与旃毛并咽之[5]，数日不死。匈奴以为神，乃徙武北海上无人处[6]，使牧羝，羝乳乃得归[7]。别其官属常惠等[8]，各置他所。武既至海上，廪食不至[9]，掘野鼠、去中实而食之[10]。杖汉节牧羊[11]，卧起操持，节旄尽落。积五六年，单于弟於靬王弋射海上[12]。武能网纺缴[13]，檠弓弩[14]，於靬王爱之，给其衣食。三岁余，王病，赐武马畜、服匿、穹庐[15]。王死后，人众徙去。其冬，丁令盗武牛羊[16]，武复穷厄。

　［1］白：告诉，禀告。

　［2］愈益：更加。　　降之：使之投降。

　［3］绝不饮食：断绝供应，不给饮食。饮（yìn），给……喝。食（sì），给……吃。

　［4］雨（yù）：动词，下。

　［5］旃（zhān）：通"毡"，毛织的毯子。

　［6］徙：迁移。　　北海：当时匈奴的北境，在今俄罗斯境内的贝加尔湖一带。

　［7］羝（dī）：公羊。　　乳：生产，生育。

　［8］别：分别，分开。这里有"隔离"之义。　　官属：所属官吏、部下。

　［9］廪食：公家供给的粮食。

　［10］去：同"弆"（jǔ），收藏。　　屮（cǎo）实：草籽。屮，古"草"字。

　［11］杖：执，拄。

　［12］於靬（wūjiān）王：且鞮侯单于的弟弟。　　弋（yì）射：用带丝绳的箭射猎。这里指狩猎，打猎。

［13］网：结网。　　缴（zhuó）：弋射时箭上所带的丝绳。

［14］檠（qíng）弓弩：矫正弓和弩。檠，本是矫正弓弩的工具，此处用作动词，用檠矫正弓弩。

［15］服匿：盛酒酪的瓦器。　　穹庐：圆形的毡帐。

［16］丁令：即丁零，匈奴族的一支。

初，武与李陵俱为侍中[1]。武使匈奴明年[2]，陵降，不敢求武[3]。久之，单于使陵至海上，为武置酒设乐，因谓武曰："单于闻陵与子卿素厚[4]，故使陵来说足下，虚心欲相待。终不得归汉，空自苦亡人之地[5]，信义安所见乎[6]？前长君为奉车[7]，从至雍棫阳宫[8]，扶辇下除[9]，触柱折辕，劾大不敬，伏剑自刎[10]，赐钱二百万以葬。孺卿从祠河东后土[11]，宦骑与黄门驸马争船[12]，推堕驸马河中，溺死，宦骑亡。诏使孺卿逐捕，不得，惶恐饮药而死。来时，太夫人已不幸[13]，陵送葬至阳陵[14]。子卿妇年少，闻已更嫁矣[15]。独有女弟二人[16]，两女一男[17]，今复十余年，存亡不可知。人生如朝露，何久自苦如此！陵始降时，忽忽如狂[18]，自痛负汉，加以老母系保宫[19]。子卿不欲降，何以过陵[20]？且陛下春秋高[21]，法令亡常，大臣亡罪夷灭者数十家，安危不可知。子卿尚复谁为乎？愿听陵计，勿复有云[22]！"武曰："武父子亡功德，皆为陛下所成就，位列将[23]，爵通侯[24]，兄弟亲近[25]，常愿肝脑涂地。今得杀身自效[26]，虽蒙斧钺汤镬[27]，诚甘乐之。臣事君，犹子事父也，子为父死，亡所恨[28]。愿勿复再言！"陵与武饮数日，复曰："子卿，壹听陵言[29]！"武曰："自分已死久矣[30]！王必欲降武，请毕今日之驩[31]，效死于前！"陵见其至诚，喟然叹曰："嗟呼，义士！陵与卫律之罪，上通于天！"因泣下沾衿[32]，与武决去[33]。陵恶自赐武[34]，使其妻赐武牛羊数十头。

［1］李陵：字少卿，汉代名将李广之孙，汉武帝时为骑都尉，天汉二年（前99年），李陵率兵攻匈奴，因孤军无援，兵败投降匈奴。　　侍中：皇帝的侍从官。

［2］明年：第二年。

［3］求：求访。

［4］素厚：一向交情很深。

［5］空：白白地。　　亡：通"无"。

［6］信义安所见（xiàn）乎：（您对汉朝的）信义在哪里表现出来呢？安所，哪里。见，同"现"。

［7］长君：长兄，指苏武的哥哥苏嘉。　　奉车：奉车都尉，皇帝出行时的侍从，掌管皇帝的车马。

［8］从至雍棫（yù）阳宫：跟随皇帝到雍邑的棫阳宫。雍，汉邑名，在今陕西凤翔南。棫阳宫，本是秦宫，在雍邑的东边。

［9］辇（niǎn）：指皇帝乘坐的车子。　　除：台阶。

［10］伏剑自刎：用剑自杀。伏，通"服"，用。

［11］孺卿从祠河东后土：（您的弟弟）孺卿跟从皇上到河东祭祀土地神。孺卿，苏武的弟弟苏贤的字。祠，祭祀。河东，郡名，在今山西夏县北。后土，土神。

［12］宦骑：骑马的宦官。　　黄门驸马：主管皇帝出游时随行副车的官员，是驸马都尉的属官。

［13］太夫人：指苏武的母亲。　　不幸："去世"的委婉说法。

［14］阳陵：县名，在今陕西咸阳市东。

[15] 更（gēng）嫁：改嫁。

[16] 女弟：妹妹。

[17] 两女一男：指苏武的三个子女。

[18] 忽忽：精神恍惚。

[19] 系：捆绑，这里指关押。 保宫：汉代囚禁大臣及其眷属的地方。

[20] "子卿不欲降"二句：意谓您不肯投降的心情，怎么能超过当初的我呢？

[21] 春秋高："年纪大"的委婉说法。

[22] 勿复有云：不要再有什么话说了。

[23] 位列将：职位并列为将。苏武的父亲苏建曾为右将军，武为中郎将，兄长苏嘉为奉车都尉，弟苏贤为骑都尉，都是将军的品级。

[24] 爵通侯：爵位封为通侯。通侯，爵位名，秦代置爵二十级，最高一级叫彻侯。汉朝继承秦制，后避汉武帝讳改为通侯。苏建曾被封为平陵侯。

[25] 兄弟亲近：兄弟三人都是皇上的亲近之臣。苏武的大哥苏嘉做过奉车都尉，弟弟苏贤做过骑都尉，苏武出使前也是郎官，都是皇帝的侍从官。

[26] 杀身自效：牺牲自己以报效国家。

[27] 蒙：遭受。 斧钺汤镬：这里泛指刑戮。斧钺（yuè），古代用以杀人的斧子。汤镬，煮着沸水的大锅，古代常作刑具用以烹煮罪犯。

[28] 恨：遗憾，不满。

[29] 壹：一定，务必。

[30] 分（fèn）：料想，认定。

[31] 驩：通"欢"。

[32] 沾衿：同"沾襟"。指流下的泪水沾湿了衣襟。

[33] 决：通"诀"，辞别。

[34] 恶（wù）：羞恶。指因羞愧而不愿意。

后陵复至北海上，语武："区脱捕得云中生口[1]，言太守以下吏民皆白服[2]，曰：'上崩。'"武闻之，南乡号哭[3]，欧血[4]，且夕临数月[5]。

昭帝即位[6]，数年，匈奴与汉和。汉求武等，匈奴诡言武死。后汉使复至匈奴，常惠请其守者与俱[7]，得夜见汉使，具自陈道[8]。教使者谓单于言："天子射上林中[9]，得雁，足有系帛书，言武等在某泽中。"使者大喜，如惠语以让单于[10]。单于视左右而惊，谢汉使曰："武等实在。"

[1] 区（ōu）脱：匈奴语，指边界。 云中：汉郡名，在今内蒙古自治区南部。 生口：活口，即俘虏。

[2] 白服：穿白色衣服，即服孝。

[3] 南乡：向着南方。

[4] 欧：同"呕"。

[5] 临（lìn）：哭吊死者。

[6] 昭帝：汉武帝少子，名弗陵，前87~前74年在位。

[7] 请其守者与俱：请求看守他的人同他一起去（见汉使）。

[8] 具自陈道：自己一五一十地陈说（这些年的经历）。具，全，都。陈道，陈述说明。

NOTE

〔9〕上林：即上林苑，皇帝游猎的园林，在长安西。

〔10〕如惠语以让单于：（汉使）依照常惠教给的话责备单于。让，责备。

于是李陵置酒贺武曰："今足下还归，扬名于匈奴，功显于汉室，虽古竹帛所载[1]，丹青所画[2]，何以过子卿！陵虽驽怯[3]，令汉且贳陵罪[4]，全其老母，使得奋大辱之积志，庶几乎曹柯之盟[5]，此陵宿昔之所不忘也[6]！收族陵家，为世大戮[7]，陵尚复何顾乎[8]？已矣，令子卿知吾心耳！异域之人，壹别长绝！"陵起舞，歌曰："径万里兮度沙幕[9]，为君将兮奋匈奴。路穷绝兮矢刃摧，士众灭兮名已颓[10]。老母已死，虽欲报恩将安归！"陵泣下数行，因与武决。单于召会武官属，前已降及物故[11]，凡随武还者九人[12]。

〔1〕竹帛：竹简丝帛。这里代指史籍。

〔2〕丹青：丹砂和青䃋，可作颜料。

〔3〕驽怯：才能低下，胆小懦弱。

〔4〕令：假使。　　且：姑且。　　贳（shì）：赦免。

〔5〕庶几：差不多，或许。　　曹柯之盟：《史记·刺客列传》记载，鲁国与齐国作战失败，曹庄公请和，在柯地订立盟约，鲁将曹沫执匕首劫持齐桓公，迫使他答应归还侵占的鲁地。

〔6〕宿：通"夙"，早晨。　　昔：通"夕"，晚上。

〔7〕戮：耻辱。

〔8〕尚复：还。　　顾：顾念。

〔9〕径：经过。　　沙幕：沙漠。幕，通"漠"。

〔10〕颓（tuí）：倒塌。此指败坏。

〔11〕前已降及物故：（除去）以前已经投降匈奴和死去的。物故，死亡。

〔12〕凡：总共。

武以始元六年春至京师[1]。诏武奉一太牢，谒武帝园庙，拜为典属国[2]，秩中二千石[3]；赐钱二百万，公田二顷，宅一区[4]。常惠、徐圣、赵终根皆拜为中郎，赐帛各二百匹。其余六人老，归家，赐钱人十万，复终身[5]。常惠后至右将军，封列侯，自有传[6]。武留匈奴凡十九岁，始以强壮出，及还，须发尽白。

〔1〕以：于，在。　　始元：汉昭帝年号。始元六年，即公元前81年。

〔2〕拜：任命。　　典属国：汉朝掌管外族事务的官员。

〔3〕秩：官吏俸禄的等级。　　中二千石：古代俸米二千石的官秩分三等，其中最高为中二千石，其次为二千石，三等为比二千石。

〔4〕一区：一处。

〔5〕复：免除赋税徭役。

〔6〕自：另外。

武来归明年，上官桀、子安与桑弘羊及燕王、盖主谋反[1]。武子男元[2]，与安有谋，坐死。初，桀、安与大将军霍光争权[3]，数疏光过失于燕王，令上书告之。又言："苏武使匈奴二十年不降[4]，还，乃为典属国；大将军长史无功劳[5]，为搜粟都尉[6]，光颛权自恣[7]。"及燕王等反，诛，穷治党与[8]。武素与桀、弘羊有旧，数为燕王所讼[9]，子又在谋中，廷尉奏请逮捕武。霍光寝其奏[10]，免武官。

数年，昭帝崩，武以故二千石与计谋，立宣帝。赐爵关内侯[11]，食邑三百户。久之，卫将军张安世荐武明习故事[12]，奉使不辱命，先帝以为遗言。宣帝即时召武待诏宦者署[13]，数进见，复为右曹典属国。以武著节老臣[14]，令朝朔望[15]，号称祭酒，甚优宠之。武所得赏赐，尽以施予昆弟、故人，家不余财。皇后父平恩侯、帝舅平昌侯、乐昌侯、车骑将军韩增、丞相魏相、御史大夫丙吉[16]，皆敬重武。

武年老，子前坐事死，上闵之[17]，问左右："武在匈奴久，岂有子乎？"武因平恩侯自白："前发匈奴时，胡妇适产一子通国，有声问来[18]，愿因使者致金帛赎之。"上许焉。后通国随使者至，上以为郎。又以武弟子为右曹。武年八十余，神爵二年病卒[19]。

[1] 上官桀：字少叔，武帝时拜左将军，因功封安阳侯，与霍光同时辅佐昭帝。　　安：上官安，上官桀之子，车骑将军，娶霍光女为妻，其女6岁时被封为昭帝皇后。上官父子串通燕王，谋废昭帝，杀霍光，立燕王，事败被族诛。　　桑弘羊：武帝时御史大夫。昭帝即位后，与上官父子谋废昭帝，事败自杀。　　燕王：武帝第三子，因与上官父子谋废立之事，事败自杀。　　盖主：汉武帝长女，因其夫封为盖侯，故称盖长公主，简称"盖主"。

[2] 武子男元：苏武的儿子苏元。

[3] 霍光：字子孟，骠骑将军霍去病同父异母的弟弟。武帝临终时封霍光为大司马、大将军，辅佐昭帝。

[4] 二十年：这里举整数而言，实际为十九年。

[5] 大将军长史：大将军的属官，这里指杨敞。

[6] 搜粟都尉：也称治粟都尉，隶属于掌管财政的大司农。

[7] 颛：同"专"。　　自恣：自己放肆胡为。

[8] 党与：同党，同伙。

[9] 数为燕王所讼：多次被燕王上书申诉（苏武功劳大而赏赐薄）。讼，申诉。

[10] 寝：搁置，压下。

[11] 关内侯：秦汉时的一种封爵，有称号而无实际统辖的土地。

[12] 明习：明了熟悉。　　故事：过去的典章制度。

[13] 待诏：等待皇帝的诏令。　　宦者署：宦者令的衙署。

[14] 著节：卓著的节操。

[15] 朝：上朝。　　朔：阴历每月初一。　　望：阴历每月十五。

[16] 平恩侯：宣帝后妃的父亲许广汉。　　平昌侯：宣帝母王夫人的哥哥王无故。　　乐昌侯：王无故的弟弟王武。

[17] 闵：同"悯"。

[18] 声问：消息。

[19] 神爵：汉宣帝年号。神爵二年，即前60年。

【导读】

本文节选自《汉书·李广苏建传》，据中华书局1962年点校本。《汉书》是我国第一部纪传体断代史，上起汉高祖元年，下终王莽地皇四年，共230年的史事。作者班固（32—92年），字孟坚，东汉安陵（今陕西咸阳）人，著名史学家和文学家。

文章记述了苏武羁留匈奴的始末，以及19年艰难困苦的生活。面对卫律逼降、李陵劝降，苏武不惧威胁，不为利诱，忠贞不屈，时刻不忘自己的身份和使命，表现出顽强的毅力、崇高的民族气节和对国家的忠诚。文章描写生动感人，按照时间顺序叙事，围绕中心人物选材，详略得当，脉络清晰，语言简洁。作者善于用典型环境、细节描写和人物的言行塑造人物形象，运用正面描写与侧面描写相结合、对比烘托等手法刻画人物性格。

【研讨】

1. 你认为苏武坚守气节的做法在当今是否有意义和价值？谈谈你对个人幸福与国家民族利益关系的认识。

2. 你认为苏武是民族英雄吗？当今时代，该如何评价苏武？

【推荐书目】

1. 汉·班固撰，清·王先谦补注．汉书补注．上海古籍出版社，2008.

2. 杨树达．汉书窥管．湖南教育出版社，2007.

《世说新语》 五则

刘义庆

（一） 咏絮之才[1]

谢太傅寒雪日内集[2]，与儿女讲论文义。俄而雪骤[3]，公欣然曰：“白雪纷纷何所似？”兄子胡儿曰[4]：“撒盐空中差可拟。”兄女曰：“未若柳絮因风起。”公大笑乐。即公大兄无奕女[5]，左将军王凝之妻也[6]。

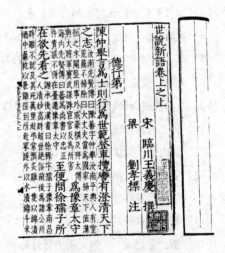

《世说新语》书影

[1] 本篇选自上卷《言语》。

[2] 谢太傅：谢安。　　内集：家庭聚会。

[3] 俄而：一会儿。　　骤：急。

[4] 胡儿：谢朗小字，谢安次兄谢据之长子，字长度，善言玄理。后官至东阳太守。

[5] 无奕女：指谢道蕴，有文才，嫁王凝之。无奕，谢安长兄谢奕字，官至豫州刺史。

[6] 王凝之：字平叔，羲之次子，亦善草隶，位至会稽内史，被孙恩所害。

（二） 举目见日不见长安[1]

晋明帝数岁[2]，坐元帝膝上。有人从长安来，元帝问洛下消息[3]，潸然流涕[4]。明帝问何以致泣，具以东渡意告之[5]。因问明帝：“汝意谓长安何如日远？”答曰：“日远。不闻人从日边来，居然可知[6]。”元帝异之。明日，集群臣宴会，告以此意，更重问之。乃答曰：“日近。”元帝失色，曰：“尔何故异昨日之言邪？”答曰：“举目见日，不见长安。”

［1］本篇选自中卷《夙惠》。

［2］晋明帝：司马绍，晋元帝司马睿长子。

［3］洛下：洛阳，西晋都城。

［4］涕：眼泪。

［5］"具以"句：晋元帝为琅琊王时，住在洛阳。他的好友王导知天下将要大乱，就劝他回到自己的封国，后来又劝他镇守建康，意欲经营一个复兴帝室的基地。即所谓东渡意。

［6］居然：显然。

（三）　坦腹东床[1]

郗太傅在京口[2]，遣门生与王丞相书[3]，求女婿。丞相语郗信[4]："君往东厢，任意选之。"门生归白郗曰："王家诸郎亦皆可嘉，闻来觅婿，咸自矜持，唯有一郎在东床上坦腹卧[5]，如不闻。"郗公云："正此好！"访之，乃是逸少[6]，因嫁女与焉。

［1］本篇选自中卷《雅量》。

［2］郗（chī）太傅：郗鉴，曾兼徐州刺史，镇守京口。　　京口：地名，今江苏镇江。

［3］门生：魏晋时门客之称，即依附于豪门贵族的人。　　王丞相：王导。

［4］信：使者。

［5］坦腹：敞开上衣，露出腹部。

［6］逸少：王羲之，字逸少，王导的侄儿。

（四）　雪夜访戴[1]

王子猷居山阴[2]。夜大雪，眠觉，开室，命酌酒。四望皎然，因起彷徨，咏左思《招隐》诗[3]。忽忆戴安道[4]，时戴在剡[5]，即便夜乘小船就之。经宿方至，造门不前而返。人问其故，王曰："吾本乘兴而行，兴尽而返，何必见戴！"

［1］本篇选自下卷《任诞》。

［2］王子猷：名徽之，字子猷，王羲之第五子，为人性格孤傲。　　山阴：今浙江绍兴。

［3］左思：字太冲，临淄（今山东淄博）人，西晋初年著名诗人，代表作是《咏史》和《三都赋》。其《招隐诗》共两首，其中"策杖招隐士"一首歌咏了隐士的清高生活。

［4］戴安道：名逵，字安道，好鼓琴，善属文，并擅画和雕刻，常与风流名士游宴，不乐仕进。

［5］剡（shàn）：古县名，西汉置，今浙江嵊州市。

（五）　陶　侃[1]

陶公性检厉[2]，勤于事。作荆州时，敕船官悉录木屑[3]，不限多少。咸不解此意。后正会[4]，值积雪始晴，听事前除雪后犹湿[5]，于是悉用木屑覆之，都无所妨。官用竹，皆令录厚头[6]，积之如山。后桓宣武伐蜀装船[7]，悉以作钉。又云，尝发所在竹篙[8]，有一官长连根取之，仍当足[9]，乃超两阶用之[10]。

［1］本文选自上卷《政事》。

［2］陶公：陶侃，东晋人，任荆州刺史，陶渊明的曾祖。　　检厉：检束严厉。

［3］录：收藏。

［4］正会：正旦集会。正，正旦，正月初一。

NOTE

[5] 听事：处理政事的厅堂。　　　除：宫殿的台阶。

[6] 厚头：指竹子上截下来的靠根部较粗的一头。

[7] 桓宣武：即桓温，东晋人，字子元，宣武是其谥号。

[8] 尝发所在：曾经征集所在地区。

[9] 仍当足：于是用竹根来替代竹篙的铁脚（铁箍）。

[10] 阶：官员的等级。

【导读】

本文选自余嘉锡《世说新语笺疏》，据中华书局 1983 年本。作者刘义庆（403—444 年），宋武帝刘裕的侄儿，南朝宋时文学家。《世说新语》是一部笔记小说集，全书分为德行、言语、政事、文学、方正、雅量等 36 门，记载了汉末至东晋士大夫的轶事和言谈，比较真实地反映了当时士族阶级的生活和精神面貌。

本文选取五则故事：第一则记述晋谢安子侄辈一起咏雪的故事，显示其兄女谢道韫的超凡才华。第二则记述晋明帝幼时解说长安与日远近，显示明帝的聪明机智。第三则记述晋郗鉴择婿，王羲之以其率真任性、洒脱超逸的个性赢得了青睐。第四则记述王子猷乘兴访友、至门前而返的故事。第五则记述陶侃勤俭节约、未雨绸缪的故事。故事简短，语言简练优美，富有哲理性。

【研讨】

1. 简析《世说新语》中人物形象的特点和塑造人物的方法。

2. 谈谈你对"魏晋风度"的理解。

【推荐书目】

1. 余嘉锡 . 世说新语笺疏 . 上海古籍出版社，1996.

2. 骆玉明 . 世说新语精读 . 复旦大学出版社，2007.

金岳霖先生[1]

汪曾祺

西南联大有许多很有趣的教授，金岳霖先生是其中的一位。金先生是我的老师沈从文先生的好朋友。沈先生当面和背后都称他为"老金"。大概时常来往的熟朋友都这样称呼他。关于金先生的事，有一些是沈先生告诉我的。我在《沈从文先生在西南联大》一文中提到过金先生。有些事情在那篇文章里没有写进去，觉得还应该写一写。

金先生的样子有点怪。他常年戴着一顶呢帽，进教室也不脱下。每一学年开始，给新的一班学生上课，他的第一句话总是："我的眼睛有毛病，不能摘帽子，并不是对你们不尊重，请原谅。"他的眼睛有什么病，我不知道，只知道怕阳光。因此他的呢帽的前檐压得比较低，脑袋总是微微地仰着。他后来配了一副眼镜，这副眼镜一只的镜片是白的，一只是黑的。这就更怪了。后来在美国讲学期间把眼睛治好了——好一些了，眼镜也换了，但那微微仰着脑袋的姿态一直还没有改变。他身材相当高大，经常穿一件烟草黄色的麂皮夹克，天冷了就在里面围一条很长的驼色的羊绒围巾。联大的教授穿衣服是各色各样的。闻一多先生有一阵穿一件式样过时的灰色旧夹袍，是一个亲戚送给他的，领子很高，袖口极窄。联大有一次在龙云的长子、蒋介石的干儿子龙绳武家里开校友会[2]——龙云的长媳是清华校友，闻先生在会上大骂"蒋介石，王八蛋！混蛋！"那天穿的就是这件高领窄袖的旧夹袍。朱自清先生有一阵披着一件云南赶马人穿的蓝色毡子的一口钟[3]。除了体育教员，教授里穿夹克的，好像只有金先生一个人。他的眼神即使是到美国治了后也还是不大好，走起路来有点深一脚浅一脚。他就这样穿着黄夹克，微仰着脑袋，深一脚浅一脚地在联大新校舍的一条土路上走着。

金先生教逻辑。逻辑是西南联大规定文学院一年级学生的必修课，班上学生很多，上课在大教室，坐得满满的。在中学里没有听说有逻辑这门学问，大一的学生对这课很有兴趣。金先生上课有时要提问，那么多的学生，他不能都叫得上名字来——联大是没有点名册的，他有时一上课就宣布："今天，穿红毛衣的女同学回答问题。"于是所有穿红衣的女同学就都有点紧张，又有点兴奋。那时联大女生在蓝阴丹士林旗袍外面套一件红毛衣成了一种风气——穿蓝毛衣、黄毛衣的极少。问题回答得流利清楚，也是件出风头的事。金先生很注意地听着，完了，说："Yes！请坐！"

学生也可以提出问题，请金先生解答。学生提的问题深浅不一，金先生有问必答，很耐心。有一个华侨同学叫林国达，操广东普通话，最爱提问题，问题大都奇奇怪怪。他大概觉得逻辑这门学问是挺"玄"的，应该提点怪问题。有一次他又站起来提了一个怪问题，金先生想了一想，说："林国达同学，我问你一个问题：'Mr. 林国达 is perpendicular to the blackboard（林国达君垂直于黑板）'，这是什么意思？"林国达傻了。林国达当然无法垂直于黑板，但这句话在逻辑上没有错误。

林国达游泳淹死了。金先生上课，说："林国达死了，很不幸。"这一堂课，金先生一直没有笑容。

有一个同学，大概是陈蕴珍，即萧珊，曾问过金先生："您为什么要搞逻辑？"逻辑课的前一半讲三段论，大前提、小前提、结论、周延、不周延、归纳、演绎……还比较有意思。后半部全是符号，简直像高等数学。她的意思是：这种学问多么枯燥！金先生的回答是："我觉得它很好玩。"

除了文学院大一学生必修课逻辑，金先生还开了一门"符号逻辑"，是选修课。这门学问对我来说简直是天书。选这门课的人很少，教室里只有几个人。学生里最突出的是王浩。金先生讲着讲着，有时会停下来，问："王浩，你以为如何？"这堂课就成了他们师生二人的对话。王浩现在在美国。前些年写了一篇关于金先生的较长的文章，大概是论金先生之学的，我没有见到。

王浩和我是相当熟的。他有个要好的朋友王景鹤，和我同在昆明黄土坡一个中学教学，王浩常来玩。来了，常打篮球。大都是吃了午饭就打。王浩管吃了饭就打球叫"练盲肠"。王浩的相貌颇"土"，脑袋很大，剪了一个光头——联大同学剪光头的很少，说话带山东口音。他现在成了洋人——美籍华人，国际知名的学者，我实在想象不出他现在是什么样子，前年他回国讲学，托一个同学要我给他画一张画。我给他画了几个青头菌、牛肝菌，一根大葱、两头蒜，还有一块很大的宣威火腿——火腿是很少入画的。我在画上题了几句话，有一句是"以慰王浩异国乡情"。王浩的学问，原来是师承金先生的。一个人一生哪怕只教出一个好学生，也值得了。当然，金先生的好学生不止一个人。

NOTE

　　金先生是研究哲学的，但是他看了很多小说。从普鲁斯特到福尔摩斯，都看。听说他很爱看平江不肖生的《江湖奇侠传》。有几个联大同学住在金鸡巷，陈蕴珍、王树藏、刘北汜、施载宣（肖荻）。楼上有一间小客厅。沈先生有时拉一个熟人去给少数爱好文学、写写东西的同学讲一点什么。金先生有一次也被拉了去。他讲的题目是《小说和哲学》。题目是沈先生给他出的。大家以为金先生一定会讲出一番道理。不料金先生讲了半天，结论却是：小说和哲学没有关系。有人问：那么《红楼梦》呢？金先生说："红楼梦里的哲学不是哲学。"他讲着讲着，忽然停下来："对不起，我这里有个小动物。"他把右手伸进后脖颈，捉出了一个跳蚤，捏在手指里看看，甚为得意。

　　金先生是个单身汉（联大教授里不少光棍，杨振声先生曾写过一篇游戏文章《释鳏》，在教授间传阅），无儿无女，但是过得自得其乐。他养了一只很大的斗鸡（云南出斗鸡）。这只斗鸡能把脖子伸上来，和金先生一个桌子吃饭。他到处搜罗大梨、大石榴，拿去和别的教授的孩子比赛。比输了，就把梨或石榴送给他的小朋友，他再去买。

　　金先生朋友很多，除了哲学家的教授外，时常来往的，据我所知，有梁思成、林徽因夫妇，沈从文，张奚若……君子之交淡如水，坐定之后，清茶一杯，闲话片刻而已。金先生对林徽因的谈吐才华，十分欣赏。现在的年轻人多不知道林徽因。她是学建筑的，但是对文学的趣味极高，精于鉴赏，所写的诗和小说如《窗子以外》《九十九度中》风格清新，一时无二。林徽因死后，有一年，金先生在北京饭店请了一次客，老朋友收到通知，都纳闷：老金为什么请客？到了之后，金先生才宣布："今天是徽因的生日。"

　　金先生晚年深居简出。毛主席曾经对他说："你要接触接触社会。"金先生已经八十岁了，怎么接触社会呢？他就和一个蹬平板三轮车的约好，每天蹬着他到王府井一带转一大圈。我想象金先生坐在平板三轮上东张西望，那情景一定非常有趣。王府井人挤人，熙熙攘攘，谁也不会知道这位东张西望的老人是一位一肚子学问、为人天真、热爱生活的大哲学家。

　　金先生治学精深，而著作不多。除了一本大学丛书里的《逻辑》，我所知道的，还有一本《论道》。其余还有什么，我不清楚，须问王浩。

　　我对金先生所知甚少。希望熟知金先生的人把金先生好好写一写。

　　联大的许多教授都应该有人好好地写一写。

1987 年 2 月 23 日

　　[1] 金岳霖（1895—1984 年），著名的哲学家、逻辑学家。生于湖南长沙，1911 年考入清华学堂，1914 年毕业后官费留美。1920 年获美国哥伦比亚大学政治学博士学位。1926 年与冯友兰等创办清华大学哲学系。历任西南联大哲学系教授、清华大学哲学系主任和文学院院长。1948 年被选为第一届中央研究院院士。1952 年后历任清华大学和北京大学哲学系教授、系主任，中国科学院哲学研究所一级研究员、副所长。1955 年被聘为中国科学院哲学社会科学部学部委员。一生主要从事哲学和逻辑学的教学、研究，是最早将现代逻辑学系统地介绍到中国的主要人物。著有《逻辑》《论道》和《知识论》等。

　　[2] 龙云（1884—1962 年），字志舟，原名登云，彝族，云南省昭通市炎山乡人。"民国"时期国民党滇军高级将领，国民革命军陆军上将，曾任云南省国民政府主席、云南陆军讲武堂校长。

　　[3] 一口钟：指一种长而无袖、左右不开衩的外衣，以形如钟覆，故名。又名"斗篷""一裹圆"。

【导读】

本文选自《蒲桥集》，据作家出版社 1994 年版。作者汪曾祺（1920—1997 年），江苏高邮人，当代作家，被称为"二十世纪最后一位士大夫"。

　　作者通过真挚朴素的描写，表达了对老师金岳霖真诚敬爱的感情。作者采取轻松活泼、幽默滑稽的笔法，通过一些细节描写，让世人看到一个极其富于个性的活生生的金岳霖形象：他具有特殊的性格、特殊的外貌、特殊的言行；学术上聪明过人，现实生活中却不谙世故，头脑单纯；待人真诚、坦荡；一心只想学问之事，从不从众从俗，从内心到外表都特立独行，也正是这种孤独精神和单纯心理，才使他静心做学问，成就了他的学问品格。文中的描述看起来琐屑随意，却以小见大地写出了金岳霖先生最美好的人性。语言风格平淡，清新自然。

【研讨】

1. 文中从哪些方面可以看出金先生是个"有趣"的人？具体谈谈。

2. 通过阅读课文，谈谈你对西南联大学术气氛的感受。

【推荐书目】

1. 金岳霖著，刘培育整理. 金岳霖回忆录. 北京大学出版社，2011.

2. 汪曾祺作品自选集. 漓江出版社，2010.

第三单元　吾乡吾国

哀郢

屈　原

皇天之不纯命兮[1]，何百姓之震愆[2]。民离散而相失兮[3]，方仲春而东迁[4]。

去故乡而就远兮[5]，遵江夏以流亡[6]。出国门而轸怀兮[7]，甲之鼌吾以行[8]。

发郢都而去闾兮[9]，怊荒忽其焉极[10]。楫齐杨以容与兮[11]，哀见君而不再得[12]。

望长楸而太息兮[13]，涕淫淫其若霰[14]。过夏首而西浮兮[15]，顾龙门而不见[16]。

心婵媛而伤怀兮[17]，眇不知其所蹠[18]。顺风波而从流兮，焉洋洋而为客[19]。

凌阳侯之氾滥兮[20]，忽翱翔之焉薄[21]。心絓结而不解兮[22]，思蹇产之不释[23]。

将运舟而下浮兮[24]，上洞庭而下江[25]。去终古之所居兮[26]，今逍遥而来东[27]。

羌灵魂之欲归兮[28]，何须臾而忘反[29]。背夏浦而西思兮[30]，哀故都之日远[31]。

登大坟以远望兮[32]，聊以舒吾忧心[33]。哀州土之平乐兮[34]，悲江介之遗风[35]。

当陵阳之焉至兮[36]，淼南渡之焉如[37]。曾不知夏之为丘兮[38]，孰两东门之可芜[39]。

心不怡之长久兮，忧与愁其相接。惟郢路之辽远兮，江与夏之不可涉。

忽若去不信兮[40]，至今九年而不复。惨郁郁而不通兮[41]，蹇侘傺而含慼[42]。

外承欢之汋约兮[43]，谌荏弱而难持[44]。忠湛湛而愿进兮[45]，妒被离而障之[46]。

彼尧舜之抗行兮[47]，瞭杳杳其薄天[48]。众谗人之嫉妒兮，被以不慈之伪名[49]。

憎愠愉之修美兮[50]，好夫人之忼慨[51]。众蹀蹀而日进兮[52]，美超远而逾迈[53]。

乱曰[54]：曼余目以流观兮[55]，冀壹反之何时[56]。鸟飞反故乡兮，狐死必首丘[57]。

信非吾罪而弃逐兮，何日夜而忘之[58]。

[1] 皇天：对天之敬称。　　纯：正，常。

[2] 百姓：先秦时期的含义是"百官"，指贵族。　　震愆（qiān）：震惊失态。震，震惊。愆，丧失。

[3] 民：与"百姓"相对，指一般民众。

[4] 方：正当。　　仲春：夏历二月。　　东迁：向东流放。

[5] 去：离开。　　故乡：指郢（yǐng）都。　　就远：到远方去。

[6] 遵：循，沿着。　　江：长江。　　夏：夏水，长江的分支。　　流亡：流放。

[7] 国门：都门，都城的门。　　轸（zhěn）怀：痛心。

[8] 甲：甲日。古代用干支纪日。　　鼌（zhāo）：通"朝"，早晨。

[9] 郢都：春秋时楚国的都城，今湖北省江陵县纪南城。　　闾（lú）：里门。此指家乡。

［10］怊（chāo）荒忽：怅惘恍惚。荒忽，同"恍惚"，心情迷茫的样子。　　极：尽头。

［11］楫（jí）：船桨。　　齐扬：并举。　　容与：行动迟缓，犹豫不前的样子。

［12］君：指楚王。

［13］长：高大。　　楸（qiū）：树名，即梓树。梓树与桑树为古代住宅旁常栽的树木，古人于是就用它们作为故乡的象征。"桑梓"一词古代常指故乡。

［14］涕：泪。　　淫淫：泪多的样子。　　霰（xiàn）：雪珠。

［15］夏首：夏水口，即夏口。　　西浮：前文有"东迁"，这里又说"西浮"，似乎前后矛盾。其实，它创造了"日暮乡关何处是，烟波江上使人愁"的艺术境界，生动表现了屈原离开郢都时，三步一回首，五里一徘徊的留恋之情。其人东行，其心西行，故当夏首时，又回舟西浮。（参汤炳正《屈赋新探》）

［16］龙门：郢都的东城门。

［17］婵媛（chán yuán）：有所牵挂的样子。

［18］眇：通"渺"，辽远的样子。　　所蹠（zhí）：落脚的地方。蹠，同"跖"，落脚。

［19］焉：于是。　　洋洋：漂泊无依的样子。

［20］凌：乘。　　阳侯：波浪之神。古代神话传说陵阳国的诸侯溺水而亡，他的灵魂化为大波浪，经常覆没舟船。这里以兴波作浪的阳侯（即陵阳侯）称代波浪。　　汜：同"泛"。汜滥，大水横流的样子。

［21］忽：飘忽的样子。　　焉：何，哪里。　　薄（bó）：迫近。

［22］絓（guà）结：打了结子，起了疙瘩。

［23］思：思绪。　　蹇（jiǎn）产：曲折纠缠。　　释：解开。

［24］将运舟而下浮：指屈原自己远望龙门不见，只能回舟随江而下。运舟，行船。下浮，指沿长江东下。

［25］上、下：系指行舟而言，船头所对者为"上"，船尾所对者为"下"。因此，上即进入，下即离开。

［26］终古之所居：祖先长久以来所居住的地方，指郢都。终古，长久。

［27］逍遥：飘荡的意思。　　东：指湘江汨罗一带。与上文"东迁""东"意思相同。

［28］羌：楚方言，发语词。

［29］须臾：片刻。　　反：同"返"。

［30］背：背离。　　夏浦：湘水与大江交会处，江夏间水口的泛称。　　西思：思念西边的故乡。

［31］故都：郢都。

［32］坟：堤。

［33］聊：暂且。　　舒：舒展。

［34］州土：乡邑。　　平乐：升平快乐。

［35］江介：江边。　　遗风：古代楚国遗留下来的淳朴风俗。

［36］当：面对。　　陵阳：沸扬飞腾的江波。

［37］淼（miǎo）：大水茫茫，一望无际的样子。　　如：往。

［38］夏：通"厦"，大屋，指郢都的宫殿。　　丘：土丘，这里指废墟。

［39］两东门：郢都东关的两座城门。

［40］忽：迅速。　　若：似乎。

［41］惨郁郁：忧思郁积的样子。　　　通：通畅，舒畅。

［42］蹇侘傺（jiǎnchàchì）：潦倒失意的样子。　　慼：同"戚"，忧愁。

［43］外：外表。　　承欢：讨人喜欢。　　汋（chuò）约：同"绰约"，姿态柔美的样子。

［44］谌（chén）：的确，实在。　　荏（rěn）弱：软弱。　　持：通"恃"，依靠。

［45］湛湛（zhàn）：厚重的样子。　　愿进：愿意进用，为国效力。

［46］被离：通"披离"，众多杂乱的样子。　　障：阻碍。

［47］尧舜：唐尧、虞舜，传说中的上古圣君。　　抗：通"亢"，高尚。　　行：德行。

［48］瞭：眼珠明亮。　　杳杳（yǎo）：高远的样子。　　薄：接近。

［49］被：加在身上。　　不慈：对子女不慈爱。　　伪名：捏造的罪名。

［50］愠惀（wěnlǔn）：忠诚的样子。

［51］夫（fú）：那些。　　忼慨：同"慷慨"，指巧言令色、能说会道。

［52］众：指谗人。　　蹀躞（qièdié）：即蹀躞，迈着小步行走的样子。这里指奔走钻营的样子。
日进：越来越被提拔。

［53］美：指忠臣。　　超：义同"远"。　　逾迈：越来越疏远。

［54］乱：古代乐歌中的"尾声"，从诗的结构来看，它是全篇的结语。

［55］曼余目：拉长我的眼睛，即放眼远望，曼，延长。　　流观：四处观望。

［56］冀：希望。　　壹反：即"一返"，回去一趟的意思。

［57］"鸟飞"二句：用禽兽不忘所生的地方比喻人对故乡的依恋。首丘，头向山丘。首，用作动词，
头朝向的意思。

［58］之：指郢都。

【导读】

本诗选自宋·朱熹撰、黄灵庚点校《楚辞集注》卷四，上海古籍出版社 2015 年版。作者
屈原（约前339—前278年），名平，字原。战国末期楚国丹阳（今湖北秭归）人，楚国著名
的文学家、政治家。他虽忠事楚怀王，却屡遭排挤，怀王死后又因顷襄王听信谗言而被流放，
最终投汨罗江而死。屈原是中国最伟大的浪漫主义诗人之一，也是我国已知最早的著名诗人、
世界文化名人。代表作品有《离骚》《九歌》等。

本诗通过描述楚国郢都沦亡，诗人及百姓逃亡的经过和情景，表达诗人对故都的深沉眷念
及国破家亡的悲哀之情，痛诉了奸佞小人的误国败政，深刻体现了屈原的爱国情怀。本诗集叙
事、抒情、写景融为一体，大量虚词和叠音词、连绵词的使用，使本诗情感激越，哀婉缠绵，
堪称绝唱。

【研讨】

1. 屈原高洁的人格精神对后世文人有着怎样的影响？

2. 举例说明，后代文学作品中的"登高抒怀"情境。

【推荐书目】

1. 汤炳正，李大明，李诚，等注. 楚辞今注. 上海古籍出版社，2012.

2. 吴广平注译. 楚辞（国学基本丛书）. 岳麓书社出版，2001.

归园田居（其一）

陶渊明

少无适俗韵[1]，性本爱丘山。

误落尘网中，一去三十年[2]。

羁鸟恋旧林，池鱼思故渊[3]。

开荒南野际，守拙归园田[4]。

方宅十余亩[5]，草屋八九间。

榆柳荫后檐，桃李罗堂前。

暧暧远人村，依依墟里烟[6]。

狗吠深巷中，鸡鸣桑树颠[7]。

户庭无尘杂，虚室有余闲[8]。

久在樊笼里，复得返自然[9]。

[1] 适俗：适应世俗。　　韵：本性，气质。

[2] 尘网：指尘世，官府生活污浊而又拘束，犹如网罗。这里指仕途。　　三十年：有人认为是"十三年"之误（陶渊明做官 13 年）。

[3] "羁（jī）鸟"二句：借喻自己怀恋旧居。羁鸟，笼中之鸟。池鱼，池塘之鱼。

[4] 守拙（zhuō）：意思是不随波逐流，固守节操。

[5] 方宅：住宅周围。

[6] 暧暧（ài ài）：迷蒙隐约貌。　　依依：轻柔而缓慢地飘升。　　墟里：村落。

[7] "狗吠"二句：化用汉乐府《鸡鸣》篇"鸡鸣高树颠，狗吠深巷中"诗句。

[8] 尘杂：尘俗杂事。　　虚室：空室。语出《庄子·人间世》："虚室生白。"

[9] 樊（fán）笼：蓄鸟工具。这里比喻官场生活。　　返自然：指归耕园田。

【导读】

《归园田居·其一》选自《陶渊明集》卷二，逯钦立校注，中华书局 1979 年版。作者陶渊明（365—427 年），字元亮，号五柳先生，后改名潜，世称靖节先生。东晋浔阳柴桑（今江西九江市）人。东晋末年南朝宋初时期诗人、辞赋家、散文家。我国第一位田园诗人。出生世家，但只做建威参军、彭泽县令等小官。因不满官场黑暗而辞官，终老田园。散文有《桃花源记》《五柳先生传》等，诗歌有《归园田居》《饮酒》等 120 余首。

本篇是《归园田居》这组诗中的第一首，作者用朴素的语言描写了一派清新平静的田园风光，表达了诗人辞归田园后的自由生活和愉快心情。这首诗诗人用白描手法，寓情于景，比喻、拟人手法和谐统一，看似质朴，实则隽永，呈现了陶诗真醇、自然的艺术特色。

【研讨】

1. 陶渊明思想境界对现代社会有什么价值？

2. 面对逆境，屈原选择投江，曹操选择锐意进取，陶渊明选择归隐，你如何看待他们的选择？你是否赞同陶渊明的选择？

【推荐书目】

1. 逯钦立校注．陶渊明集．中华书局，1979．
2. 袁行霈．陶渊明集笺注．中华书局，2011．

哀江南赋序

庾　信

　　粤以戊辰之年[1]，建亥之月[2]，大盗移国，金陵瓦解[3]。余乃窜身荒谷[4]，公私涂炭[5]。华阳奔命，有去无归[6]。中兴道销，穷于甲戌[7]。三日哭于都亭[8]，三年囚于别馆[9]。

　　天道周星，物极不反[10]。傅燮之但悲身世，无处求生[11]；袁安之每念王室，自然流涕[12]。昔桓君山之志事[13]，杜元凯之平生[14]，并有著书，咸能自序。潘岳之文采，始述家风[15]；陆机之辞赋，先陈世德[16]。信年始二毛[17]，即逢丧乱，藐是流离[18]，至于暮齿[19]。燕歌远别，悲不自胜[20]；楚老相逢[21]，泣将何及！畏南山之雨，忽践秦庭[22]；让东海之滨，遂餐周粟[23]。下亭漂泊[24]，高桥羁旅[25]；楚歌非取乐之方[26]，鲁酒无忘忧之用[27]。追为此赋，聊以记言[28]；不无危苦之辞，惟以悲哀为主。

　　[1] 粤：发语词，无实义。　　戊辰：梁太清二年（548 年）。

　　[2] 建亥之月：阴历十月。

　　[3] "大盗移国"二句：指侯景叛乱，攻陷梁都金陵（今南京）。移国，篡国。

　　[4] 窜身：逃亡。

　　[5] 公私：公室和私家。　　涂炭：谓陷于泥涂和炭火之中。比喻遭遇灾难。

　　[6] "华阳奔命"二句：华阳，指华山之南，此指江陵。梁元帝平定侯景之乱，定都于此。奔命，这里指庾信奉使奔走西魏。有去无归，指被留在西魏，不得回归。

　　[7] "中兴道销"二句：中兴，指梁元帝于承圣元年（552 年）平侯景之乱，即位江陵。　　道销，中兴之道销亡。穷于甲戌，指这一年西魏攻破江陵，梁元帝被杀。甲戌，梁元帝承圣三年（590 年）。

　　[8] 都亭：都下之亭。三国时蜀将罗宪守永安城，听说刘禅降魏，率领部属在都亭哭了 3 天（见《晋书·罗宪传》）。这里借指庾信哭梁元帝。

　　[9] 馆：客馆，使者所居。

　　[10] "天道周星"二句：谓天道周而复始，但梁武帝江陵一败却一蹶不振。天道，自然之道。周星，即岁星，因其 12 年绕天一周，故名。

　　[11] "傅燮"二句：傅燮，字南容，东汉末年人。《后汉书·傅燮传》：傅燮为汉阳太守，王国、韩遂等攻城，城中兵少粮乏，其子劝燮弃城归乡，燮慨叹："汝知吾必死邪……世乱不能养浩然之志，食禄又欲避其难乎？吾行何之，必死于此！"遂令左右进兵，临阵战死。

　　[12] "袁安"二句：袁安，字邵公，东汉时人。《后汉书·袁安传》：袁安为司徒，"以天子幼弱，外戚擅权，每朝会进见及与公卿言国家事，未尝不噫呜流涕"。涕，眼泪。

　　[13] 桓君山：即桓谭，字君山，东汉学者。著《新论》二十九篇。　　志事：与下"平生"，均指抱负而言。

　　[14] 杜元凯：即杜预，字元凯，晋代人，著有《春秋经传集解》。其序云："少而好学，在官则观于

吏治，在家则滋味典籍。"

　　[15] "潘岳"二句：潘岳，字安仁，晋代诗人。始述家风，潘岳曾作《家风诗》。

　　[16] "陆机"二句：陆机，字士衡，晋代诗人。先陈世德，陆机有《祖德赋》《述先赋》。

　　[17] 二毛：指头发有黑白二色，年纪半老。侯景之乱时庾信36岁，使西魏时42岁。

　　[18] 藐是：一作"狼狈"。藐，远。

　　[19] 暮齿：暮年。

　　[20] "燕歌"二句：庾信同时人王褒曾作《燕歌行》。"妙尽塞北苦寒之言，元帝及诸文士和之，而竞为凄切"。见《北史·王褒传》。

　　[21] 楚老：楚人龚胜不愿"一身事二姓"，拒王莽征召，绝食而死。庾信世居楚地，却留北朝，故引此事深惭自己身事二姓。

　　[22] "畏南山之雨"二句：谓自己原想学南山玄豹畏雨避祸，却不料奉使西魏，如申包胥求救到秦。畏南山之雨，指远避祸害。刘向《列女传·陶答子妻》："南山有玄豹，雾雨七日而不下食者，何也？欲以泽其毛而成文章也，故藏而远害。"践秦庭，《左传·定公四年》："申包胥如秦乞师……立依于庭墙而哭，日夜不绝声……七日……秦师乃出。"此喻己出使求和救急。

　　[23] "让东海"二句：据《史记·伯夷列传》载，孤竹君之子伯夷、叔齐因相互推让君位，先后逃至海滨。武王灭纣，二人以为不义，遂不食周粟，饿死于首阳山。二句言己本以谦让为怀，却不能如夷、齐那样殉义。

　　[24] 下亭：《后汉书·范式传》载，孔嵩应召入京，路宿下亭，马匹被盗。

　　[25] 高桥：一作"皋桥"。《后汉书·梁鸿传》载，梁鸿曾依大户皋伯通家做佣工。此句借梁鸿事写自己寄迹他乡的生活。

　　[26] 楚歌：楚地民歌。刘邦欲立戚夫人之子赵王如意为太子，不成，戚夫人哭泣，刘邦安慰她说："为我楚舞，吾为若楚歌。"见《汉书·高帝纪》。

　　[27] 鲁酒：楚王大会诸侯，鲁国献的酒味薄。见《庄子·胠箧》。

　　[28] 记言：《汉书·艺文志》："古之王者，世有史官，左史记言，右史记事。"据此可知庾信为此赋，非惟慨叹身世，亦兼记史。

　　日暮途远[1]，人间何世？将军一去，大树飘零[2]；壮士不还，寒风萧瑟[3]。荆璧睨柱，受连城而见欺[4]；载书横阶，捧珠盘而不定[5]。钟仪君子，入就南冠之囚[6]；季孙行人，留守西河之馆[7]。申包胥之顿地，碎之以首[8]；蔡威公之泪尽，加之以血[9]。钓台移柳，非玉关之可望[10]；华亭鹤唳，岂河桥之可闻[11]？

　　孙策以天下为三分[12]，众才一旅[13]；项籍用江东之子弟[14]，人惟八千；遂乃分裂山河，宰割天下。岂有百万义师，一朝卷甲；芟夷斩伐，如草木焉[15]！江淮无涯岸之阻[16]，亭壁无藩篱之固[17]。头会箕敛者，合从缔交[18]；锄櫌棘矜者，因利乘便[19]。将非江表王气[20]，终于三百年乎[21]？是知并吞六合[22]，不免轵道之灾[23]；混一车书[24]，无救平阳之祸[25]。呜呼！山岳崩颓，既履危亡之运；春秋迭代[26]，必有去故之悲[27]。天意人事，可以凄怆伤心者矣。况复舟楫路穷，星汉非乘槎可上[28]；风飙道阻[29]，蓬莱无可到之期。穷者欲达其言，劳者须歌其事。陆士衡闻而抚掌，是所甘心[30]；张平子见而陋之[31]，固其宜矣。

　　[1] 日暮途远：谓年岁已老而离乡路远。

　　[2] "将军"二句：东汉冯异，为人谦退，诸将论功时，他常独倚大树下。见《后汉书·冯异传》。

　　[3] "壮士"二句：壮士，指荆轲。太子丹送荆轲易水上，唱道："风萧萧兮易水寒，壮士一去兮不复还！"见《史记·刺客列传》。

　　[4]"荆璧"二句：《史记·廉颇蔺相如列传》记载，赵王得楚和氏璧，秦王闻之，写信愿以十五城易璧。赵王遂派遣蔺相如奉璧西入秦。相如看秦王无给赵十五城之意，因持璧睨柱欲碎之。后秦王无奈，完璧归赵。荆璧，即和氏璧，因楚人和氏得之楚山而名。睨，斜视。连城，相连之城。

　　[5]"载书"二句：谓自己出使西魏，未能缔约，梁朝反遭攻打。载书，盟书。珠盘，用珠装饰的盘，诸侯盟誓所用器皿。

　　[6]"钟仪"二句：《左传·成公七年》记载，春秋时楚人钟仪，被郑国俘获，献给晋国，囚于军府中，仍旧戴着南方楚人戴的帽子。使他操琴，又奏出南国的曲调。此句以钟仪自比，谓己本楚人而羁留魏，有类南冠之囚，心中不忘故国。

　　[7]"季孙"二句：《左传·昭公十三年》记载，诸侯盟于平丘，季孙意如随鲁昭公参加。邾、莒等国告发鲁侵伐其地，晋君便不让鲁与盟，并扣季孙意如不放，留在西河。此处自比季孙意如被魏扣留。季孙意如，春秋时鲁国大夫。行人，掌朝觐聘问之官。西河，今陕西省东部。

　　[8]"申包胥"二句：《左传·定公四年》记载，吴伐楚，申包胥至秦求兵，日夜哭泣，七日不食，秦哀公为之赋《无衣》，暗示愿出兵相助。申包胥感激，九顿首而坐。此喻出使责任之艰难。申包胥，春秋时楚国大夫。

　　[9]"蔡威公"二句：刘向《说苑》：蔡威公闭门而泣，三日三夜，泣尽而继之以血，曰："吾国且亡。"此言己对梁亡深感悲痛。

　　[10]"钧台移柳"二句：谓滞留北地的人再也见不到南方故土的柳树了。钧台，在武昌。此代指南方故土。移柳，据《晋书·陶侃传》，陶侃镇武昌时，曾令诸营种植柳树。玉关，玉门关，在今甘肃敦煌市西。此代指北地。

　　[11]"华亭鹤唳"二句：《晋书·陆机传》记载，陆机在八王之乱中，兵败河桥，被成都王所杀，临刑叹曰："华亭鹤唳，岂可复闻乎?"喻故乡难回。

　　[12]孙策：字伯符，三国时吴郡富春（即今浙江富阳）人。建立吴国。　　三分：指魏、蜀、吴三分天下。

　　[13]才：仅。　　一旅：五百人。

　　[14]项籍：字羽，下相（今江苏宿迁西南）人。率江东八千子弟兵渡江击秦，后自立为西楚霸王。

　　[15]"岂有百万义师"四句：意谓侯景反叛，攻陷梁都金陵，梁朝百万勤王之师，弃甲而逃。百万义师，指平定侯景之乱的梁朝大军。卷甲，卷敛衣甲而逃。芟夷，刈除。

　　[16]江淮：指长江、淮河。

　　[17]亭壁：指军中壁垒。　　藩篱：竹木所编屏障。

　　[18]"头会箕敛"二句：意谓搜敛民财者，相互勾结，乘乱起事。头会箕敛，按照人头数出谷，用畚箕收取所征的谷物。比喻赋税繁重。　　合从缔交：原为战国时六国联合抗秦的一种谋略，此指起事者们彼此串联，相互勾结。

　　[19]"锄耰（yōu）棘矜者"二句：指原为梁将的陈霸先乘梁朝衰乱，取而代之。锄耰，简陋的农具。棘矜，低劣的兵器。

　　[20]将：或者。　　江表：江外，长江以南。

　　[21]三百年：指从孙权称帝江南，历东晋、宋、齐、梁四代，前后约三百年的时间。

　　[22]六合：指上下和四方。此泛指天下。

　　[23]轵（zhǐ）道之灾：《史记·高祖本纪》记载，高祖入关，"秦王子婴素车白马……降轵道旁"。轵道，在今陕西咸阳市西北。

　　[24]混一车书：指统一天下。

　　[25]平阳之祸：《晋书·孝怀帝本纪》：永嘉五年，刘聪攻陷洛阳，迁怀帝于平阳，怀帝被害。后刘

曜攻陷长安，迁愍帝于平阳，愍帝遇害。平阳，在今山西临汾西南。

[26] 春秋迭代：喻梁、陈更替。

[27] 去故：离别故国。

[28]"舟楫路穷"二句：古时传说大海与天河相通，人可乘木筏浮海而直达天河。星汉，银河。槎（chá），木筏。

[29] 风飙：暴风。　　蓬莱：传说中的三座神山之一。

[30]"陆士衡"二句：陆机，字士衡。抚掌，拍手。据《晋书·左思传》记载，左思作《三都赋》，陆机听说后拍手大笑，说准备拿它盖酒瓮。等到左思《三都赋》问世，陆机叹服，为之停笔不作。此喻作《哀江南赋》，虽见讥于人，也心甘情愿。下"张平子"句寓意相同。

[31] 张平子：东汉文学家、科学家张衡，字平子。他鄙薄班固《两都赋》，另作《两京赋》。

【导读】

本文选自《庾子山集》，据吉林出版集团 2005 年版。作者庾信（513—581 年），南北朝文学家。字子山，南阳新野（今属河南）人。原为梁朝有名的宫体诗人，历仕西魏、北周，官至骠骑大将军、开府仪同三司。留北后虽居高位，却常怀故国之思，作品风格亦由早期的轻靡华丽变为苍劲沉郁。庾信文学创作集六朝诗、赋、文之大成，有《庾子山集》。

《哀江南赋》作于庾信晚年。本文即《哀江南赋》前的序文，概述了全赋的主题，着重说明创作的背景和缘起，尽情抒发了追忆江南旧事的悲苦心情。全篇以骈文写成，多用典故来暗喻时世，在句式运用上极为灵活，长短错落，纵横自如，体现出音节整齐、和谐可诵的艺术效果。

【研讨】

1. 为什么说"庾信文章老更成"？

2. 庾信生于一个政权更迭频繁的大时代中，在"五十年中，江表无事"的南梁度过了悠游、恣意的前半生，却在北朝走完了他哀伤、羞愧的后半生。请从历史的角度，谈谈你对本篇序文表现的故国乡关之思的认识。

3. 骈文讲究用典，这篇文章是在繁密的典故中叙事、抒情的。除用典外，结合本文谈谈骈体文还有哪些特点？

【推荐书目】

1. 吴先宁. 乡关之思和隐遁之念——庾信后期作品两大主题论析. 辽宁大学学报（哲学社会科学版），1990，4.

2. 林怡. 庾信研究. 人民文学出版社，2000.

3. 程章灿. 魏晋南北朝赋史. 凤凰出版社（原江苏古籍出版社），2001.

春　望

杜　甫

国破山河在[1]，城春草木深[2]。

感时花溅泪[3]，恨别鸟惊心[4]。

烽火连三月[5]，家书抵万金[6]。

白头搔更短[7]，浑欲不胜簪[8]。

[1] 国：国都，指长安。　　破：陷落。

[2] 城：指长安。　　草木深：荒草林木，芜杂茂密。暗指人烟稀少。

[3] 感时：感伤时事。　　花溅泪：有两种理解，一是人见花而溅泪，二是花似有知，亦感时而溅泪。

[4] 恨别：怅恨离别。　　鸟惊心：有两种理解，一是人闻鸟鸣而惊心，二是怅恨离别，鸟亦惊心。

[5] 烽火：古时边防报警的烟火，此指安史之乱的战火。

[6] 抵万金：言其珍贵。抵，值。

[7] 白头：白发。　　搔：抓。　　短：稀疏。

[8] 浑：简直。　　不胜簪：连簪子也插不住。古代男子蓄长发，成年后束发于头顶，用簪子横插住，以免散开。

【导读】

本文选自《唐诗鉴赏辞典》，据上海辞书出版社 1983 年版。作者杜甫（712—770 年），字子美，原籍襄阳（今湖北襄樊），寄居巩县（今河南巩义市）。曾住长安杜陵附近之少陵，故世称杜少陵，自称少陵野老。在蜀时，得检校工部员外郎之衔，后世因称杜工部。代宗大历年间病逝于湘江舟中。杜甫是唐代最伟大的爱国诗人之一，被誉为"诗圣"，其诗深刻地反映了唐王朝由盛转衰过程中的社会风貌和时代苦难，后人称之为"诗史"，有《杜少陵集》。

这首五言律诗通过眺望沦陷后长安的破败景象，抒发了感时恨别、忧国思家的感情。"望"是贯穿全篇的线索，诗人从所望的景色开始，以望者的情态作结，将眼前景、胸中情融为一体，情景交融，含蓄凝练，充分体现了诗人"沉郁顿挫"的艺术风格。

【研讨】

1. 结合全诗，说说《春望》中"望"字包含哪些含义。

2. "感时花溅泪，恨别鸟惊心"两句诗历来被人们所称道，你说说好在哪里。

【推荐书目】

1. 清·仇兆鳌注. 杜诗详注. 中华书局，2015.

2. 冯至. 杜甫传. 人民文学出版社，1980.

黄州新建小竹楼记

王禹偁

黄冈之地多竹[1]，大者如椽。竹工破之，刳去其节[2]，用代陶瓦，比屋皆然[3]，以其价廉而工省也。

子城西北隅[4]，雉堞圮毁[5]，榛莽荒秽[6]，因作小楼二间，与月波楼通[7]。远吞山光，平挹江濑[8]，幽阒辽夐[9]，不可具状。夏宜急雨，有瀑布声；冬宜密雪，有碎玉声。宜鼓琴，琴调虚畅[10]；宜咏诗，诗韵清绝[11]；宜围棋，子声丁丁然[12]；宜投壶[13]，矢声铮铮然：皆竹楼之所助也。

公退之暇[14]，披鹤氅[15]，戴华阳巾[16]，手执《周易》一卷，焚香默坐，消遣世虑[17]。江山之外，第见风帆沙鸟、烟云竹树而已[18]。待其酒力醒，茶烟歇，送夕阳，迎素月，亦谪居之胜概也[19]。

彼齐云、落星[20]，高则高矣！井干、丽谯[21]，华则华矣！止于贮妓女，藏歌舞，非骚人之事，吾所不取。

吾闻竹工云："竹之为瓦，仅十稔[22]，若重覆之，得二十稔。"噫！吾以至道乙未岁[23]，自翰林出滁上[24]；丙申，移广陵[25]；丁酉，又入西掖[26]；戊戌岁除日[27]，有齐安之命[28]，己亥闰三月到郡[29]。四年之间，奔走不暇，未知明年又在何处，岂惧竹楼之易朽乎？幸后之人与我同志，嗣而葺之[30]，庶斯楼之不朽也。

咸平二年八月十五日记。

[1] 黄冈：今湖北省黄州区。

[2] 刳（kū）：剖，削。

[3] 比屋：家家户户。比，连。

[4] 子城：大城所附属的小城，如内城及城门外的套城，用来加强城防。

[5] 雉堞：城上矮墙。　圮（pǐ）：坍塌。

[6] 榛（zhēn）莽：丛生的草木。

[7] 月波楼：黄州西北角的一座城楼，也是王禹偁修筑的。

[8] 挹（yì）：汲取，这里指望见。　江濑：江波。濑，沙上的流水。

[9] 幽阒（qù）：幽静。　辽夐（xiòng）：遥远。

[10] 虚畅：清虚和畅。

[11] 绝：极。

[12] 丁（zhēng）丁：象声词。

[13] 投壶：古人的一种游戏，在宴会间举行，宾主向一个像瓶样的壶中投矢（箭），投中的为胜。

[14] 公退：公事完毕回来。

[15] 鹤氅（chǎng）：用鸟羽编织的外套。氅，外套。

[16] 华阳巾：道士的一种帽子。

[17] 世虑：世俗的念头。

[18] 第：但，只。

[19] 胜概：佳境。概，有"状况"的意思。

[20] 齐云、落星：都是楼名。齐云楼，又名月华楼，唐代建筑，楼址在今江苏吴县。落星楼，古建筑，楼址在今江苏南京市东北。

[21] 井干（hán）、丽谯：都是楼名。井干楼，在长安，汉武帝（刘彻）所建。丽谯楼，魏武帝（曹操）曾筑一楼，名叫"丽谯"。

[22] 稔（rěn）：谷子一熟叫作一稔，引申指一年。

[23] 至道乙未：宋太宗至道元年（995年）。

[24] 出：贬谪。　滁上：滁州（现在安徽滁州）。这年王禹偁从翰林学士被贬为滁州刺史。

[25] 丙申：宋太宗至道二年（996年）。　广陵：今江苏扬州。

[26] 丁酉：宋太宗至道三年（997年）。　西掖：中央最高行政机关中书省的别称。

[27] 戊戌：宋真宗咸平元年（998年）。　岁除日：旧历除夕，大年三十。

[28] 齐安：指黄州，郡治在今湖北黄冈。王禹偁这年因编写《太祖实录》，直书赵匡胤篡夺的事，被贬黄州。

[29] 己亥：宋真宗咸平二年（999年）。

[30] 嗣：继承。　葺（qì）：修缮。

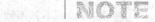

【导读】

本文又题《黄冈竹楼记》，选自《小畜集》卷十七，据 1984 年台湾商务印刷馆影印文渊阁《钦定四库全书》本。作者王禹偁（954—1001 年），字元之，北宋巨野（今山东巨野）人，著名的文学家。进士出身，历任右拾遗、翰林学士等官。因直言敢谏，屡遭贬斥。其散文风格简雅古淡，语言平易畅达。著有《小畜集》《小畜外集》。

文中通过修筑竹楼的记叙和描写，渲染了作者豁达自适、游于物外的谪居之乐，体现了作者对"屈身而不屈于道"的人格操守的追求。这篇文章写得轻灵潇洒，通过层层排比和相反相形的对比手法着力渲染，写出了一个幽邃、清隽的境界，突出了黄州竹楼景物之幽美、作者内心之恬静和人格形象之高洁。

【研讨】

1. 本文抒发了作者怎样的情感？反映了作者怎样的人生态度？从哪些语言可以看出他坚贞自守、不甘沉沦的精神？

2. 在中国传统文化中，竹子成为寓理明志的寄托，文章最后围绕竹楼之"不朽"与"易朽"展开议论，分析本文中竹楼的象征意义。

【推荐书目】

1. 王延梯选注 . 王禹偁诗文选 . 人民文学出版社，1996.

2. 潘守皎 . 王禹偁评传 . 齐鲁书社，2009.

西湖七月半

张　岱

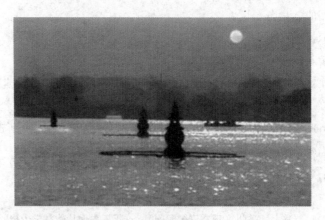

西湖月色

西湖七月半[1]，一无可看，只可看看七月半之人。

看七月半之人，以五类看之：其一，楼船箫鼓，峨冠盛筵[2]，灯火优傒[3]，声光相乱，名为看月而实不见月者，看之[4]；其一，亦船亦楼，名娃闺秀[5]，携及童娈[6]，笑啼杂之，还坐露台[7]，左右盼望，身在月下而实不看月者，看之；其一，亦船亦声歌，名妓闲僧，浅斟低唱，弱管轻丝，竹肉相发[8]，亦在月下，亦看月而欲人看其看月者，看之；其一，不舟不车，不衫不帻[9]，酒醉饭饱，呼群三五，跻入人丛，昭庆、断桥[10]，嘄呼嘈杂[11]，装假醉，唱无腔曲，月亦看，看月者亦看，不看月者亦看，而实无一看者，看之；其一，小船轻幌，净几暖炉，茶铛旋煮[12]，素瓷静递[13]，好友佳人，邀月同坐，或匿影树下，或逃嚣里湖[14]，看月而人不见其看月之态，亦不作意看月者，看之。

杭人游湖，巳出酉归[15]，避月如仇[16]。是夕好名，逐队争出，多犒门军酒钱[17]，轿夫擎燎[18]，列俟岸上[19]。一入舟，速舟子急放断桥[20]，赶入胜会。以故二鼓以前[21]，人声鼓吹[22]，如沸如撼，如魇如呓[23]，如聋如哑，大船小船，一齐凑岸，一无所见，止见篙击篙，舟触舟，肩摩肩，面看面而已。少刻兴尽，官府席散，皂隶喝道去[24]。轿夫叫船上人，怖以关门，灯笼火把如列星，一一簇拥而去。岸上人亦逐队赶门，渐稀渐薄，顷刻散尽矣。

吾辈始舣舟近岸[25]，断桥石磴始凉[26]，席其上，呼客纵饮。此时月如镜新磨，山复整妆，湖复颒面[27]，向之浅斟低唱者出[28]，匿影树下者亦出，吾辈往通声气，拉与同坐。韵友来[29]，名妓至，杯箸安，竹肉发。月色苍凉，东方将白，客方散去。吾辈纵舟[30]，酣睡于十里荷花之中，香气拍人[31]，清梦甚惬。

[1] 七月半：农历七月十五，又称中元节。杭州旧习，人们于这天晚上倾城出游西湖。

[2] 峨冠：头戴高冠，指士大夫。　盛筵：摆着丰盛的酒筵。

[3] 优傒（xī）：乐妓和仆役。

[4] 看之：意为可以看看这一类人。以下四类叙述末尾的"看之"同。

[5] 名娃：名门的美女。

[6] 童娈（luán）：俊童。娈，美貌。

[7] 还：通"环"，环绕。

[8] 竹肉相发：器乐声伴着歌声。竹，本指竹制的管乐器，此泛指器乐演奏。肉，指歌喉。

[9] 不衫不帻（zé）：不穿长衫，不戴头巾。指放荡随便。帻，头巾。

[10] 昭庆：昭庆寺，与断桥同为西湖名胜。

[11] 嘄（jiāo）：叫喊。

[12] 茶铛（chēng）：煮茶的小锅。

[13] 素瓷：雅洁精致的瓷杯。

[14] 逃嚣：躲避喧嚣。　里湖：西湖苏堤以内的部分。

[15] 巳：巳时，即上午9~11时。　酉：酉时，即下午5~7时。

[16] 避月如仇：讽刺语，指缺乏赏月这种雅兴。

[17] 门军：把守城门的兵士。

[18] 擎燎：举着火把。

[19] 列俟：列队等候。

[20] 速舟子：催促船夫。速，催促。　放：向……行船。

[21] 二鼓：即二更。旧时夜间以鼓点声报时。

[22] 鼓吹：奏乐声。

[23] 如魇（yǎn）如呓：好像梦中惊叫和说梦话。魇，梦里惊呼。呓，说梦话。

[24] 皂隶：衙门的差役。　喝道：官员出行，衙役在前边吆喝开道。

[25] 舣（yǐ）舟：船舶靠岸。

[26] 石磴：石阶。

[27] 颒（huì）面：洗脸。形容湖面恢复平静光洁。

[28] 向：先前。

[29] 韵友：高雅的朋友。

NOTE

［30］纵舟：任船漂流。

［31］拍：扑。

【导读】

本文选自夏咸淳、程维荣校注《陶庵梦忆·西湖梦寻》，据上海古籍出版社 2011 年版。作者张岱（1597—1689 年），字宗子，号陶庵，浙江山阴（今绍兴）人，明末散文家。为人淡泊名利，一生未仕。文学创作以小品文见长，多描写江南山水风光、风土民情和自己的生活经历。文笔活泼清新，幽默诙谐。著有《陶庵梦忆》《西湖梦寻》等。

本文描述了明末杭州人中元节晚上倾城游西湖的盛况。通过对各类游客看月情态的描摹刻画，嘲讽了达官显贵附庸风雅的丑态和市井百姓赶凑热闹的俗气，标举文人雅士清高拔俗的情趣。在写作上有三点颇可称道：一是写人穷形尽状，生动传神；二是笔调轻松诙谐，富于调侃意味；三是善于营造氛围，并通过对比，突出文章题旨。

【研讨】

1. 本文第二自然段写了五类游客同看月，在情态各异的描绘中寓以褒贬，试做具体分析。

2. 分析本文中"杭人"游湖与"吾辈"赏月是如何构成对比的？

【推荐书目】

1. 张岱著．夏咸淳，程维荣校注．陶庵梦忆·西湖梦寻．上海古籍出版社，2001.

2. 美·史景迁著，温洽溢译．前朝梦忆：张岱的浮华与苍凉．广西师范大学出版社，2010.

国立西南联合大学纪念碑碑文

冯友兰

中华民国三十四年九月九日，我国家受日本之降于南京。上距二十六年七月七日卢沟桥之变，为时八年；再上距二十年九月十八日沈阳之变，为时十四年；再上距清甲午之役，为时五十一年[1]。举凡五十年间，日本所鲸吞蚕食于我国家者，至是悉备图籍献还。全胜之局，秦汉以来，所未有也。

国立北京大学、国立清华大学，原设北平；私立南开大学，原设天津。自沈阳之变，我国家之威权逐渐南移，惟以文化力量，与日本争持于平津，此三校实为其中坚。二十六年平津失守，三校奉命迁于湖南，合组为国立长沙临时大学，以三校校长蒋梦麟、梅贻琦、张伯苓为常务委员，主持校务，设法、理、工学院于长沙，文学院于南岳，于十一月一日开始上课。迨京沪失守，武汉震动，临时大学又奉命迁云南。师生徒步经贵州，于二十七年四月二十六日抵昆明。旋奉命改名为国立西南联合大学，设理、工学院于昆明，文、法学院于蒙自，于五月四日开始上课。一学期后，文、法学院亦迁昆明。二十七年，增设师范学院。二十九年，设分校于四川叙永，一学年后，并于本校。

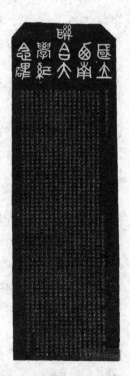

国立西南联合大学纪念碑

昆明本为后方名城，自日军入安南，陷缅甸，乃成后方重镇[2]。联合大学支持其间，先后毕业学生二千余人，从军旅者八百余人。河山既复，日月重光，联合大学之战时使命既成，奉命于三十五年五月四日结束。原有三校，即将返故居，复旧业。

缅维八年支持之苦辛，与夫三校合作之协和，可纪念者，盖有四焉：

我国家以世界之古国，居东亚之天府，本应绍汉唐之遗烈，作并世之先进，将来建国完成，必于世界历史居独特之地位。盖并世列强，虽新而不古；希腊罗马，有古而无今。惟我国家，亘古亘今，亦新亦旧，斯所谓"周虽旧邦，其命维新"者也[3]！旷代之伟业，八年之抗战已开其规模，立其基础。今日之胜利，于我国家有旋乾转坤之功，而联合大学之使命，与抗战相终如。此其可纪念者一也。

文人相轻，自古而然，昔人所言，今有同慨。三校有不同之历史，各异之学风，八年之久，合作无间，同无妨异，异不害同，五色交辉，相得益彰，八音合奏，终和且平。此其可纪念者二也。

"万物并育而不相害，道并行而不相悖，小德川流，大德敦化，此天地之所以为大"[4]。斯虽先民之恒言，实为民主之真谛。联合大学以其兼容并包之精神，转移社会一时之风气，内树学术自由之规模，外来"民主堡垒"之称号，违千夫之诺诺，作一士之谔谔[5]。此其可纪念者三也。

稽之往史，我民族若不能立足于中原，偏安江表，称曰南渡。南渡之人，未有能北返者。晋人南渡，其例一也；宋人南渡，其例二也；明人南渡，其例三也。"风景不殊"[6]，晋人之深悲；"还我河山"[7]，宋人之虚愿。吾人为第四次之南渡，乃能于不十年间，收恢复之全功，庾信不哀江南[8]，杜甫喜收蓟北[9]。此其可纪念者四也。

联合大学初定校歌[10]，其辞始叹南迁流离之苦辛，中颂师生不屈之壮志，终寄最后胜利之期望。校以今日之成功，历历不爽，若合符契。联合大学之始终，岂非一代之盛事、旷百世而难遇者哉！爰就歌辞，勒为碑铭。铭曰：

痛南渡，辞宫阙，驻衡湘，又离别。更长征，经崤嵰[11]。望中原，遍洒血。抵绝徼[12]，继讲说。诗书丧，犹有舌。尽笳吹，情弥切。千秋耻，终已雪。见仇寇，如烟灭。起朔北，迄南越，视金瓯[13]，已无缺。大一统，无倾折，中兴业，继往烈。维三校，兄弟列，为一体，如胶结，同艰难，共欢悦，联合竟，使命彻，神京复，还燕碣[14]。以此石，象坚节，纪嘉庆，告来哲。

[1]"上距二十六年"数句：这几句所说数事分别指 1937 年"七·七事变"、1931 年"九·一八事变"、1894 年中日甲午战争。

[2]后方：作者《三松堂自序》引录此碑文时于此处加注："当作'前方'。"

[3]"周虽旧邦"二句：出《诗经·大雅·文王》。大意是：周国虽是一个历史久远的国家，但文王新得天命，事业将要发展。

[4]"万物并育"五句：出《礼记·中庸》。大意是说，圣人之道合乎天道，具有广泛的包容性。

[5]"违千夫"二句：出《史记·商君列传》"千人之诺诺，不如一士之谔谔"。大意是说，一千个唯唯诺诺的人不如一个敢于坚持己见的人。

[6]风景不殊：用以悲叹国土破碎或沦丧。语出南朝·宋·刘义庆《世说新语·言语》："风景不殊，正自有山河之异。"

［7］还我河山：出岳飞庙内岳飞草书"还我河山"巨匾。大多数人认为这四个大字乃岳飞手书。

［8］庾信（513—581 年）：字子山，小字兰成。南阳新野（今属河南）人。前期在梁，作品多为宫体性质，轻艳流荡，富于辞采之美。羁留北朝后，诗赋大量抒发了自己怀念故国乡土的情绪，以及对身世的感伤，风格也转变为苍劲、悲凉。有《哀江南赋》。

［9］杜甫喜收蓟北：杜甫《闻官军收河南河北》有"剑外忽传收蓟北，初闻涕泪满衣裳"的诗句。

［10］校歌：即西南联合大学校歌，词为冯友兰所作。本碑文铭词之辞章、文意，取自该歌词者颇多。

［11］峣嵲（yáoniè）：危高貌。

［12］绝徼：形容极远的边塞之地。

［13］金瓯：金的盆盂。比喻疆土之完固，亦用以指国土等。

［14］燕碣：此指北京。燕，古代诸侯国，位于今河北、北京一带；碣，是"碣石"的简称，山名，在河北省昌黎县北。

【导读】

本文选自《三松堂自序》，据生活·读书·新知三联书店 1984 年版。冯友兰（1895—1990年），字芝生，河南唐河人。中国现代著名哲学家、史学家。1918 年毕业于北京大学哲学系，1924 年获哥伦比亚大学博士学位，抗战期间任西南联大哲学系教授兼文学院院长。著有《三松堂全集》。

西南联合大学是抗日战争时期设于昆明的一所综合性大学，简称"西南联大"。1946 年 4月，抗战胜利后，北大、清华、南开三校准备北上复员，西南联大师生在图书馆举行结业典礼，冯友兰教授宣读碑文，举行"西南联合大学纪念碑"揭幕仪式。本文叙写我国抗日的成功，西南联大的历程及历史意义。写作上文白间杂，骈散结合；行文简洁，立意高远。

【研讨】

1. 从文章的章法、句法、情感三方面分析此文的气势表现在什么地方？

2. 为什么说此文是思想和艺术的完美结合？试以第三节加以分析。

3. 搜集资料，讲述和西南联大有关的人物或事迹。

【推荐书目】

1. 张曼菱. 西南联大启示录. 人民文学出版社，2003.

2. 谢泳. 西南联大与中国现代知识分子. 湖南文艺出版社，1998.

听听那冷雨

余光中

惊蛰一过，春寒加剧。先是料料峭峭，继而雨季开始，时而淋淋漓漓，时而淅淅沥沥，天潮潮地湿湿，即使在梦里，也似乎把伞撑着。而就凭一把伞，躲过一阵潇潇的冷雨，也躲不过整个雨季。连思想也都是潮润润的。每天回家，曲折穿过金门街到厦门街迷宫式的长巷短巷，雨里风里，走入霏霏令人更想入非非。想这样子的台北凄凄切切完全是黑白片的味道，想整个中国整部中国的历史无非是一张黑白片子，片头到片尾，一直是这样下着雨的。这种感觉，不知道是不是从安东尼奥尼那里来的[1]。不过那一块土地是久违了，二十五年，四分之一的世纪，即使有雨，也隔着千山万山，千伞万伞。二十五年，一切都断了，只有气候，只有气象报告还牵连在一起。大寒流从那块土地上弥天卷来，这种酷冷吾与古大陆分担。不能扑进她怀里，被她的裙边扫一扫吧也算是安慰孺慕之情[2]。

这样想时，严寒里竟有一点温暖的感觉了。这样想时，他希望这些狭长的巷子永远延伸下去，他的思路也可以延伸下去，不是金门街到厦门街，而是金门到厦门。他是厦门人，至少是广义的厦门人，二十年来，不住在厦门，住在厦门街，算是嘲弄吧，也算是安慰。不过说到广义，他同样也是广义的江南人，常州人，南京人，川娃儿，五陵少年[3]。杏花春雨江南，那是他的少年时代了。再过半个月就是清明，安东尼奥尼的镜头摇过去，摇过去又摇过来。残山剩水犹如是。皇天后土犹如是。纭纭黔首纷纷黎民从北到南犹如是。那里面是中国吗？那里面当然还是中国永远是中国。只是杏花春雨已不再，牧童遥指已不再，剑门细雨渭城轻尘也都已不再。然而他日思夜梦的那片土地，究竟在哪里呢？

在报纸的头条标题里吗？还是香港的谣言里？还是傅聪的黑键白键马思聪的跳弓拨弦[4]？还是安东尼奥尼的镜底勒马洲的望中？还是呢，故宫博物院的壁头和玻璃橱内，京戏的锣鼓声中太白和东坡的韵里？

杏花。春雨。江南。六个方块字，或许那片土就在那里面。而无论赤县也好神州也好中国也好，变来变去，只要仓颉的灵感不灭美丽的中文不老，那形象，那磁石一般的向心力当必然长在。因为一个方块字是一个天地。太初有字，于是汉族的心灵他祖先的回忆和希望便有了寄托。譬如凭空写一个"雨"字，点点滴滴，滂滂沱沱，淅沥淅沥淅沥，一切云情雨意，就宛然其中了。视觉上的这种美感，岂是什么 rain 也好 pluie 也好所能满足？翻开一部《辞源》或《辞海》，金木水火土，各成世界，而一入"雨"部，古神州的天颜千变万化，便悉在望中，美丽的霜雪云霞，骇人的雷电霹雹（注一），展露的无非是神的好脾气与坏脾气，气象台百读不厌门外汉百思不解的百科全书。

听听，那冷雨。看看，那冷雨。嗅嗅闻闻，那冷雨。舔舔吧，那冷雨。雨在他的伞上这城市百万人的伞上雨衣上屋上天线上，雨下在基隆港在防波堤在海峡的船上，清明这季雨。雨是女性，应该最富于感性。雨气空濛而迷幻，细细嗅嗅，清清爽爽新新，有一点点薄荷的香味。浓的时候，竟发出草和树沐发后特有的淡淡土腥气，也许那竟是蚯蚓和蜗牛的腥气吧，毕竟是惊蛰了啊。也许地上的地下的生命也许古中国层层叠叠的记忆皆蠢蠢而蠕，也许是植物的潜意识和梦吧，那腥气。

第三次去美国，在高高的丹佛他山居了两年。美国的西部，多山多沙漠，千里干旱。天，蓝似盎格鲁-撒克逊人的眼睛；地，红如印第安人的肌肤；云，却是罕见的白鸟。落基山簇簇耀目的雪峰上，很少飘云牵雾。一来高，二来干，三来森林线以上，杉柏也止步，中国诗词里"荡胸生层云"或是"商略黄昏雨"的意趣[5]，是落基山上难睹的景象。落基山岭之胜，在石，在雪。那些奇岩怪石，相叠互倚，砌一场惊心动魄的雕塑展览，给太阳和千里的风看。那雪，白得虚虚幻幻，冷得清清醒醒，那股皑皑不绝一仰难尽的气势，压得人呼吸困难，心寒眸酸。不过要领略"白云回望合，青霭入看无"的境界，仍须回来中国。台湾湿度很高，最饶云气氤氲雨意迷离的情调。两度夜宿溪头，树香沁鼻，宵寒袭肘，枕着润碧湿翠苍苍交叠的山影和万籁都歇的岑寂，仙人一样睡去。山中一夜饱雨，次晨醒来，在旭日未升的原始幽静中，冲着隔夜的寒气，踏着满地的断柯折枝和仍在流泻的细股雨水，一径探入森林的秘密，曲曲弯弯，步上山去。溪头的山，树密雾浓，蓊郁的水气从谷底冉冉升起，时稠时稀，蒸腾多姿，幻化无定，只能从雾破云开的空处，窥见乍现即隐的一峰半壑，要纵览全貌，几乎是不可能的。至少入山两次，只能在白茫茫里和溪头诸峰玩捉迷藏的游戏。回到台北，世人问起，除了笑而不答心自闲，故作神秘之外，实际的印象，也无非山在虚无之间罢了。云缭烟绕，山隐水迢的中国风景，由来予人宋画的韵味。那天下也许是赵家的天下，那山水却是米家的山水[6]。而究竟，是米氏父子下笔像中国的山水，还是中国的山水上纸像宋画，恐怕是谁也说不清楚了吧？

雨不但可嗅，可观，更可以听。听听那冷雨。听雨，只要不是石破天惊的台风暴雨，在听觉上总是一种美感。大陆上的秋天，无论是疏雨滴梧桐，或是骤雨打荷叶，听去总有一点凄凉，凄清，凄楚。于今在岛上回味，则在凄楚之外，更笼上一层凄迷了。饶你多少豪情侠气，怕也经不起三番五次的风吹雨打。一打少年听雨，红烛昏沉。两打中年听雨，客舟中，江阔云低。三打白头听雨的僧庐下。这便是亡宋之痛，一颗敏感心灵的一生：楼上，江上，庙里，用冷冷的雨珠子串成。十年前，他曾在一场摧心折骨的鬼雨中迷失了自己。雨，该是一滴湿漓漓的灵魂，窗外在喊谁。

雨打在树上和瓦上，韵律都清脆可听。尤其是铿铿敲在屋瓦上，那古老的音乐，属于中国。王禹偁在黄冈，破如椽的大竹为屋瓦。据说住在竹楼上面，急雨声如瀑布，密雪声比碎玉，而无论鼓琴，咏诗，下棋，投壶，共鸣的效果都特别好。这样岂不像住在竹筒里面，任何细脆的声响，怕都会加倍夸大，反而令人耳朵过敏吧。

雨天的屋瓦，浮漾湿湿的流光，灰而温柔，迎光则微明，背光则幽黯，对于视觉，是一种低沉的安慰。至于雨敲在鳞鳞千瓣的瓦上，由远而近，轻轻重重轻轻，夹着一股股的细流沿瓦槽与屋檐潺潺泻下，各种敲击音与滑音密织成网，谁的千指百指在按摩耳轮。"下雨了"，温柔的灰美人来了，她冰冰的纤手在屋顶拂弄着无数的黑键啊灰键，把晌午一下子奏成了黄昏。

在古老的大陆上，千屋万户是如此。二十多年前，初来这岛上，日式的瓦屋亦是如此。先是天暗了下来，城市像罩在一块巨幅的毛玻璃里，阴影在户内延长复加深。然后凉凉的水意弥漫在空间，风自每一个角落里旋起，感觉得到，每一个屋顶上呼吸沉重都覆着灰云。雨来了，最轻的敲打乐敲打这城市，苍茫的屋顶，远远近近，一张张敲过去，古老的琴，那细细密密的节奏，单调里自有一种柔婉与亲切，滴滴点点滴滴，似幻似真，若孩时在摇篮里，一曲耳熟的童谣摇摇欲睡，母亲吟哦鼻音与喉音。或是在江南的泽国水乡，一大筐绿油油的桑叶被啮于千百头蚕，细细琐琐屑屑，口器与口器咀咀嚼嚼。雨来了，雨来的时候瓦这么说，一片瓦说千亿片瓦说，轻轻地奏吧沉沉地弹，徐徐地叩吧挞挞地打，间间歇歇敲一个雨季，即兴演奏从惊蛰到清明，在零落的坟上冷冷奏挽歌，一片瓦吟千亿片瓦吟。

在日式的古屋里听雨，听四月，霏霏不绝的黄梅雨，朝夕不断，旬月绵延，湿黏黏的苔藓从石阶下一直侵到他舌底，心底。到七月，听台风台雨在古屋顶上一夜盲奏，千吟海底的热浪沸沸被狂风挟来[7]，掀翻整个太平洋只为向他的矮屋檐重重压下，整个海在他的蜗壳上哗哗泻过。不然便是雷雨夜，白烟一般的纱帐里听羯鼓一通又一通，滔天的暴雨滂滂沛沛扑来，强劲的电琵琶忐忐忑忑忐忐忑忑，弹动屋瓦的惊悸腾腾欲掀起。不然便是斜斜的西北雨斜斜，刷在窗玻璃上，鞭在墙上打在阔大的芭蕉叶上，一阵寒濑泻过，秋意便弥漫日式的庭院了。

在日式的古屋里听雨，春雨绵绵听到秋雨潇潇，从少年听到中年，听听那冷雨。雨是一种单调而耐听的音乐，是室内乐是室外乐，户内听听，户外听听，冷冷，那音乐。雨是一种回忆的音乐，听听那冷雨，回忆江南的雨下得满地是江湖下在桥上和船上，也下在四川在秧田和蛙塘下肥了嘉陵江下湿布谷咕咕的啼声。雨是潮潮润润的音乐下在渴望的唇上舔舔那冷雨。

因为雨是最最原始的敲打乐从记忆的彼端敲起。瓦是最最低沉的乐器灰蒙蒙的温柔覆盖着听雨的人，瓦是音乐的雨伞撑起。但不久公寓的时代来临，台北你怎么一下子长高了，瓦的音乐竟成了绝响。千片万片的瓦翩翩，美丽的灰蝴蝶纷纷飞走，飞入历史的记忆。现在雨下下来下在水泥的屋顶和墙上，没有音韵的雨季。树也砍光了，那月桂，那枫树，柳树和擎天的巨椰，雨来的时候不再有丛叶嘈嘈切切，闪动湿湿的绿光迎接。鸟声减了啾啾，蛙声沉了阁阁，秋天的虫吟也减了唧唧。七十年代的台北不需要这些，一个乐队接一个乐队便遣散尽了。要听鸡叫，只有去《诗经》的韵里寻找。现在只剩下一张黑白片，黑白的默片。

正如马车的时代去后，三轮车的时代也去了。曾经在雨夜，三轮车的油布篷挂起，送她回家的途中，篷里的世界小得多可爱，而且躲在警察的辖区以外。雨衣的口袋越大越好，盛得下他的一只手里握一只纤纤的手。台湾的雨季这么长，该有人发明一种宽宽的双人雨衣，一人分穿一只袖子，此外的部分就不必分得太苛。而无论工业如何发达，一时似乎还废不了雨伞。只要雨不倾盆，风不横吹，撑一把伞在雨中仍不失古典的韵味。任雨点敲在黑布伞或是透明的塑胶伞上，将骨柄一旋，雨珠向四方喷溅，伞缘便旋成了一圈飞檐。跟女友共一把雨伞，该是一种美丽的合作吧。最好是初恋，有点兴奋，更有点不好意思，若即若离之间，雨不妨下大一点。真正初恋，恐怕是兴奋得不需要伞的，手牵手在雨中狂奔而去，把年轻的长发和肌肤交给漫天的淋淋漓漓，然后向对方的唇上颊上尝凉凉甜甜的雨水。不过那要非常年轻且激情，同时，也只能发生在法国的新潮片里吧。

大多数的雨伞想不会为约会张开。上班下班，上学放学，菜市来回的途中。现实的伞，灰色的星期三。握着雨伞，他听那冷雨打在伞上。索性更冷一些就好了，他想。索性把湿湿的灰雨冻成干干爽爽的白雨，六角形的结晶体在无风的空中回回旋旋地降下来，等须眉和肩头白尽时，伸手一拂就落了。二十五年，没有受故乡白雨的祝福，或许发上下一点白霜是一种变相的自我补偿吧。一位英雄，经得起多少次雨季？他的额头是水成岩削成还是火成岩？他的心底究竟有多厚的苔藓？厦门街的雨巷走了二十年与记忆等长，一座无瓦的公寓在巷底等他，一盏灯在楼上的雨窗子里，等他回去，向晚餐后的沉思冥想去整理青苔深深的记忆。

前尘隔海，古屋不再。听听那冷雨。

一九七四年春分之夜

（注一）简体的云字与电字，已不属雨部。

[1] 安东尼奥尼：即米开朗基罗·安东尼奥尼（Michelangelo Antonioni，1912—2007年），意大利现代主义电影导演，也是公认在电影美学上最有影响力的导演之一。

[2] 孺慕：孩子对父母的想念。

[3] 五陵：汉代五个皇帝的陵墓，即长陵、安陵、阳陵、茂陵、平陵，在长安附近。当时富家豪族和外戚都居住在五陵附近，因此后世诗文常借以指京都富豪聚居之地。此代指长安。

[4] 马思聪（1912—1987年）：中国广东海丰县人，中国作曲家、小提琴家与音乐教育家，被誉为"中国小提琴第一人"。他于1937年创作的《思乡曲》，被认为是中国20世纪的音乐经典之一。

[5] 荡胸生层云：杜甫《望岳》中的诗句。　商略黄昏雨：宋·姜夔《点绛唇·丁未冬过吴松

NOTE

作》中的词句。商略，准备。

［6］米家山水：米指米芾，北宋书法家、画家、书画理论家。吴人。祖籍太原。因他个性怪异，举止癫狂，遇石称"兄"，膜拜不已，因而人称"米颠"。善诗，工书法，书画自成一家。精于鉴别。其绘画擅长枯木竹石，尤工水墨山水。以书法中的点入画，用大笔触水墨表现烟云风雨变幻中的江南山水，人称米氏云山。

［7］㖊（xún）：英制长度单位，中国大陆地区已停用此字，写作"英寻"。

【导读】

本文选自《余光中集》第 5 卷，据百花文艺出版社 2004 年版。作者余光中（1928—），现代诗人、散文家。余光中早期从事西方文学的研究和介绍，同时写诗，翻译，后来也创作散文。诗集主要有《舟子的悲歌》《钟乳石》《白玉苦瓜》等，散文集主要有《左手的缪斯》《逍遥游》《隔水呼渡》等。

《听听那冷雨》是余光中的散文代表作之一。作者通过对台湾春寒料峭中漫长雨季的细腻描写，真切地勾勒出一个在冷雨中孑然独行的白发游子形象，表现了一个远离故土的知识分子浓重的思乡之情和对传统文化的深情依恋和由衷的赞美。本文构思新颖，以"冷雨"写春雨，不仅写了冷雨的可嗅、可观，更突出地写了冷雨的可听。语言独特，长短错落的句式与叠字叠句结合，造成一种回环往复、连绵不绝的语势和耐人寻味的效果，比喻、拟人等多种修辞手法，大大增强了作品的艺术感染力。

【研讨】

1. 阅读本文，谈谈作者是怎样将中国古典诗词的意趣融入本文之中的。

2. 阅读本文，体会汉字构造所特有的意境美。

【推荐书目】

1. 余光中 . 余光中集 . 百花文艺出版社，2004.

2. 余光中 . 左手的掌纹 . 江苏文艺出版社，2003.

NOTE

第四单元　亲友挚情

陈情表

李　密

　　臣密言：臣以险衅，夙遭闵凶。生孩六月，慈父见背；行年四岁，舅夺母志。祖母刘，愍臣孤弱[1]，躬亲抚养。臣少多疾病。九岁不行。零丁孤苦，至于成立。既无伯叔，终鲜兄弟。门衰祚薄[2]，晚有儿息。外无期功强近之亲[3]，内无应门五尺之僮。茕茕独立，形影相吊[4]。而刘夙婴疾病，常在床蓐。臣待汤药，未曾废离。

　　逮奉圣朝，沐浴清化。前太守臣逵[5]，察臣孝廉[6]；后刺史臣荣[7]，举臣秀才[8]。臣以供养无主，辞不赴命。诏书特下，拜臣郎中[9]，寻蒙国恩，除臣洗马[10]。猥以微贱[11]，当侍东宫，非臣陨首所能上报。臣具以表闻，辞不就职。诏书切峻[12]，责臣逋慢[13]，郡县逼迫，催臣上道，州司临门，急于星火。臣欲奉诏奔驰[14]，则刘病日笃；欲苟顺私情，则告诉不许[15]。臣之进退，实为狼狈。

　　[1] 愍：通"悯"，怜悯。

　　[2] 祚：福，福气。

　　[3] 期功："期"与"功"本是丧服的名称，凡为期1年的丧服称"期服"，为期9个月或5个月的丧服统称"功服"。这里是指"期取之亲"与"功服之亲"。

　　[4] 吊：安慰。

　　[5] 逵：人名，姓氏及其生平事迹均已不详。

　　[6] 察：推举。

　　[7] 荣：人名，姓氏及其生平事迹均已不详。

　　[8] 秀才：指汉以来地方推举的优秀人才。

　　[9] 拜：任命，授官。

　　[10] 除：除去旧官而授以新官；任命。　　洗马：官名，为太子属官。

　　[11] 猥：谦辞，犹言辱。

　　[12] 切峻：急切严厉。

　　[13] 逋慢：逃避职守，轻慢皇命。

　　[14] 奔驰：比喻效劳。

　　[15] 告诉：禀告诉说。

　　伏惟圣朝以孝治天下，凡在故老[1]，犹蒙矜育[2]，况臣孤苦，特为尤甚。且臣少仕伪朝[3]，历职郎署[4]，本图宦达，不矜名节。今臣亡国贱俘，至微至陋，过蒙拔擢，宠命优渥[5]，岂敢盘桓，有所希冀！但以刘日薄西山，气息奄奄，人命危浅，朝不虑夕。臣无祖母，无以至今日。祖母无臣，无以终余年。母孙二人，更相为命，是以区区不能废远[6]。

臣密今年四十有四，祖母刘今年九十有六，是臣尽节于陛下之日长，报刘之日短也。乌鸟私情，愿乞终养。臣之辛苦，非独蜀之人士及二州牧伯所见明知[7]，皇天后土，实所共鉴。愿陛下矜愍愚诚，听臣微志。庶刘侥幸，保卒余年。臣生当陨首，死当结草[8]。臣不胜犬马怖惧之情，谨拜表以闻。

[1] 故老：故臣遗老。

[2] 矜育：怜悯养育。

[3] 伪朝：指已经灭亡的蜀汉。

[4] 职郎署：就职于郎官的官署。李密曾在蜀汉担任尚书郎。

[5] 优渥：优厚。

[6] 区区：犹"拳拳"。形容感情恳切。

[7] 二州：指梁、益二州。汉魏时有益州而无梁州，晋武帝时将益州的陕南汉中一带从益州分出，设为梁州。 牧伯：即刺史。

[8] 结草：谓死后也将报恩。典出《左传·宣公十五年》。

【导读】

本文选自《昭明文选》卷三十七。清胡刻本又题为《陈情事表》。《晋书》李密本传和《三国志·蜀书·杨戏传》裴松之注引《华阳国志》也收有本文，但文字略有出入。

作者李密（224—287年）名虔，字令伯，晋犍为武阳（今四川省彭山县东）人。西晋文学家，早年就学于蜀汉大儒谯周，曾担任蜀汉郎官。晋灭蜀后，他无意为官，赋闲在家。泰始三年（267年），晋武帝立太子，慕李密之名，下诏征李密为太子洗马。李密以照顾祖母为由，向晋武帝呈《陈情表》，请求缓任。文中极陈"母孙二人，更相为命""区区不能废远"，文笔自然，情真意切，委婉动人。武帝感其情辞，准其所请，《陈情表》也因其才情而成为上佳之作。

【研讨】

1. 以本文为例阐述中国传统"孝"文化的内涵。

2. 分析本文的辞、情特点。

【推荐书目】

1. 陈小平. 二十四孝故事. 苏州大学出版社，2010.

2. 张可礼. 精美古典散文读本. 山东友谊出版社，2010.

寄东鲁二稚子

李 白

吴地桑叶绿，吴蚕已三眠[1]。

我家寄东鲁，谁种龟阴田[2]。

春事已不及[3]，江行复茫然。

南风吹归心，飞堕酒楼前。

楼东一株桃，枝叶拂青烟。

此树我所种，别来向三年。

桃今与楼齐，我行尚未旋[4]。

娇女字平阳，折花倚桃边。

折花不见我，泪下如流泉。

小儿名伯禽，与姊亦齐肩。

双行桃树下，抚背复谁怜。

念此失次第[5]，肝肠日忧煎。

裂素写远意，因之汶阳川[6]。

[1] 三眠：蚕在吐丝作茧前经过四次蜕皮，蜕皮前不吃不动，俗称为眠。"三眠"说明吴地入春已深。

[2] 龟阴田：龟山之北的田地，也就是李白在东鲁家中的田地。

[3] 春事：春季的农事。

[4] 旋：归，回去。

[5] 失次第：乱了方寸。次第，顺序。

[6] 之：往，寄往。　　汶阳川：即汶阳境内的一段汶水。这里代指李白在东鲁的家。

【导读】

本文选自《李太白全集》，据中华书局 1977 年版。作者李白（701—762 年），字太白，号青莲居士，生于中亚碎叶（当时属唐安西都护府管辖），5 岁时随家迁居蜀中绵州昌隆县（今四川省江油市）。盛唐时期伟大的浪漫主义诗人。其诗篇以饱满激昂的感情、大胆生动的夸张、丰富瑰丽的想象、豪迈爽朗而又清新自然的风格将我国浪漫主义诗歌推向最高峰，反映了盛唐时代上升发展的气魄。

这首诗作于以东鲁为依托的漫游时期，表达了诗人在离家久游，问路无门，思乡难返的极度失意状态中的羁旅之思，展现了抒情主人公作为一位深情而细腻的父亲和游子的形象。全诗以情铺展，如风行水上。在想象与现实间的三次穿梭，又可谓平中见奇。语言如话家常，又格外沉挚动人，深得乐府民歌的精华。

【研讨】

1. 李白在这首诗中塑造了什么样的抒情主人公形象？

2. 这首诗的艺术特色有哪些？与李白大部分诗歌有哪些不同？

【推荐书目】

1. 郭沫若 . 李白与杜甫 . 中国长安出版社，2010.

2. 詹英 . 李白集校汇释集评 . 百花文艺出版社，1996.

送李愿归盘谷序

韩　愈

太行之阳有盘谷[1]。盘谷之间，泉甘而土肥，草木丛茂，居民鲜少。或曰："谓其环两山之间，故曰盘。"或曰："是谷也，宅幽而势阻[2]，隐者之所盘旋[3]。"友人李愿居之[4]。

愿之言曰："人之称大丈夫者，我知之矣。利泽施于人，名声昭于时。坐于庙朝[5]，进退百官[6]，而佐天子出令。其在外，则树旗旄[7]，罗弓矢，武夫前呵，从者塞途。供给之人[8]，各执其物，夹道而疾驰。喜有赏，怒有刑。才畯满前[9]，道古今而誉盛德，入耳而不烦。曲眉丰颊，清声而便体[10]，秀外而惠中[11]，飘轻裾[12]，翳长袖[13]，粉白黛绿者[14]，列屋而闲居，妒宠而负恃[15]，争妍而取怜。大丈夫之遇知于天子、用力于当世者之所为也。吾非恶此而逃之，是有命焉，不可幸而致也[16]。穷居而野处，升高而望远，坐茂树以终

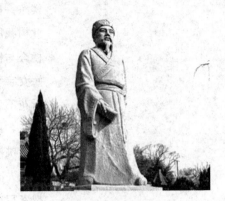

韩愈塑像

日，濯清泉以自洁。采于山，美可茹；钓于水，鲜可食。起居无时，惟适之安。与其有誉于前，孰若无毁于其后；与其有乐于身，孰若无忧于其心。车服不维[17]，刀锯不加，理乱不知[18]，黜陟不闻[19]。大丈夫不遇于时者之所为也，我则行之。伺候于公卿之门，奔走于形势之途[20]，足将进而趑趄[21]，口将言而嗫嚅[22]，处污秽而不羞，触刑辟而诛戮[23]，侥幸于万一，老死而后止者，其于为人贤不肖何如也？"

昌黎韩愈闻其言而壮之[24]，与之酒，而为之歌曰："盘之中，维子之宫；盘之土，维子之稼[25]；盘之泉，可濯可沿；盘之阻，谁争子所？窈而深[26]，廓其有容[27]；缭而曲[28]，如往而复[29]。嗟盘之乐兮，乐且无央[30]。虎豹远迹兮，蛟龙遁藏；鬼神守护兮，呵禁不祥；饮且食兮寿而康，无不足兮奚所望？膏吾车兮秣吾马[31]，从子于盘兮，终吾生以徜徉。"

[1] 盘谷：在今河南省济源县城北二十里。

[2] 宅幽：地方很幽静。宅，位置，环境。　　势阻：形势很险要。

[3] 盘旋：盘桓，流连。

[4] 李愿：住在盘谷的一位隐士，称为盘谷子，生平不详。

[5] 庙朝：宗庙和朝廷。指中央政权机构。

[6] 进退：这里指升降任免。

[7] 旗旄（máo）：旗帜。旄，旗杆上用旄牛尾装饰的旗帜。

[8] 供给之人：指供差遣的人。

[9] 才畯：才能出众的人。畯，通"俊"。

[10] 便（pián）体：形容体态轻盈，合宜。

[11] 惠中：内心聪慧。惠，通"慧"，聪敏。

[12] 裾（jū）：衣襟。

[13] 翳（yì）：遮蔽，掩映。

[14] 粉白黛绿：形容女子打扮得娇艳妖媚。黛，青黑色颜料，古代女子用以画眉。

[15] 负恃：倚仗。这里指自恃貌美。

[16] 幸：侥幸。

[17] 车服不维：不受官职的约束。车服，车辆与服饰，代指官职。古代因官职的高低，车的装饰有所不同。维，维系，约束。

[18] 理乱：治和乱，指政事。唐代避高宗李治的名讳，以"理"代"治"。

[19] 黜陟（chùzhì）：指官位的升降。黜，降。陟，升。

［20］形势：地位和权势。

［21］趑趄（zījū）：迟疑不前的样子。

［22］嗫嚅（nièrú）：想说又不敢说的样子。

［23］刑辟：刑法。

［24］壮之：认为他很有气魄。

［25］稼：播种五谷。

［26］窈：幽远。

［27］廓其有容：广阔而有所容。廓，广阔。其，犹"而"。

［28］缭：缭绕，回环。

［29］如往而复：好像走过去了，又绕了回来。

［30］央：尽。

［31］膏：油脂，用作车辆的润滑剂。这里指涂。　　秣（mò）：饲料。这里指喂养。

【导读】

　　本文选自《韩昌黎全集》卷十九，据 1935 年世界书局影印本。作者韩愈（768—824 年），字退之，河阳（今河南孟州市）人。祖籍河北昌黎，世称韩昌黎。谥号"文"，又称韩文公。唐代著名的政治家、文学家，唐宋古文八大家之首。其文内容殷实，气势壮盛，词锋峻利，语言练达。著有《昌黎先生集》。

　　这是一篇送友人归隐的序言，为历代称道。文中生动地描绘出 3 种人物形象：一是"坐于庙朝，进退百官"的达官贵人；二是"穷居而野处"的山林隐士；三是趋炎附势、投机钻营的小人。通过对比，对穷奢极欲的大官僚和攀附权贵之徒进行了辛辣的嘲讽，对友人的隐居之志大加赞赏。写作上熔铺叙、议论、抒情于一炉，兼有辞赋、骈体、散文之美，显示了高超的艺术技巧。

【研讨】

1. 文中描绘了哪 3 种人？作者对他们的态度是什么？如何理解作者矛盾而抑郁的心情？

2. 结合此文，谈谈韩愈散文的风格与特点。

【推荐书目】

1. 韩愈著，马其昶校注. 韩昌黎文集校注. 上海古籍出版社，1998.

2. 顾易生，徐粹育编撰. 韩愈散文选集. 上海古籍出版社，1997.

祭欧阳文忠公文

王安石

　　夫事有人力之可致，犹不可期，况乎天理之溟漠，又安可得而推[1]？惟公生有闻于当时，死有传于后世，苟能如此足矣，而亦又何悲！

　　如公器质之深厚[2]，智识之高远[3]，而辅学术之精微[4]，故充于文章，见于议论，豪健俊伟，怪巧瑰琦[5]。其积于中者[6]，浩如江河之停蓄；其发于外者[7]，烂如日月之光辉。其清音幽韵[8]，凄如飘风急雨之骤至[9]；其雄辞闳辩[10]，快如轻车骏马之奔驰。世之学者，无问乎识与不识，而读其文，则其人可知。

[1]"况乎"二句：何况天意渺茫难测，又怎可推知？意谓想不到像欧阳修这样不应当死的人也死了。溟漠，渺茫。

[2]器：器量，胸怀。　质：品质。

[3]智识：见识。

[4]辅：助。此指再加上。

[5]怪巧：奇异巧妙。　瑰琦：瑰丽奇异。语出宋玉《对楚王问》："夫圣人瑰意琦行，超然独处。"

[6]积于中者：指蕴藏在欧阳修胸中的知识。

[7]发于外者：指写出的文章。发，表现。

[8]其清音幽韵：指欧阳修清丽的诗韵、幽深的词律。

[9]凄：凄厉。　飘风：暴风。

[10]其雄辞闳辩：指欧阳修雄健的文辞、宏大的议论。

呜呼！自公仕宦四十年，上下往复[1]，感世路之崎岖；虽屯邅困踬[2]，窜斥流离[3]，而终不可掩者，以其公议之是非[4]。既压复起，遂显于世；果敢之气，刚正之节，至晚而不衰。方仁宗皇帝临朝之末年，顾念后事，谓如公者，可寄以社稷之安危。及夫发谋决策[5]，从容指顾[6]，立定大计[7]，谓千载而一时[8]。

[1]上下：指官位升降。

[2]屯邅（zhūnzhān）：处境困难。　困踬：遭受挫折。踬，绊倒。

[3]窜斥：贬逐。　流离：被流放。以上几句指欧阳修一生数次被贬。

[4]公议之是非：即"是非公议之"，意谓是非自有公论。

[5]及夫发谋决策：到了那发出谋略、决定政策的时候。

[6]从容指顾：从容地以手指之，以目视之。即从容对待。

[7]立定大计：确立国家大计。指立英宗之事。仁宗无子，以太宗曾孙宗实为子，赐名曙，后即位为英宗。欧阳修曾两次上疏请选立皇子。后任参知政事时，参与决定立赵曙为皇太子。

[8]谓千载而一时：意谓人们认为欧阳修建立了千载难得之功勋。千载一时，千年才遇到一次，形容极为难得。

功名成就，不居而去[1]，其出处进退[2]，又庶乎英魄灵气，不随异物腐散[3]，而长在乎箕山之侧与颍水之湄[4]。

然天下之无贤不肖，且犹为涕泣而歔欷[5]，而况朝士大夫，平昔游从，又予心之所向慕而瞻依[6]。

呜呼！盛衰兴废之理，自古如此。而临风想望，不能忘情者，念公之不可复见，而其谁与归[7]！

[1]居：居功。此指任官位。　去：离去。欧阳修自英宗治平三年起，不断上表请求辞官，终于熙宁四年致仕退休。

[2]出处进退：出仕或隐退。

[3]"又庶乎"二句：希望死者精神不朽。异物，指死去的人。

[4]"箕山"句：皇甫谧《高士传·许由》"由于是遁而耕于中岳，颍水之阳，箕山之下"。后因谓

贤者隐居之地为箕颍。欧阳修晚年退居颍州，作者所以用此典故。箕山，在今河南登封市南。颍水，源出登封县境的颍谷。湄，水边。

[5] 且：尚且。

[6] 瞻依：尊敬和依恋。

[7] 其谁与归：将归向谁呢？其，将。

【导读】

本文选自《临川先生文集》卷八十六，据中华书局 1959 年版。作者王安石（1021—1086 年），字介甫，号半山，抚州临川（今属江西）人。北宋政治家、文学家、思想家，"唐宋八大家"之一。其散文雄健峭拔，诗歌遒劲清新，词虽不多，但风格高峻。诗文作品辑为《临川先生文集》。

本文主要赞颂了欧阳修在文学上取得的光辉成就，在政治上的不朽事功和高风亮节，表达了作者的向慕之情，深切之思。文章情真意切，感人至深。构思巧妙，富于变化。比喻形象生动，句式骈散相间。文章简洁而气势豪健，在当时诸文人所作的欧阳修祭文中，是深受称赞的一篇。

【研讨】

1. 王安石在本文中概括了欧阳修一生哪些成就？

2. 欧阳修早年站在革新派范仲淹一边，晚年却反对王安石的某些新法，而作者赞扬他"果敢之气，刚正之节，至晚而不衰"，这是为什么？

【推荐书目】

1. 邓广铭. 北宋政治改革家王安石. 人民出版社，1997.

2. 杨庆存. 宋代散文研究. 人民文学出版社，2002.

清华大学王观堂先生纪念碑铭

陈寅恪

海宁王先生自沉后二年，清华研究院同人咸怀思不能自已。其弟子受先生之陶冶煦育者有年[1]，尤思有以永其念。佥曰[2]：宜铭之贞珉[3]，以昭示于无竟[4]。因以刻石之词命寅恪，数辞不获已。谨举先生之志事，以普告天下后世。其词曰：士之读书治学，盖将以脱心志于俗谛之桎梏[5]，真理因得以发扬。思想而不自由，毋宁死耳。斯古今仁圣所同殉之精义，夫岂庸鄙之敢望！先生以一死见其独立自由之意志，非所论于一人之恩怨、一姓之兴亡[6]。呜呼！树兹石于讲舍，系哀思而不忘。表哲人之奇节，诉真宰之茫茫[7]。来世不可知者也，先生之著述，或有时而不章；先生之学说，或有时而可商。惟此独立之精神，自由之思想，历千万祀，与天壤而同久，共三光而永光[8]。

[1] 煦育：养育。裴度《蜀丞相诸葛武侯祠堂碑铭》："煦物如春，化人如神。"

[2] 佥（qiān）：全，皆。

[3] 贞珉（mín）：石刻碑铭的美称。珉，似玉的美石。

[4] 无竟：永远。

[5] 俗谛：佛教名词，指世俗的道理，对"真谛"而言。这里指利害的计较。

[6] "非所论"句：王国维自沉后，对其死因众说纷纭，有人认为与罗振玉的个人恩怨有关，有人说

是为溥仪小朝廷殉节。

[7] 真宰：天为万物的主宰，故称真宰。

[8] 三光：日、月、星。

【导读】

本文选自《金明馆丛稿二编》，据上海古籍出版社 1980 年版。作者陈寅恪（1890—1969年），江西义宁（今修水县）人，中国现代著名的历史学家、古典文学研究家、语言学家。王国维，字静安，号观堂，浙江海宁人，现代学者，清华大学四大国学导师之一。本文是现代碑铭中的典范之作。铭文破除了世俗之人对王国维之死的庸鄙猜测，阐释了王国维自沉的深刻意义；赞扬了王国维崇高的学术品格，并概括为"独立之精神，自由之思想"；预言了王国维的学术品格可以与日月同辉。这篇碑文简洁清晰，叙论结合，主题鲜明，寥寥数语就把王国维的死和王国维的一生总结为一种"文化现象"，赋予王国维之死以现代学术的意义，从而使得这篇碑文成为后来学者独立人格的精神象征。

【研讨】

1. 结合当今学术，谈谈这篇文章的现实意义。

2. 联系屈原自沉汨罗江、老舍自沉未名湖，谈谈你对王国维自沉昆明湖的看法。

【推荐书目】

1. 王国维 . 人间词话 . 中国人民大学出版社，2011.

2. 钱剑平 . 一代学人王国维 . 上海人民出版社，2002.

3. 岳南 . 陈寅恪与傅斯年 . 陕西师范大学出版社，2008.

祭母文

毛泽东

呜呼吾母，遽然而死[1]。寿五十三，生有七子。

七子余三，即东民覃。其他不育，二女二男。

育吾兄弟，艰辛备历。摧折作磨[2]，因此遭疾。

中间万万，皆伤心史。不忍卒书，待徐温吐[3]。

今则欲言，只有两端。一则盛德，一则恨偏[4]。

吾母高风，首推博爱。远近亲疏，一皆覆载。

恺恻慈祥[5]，感动庶汇[6]。爱力所及，原本真诚。

不作诳言，不存欺心。整饬成性，一丝不诡。

手泽所经，皆有条理。头脑精密，劈理分情。

事无遗算，物无遁形。洁净之风，传遍戚里[7]。

不染一尘，身心表里。五德荦荦[8]，乃其大端[9]。

合其人格，如在上焉。恨偏所在，三纲之末[10]。

有志未伸，有求不获。精神痛苦，以此为卓。

天乎人欤？倾地一角。次则儿辈，育之成行。

如果未熟，介在青黄。病时揽手，酸心结肠。

但呼儿辈，各务为良。又次所怀，好亲至爱。

或属素恩，或多劳瘁。大小亲疏，均待报赉[11]。

总兹所述，盛德所辉。必秉悃忱[12]，则效不违[13]。

致于所恨，必补遗缺。念兹在兹，此心不越[14]。

养育深恩，春晖朝霭。报之何时？精禽大海[15]。

呜呼吾母，母终未死。躯壳虽隳[16]，灵则万古。

有生一日，皆报恩时。有生一日，皆伴亲时。

今也言长，时则苦短。惟挈大端[17]，置其粗浅。

此时家奠，尽此一觞。后有言陈，与日俱长。

尚飨[18]！

[1] 遽（jù）然：突然。

[2] 作磨：劳累。

[3] 温吐：回想倾吐。

[4] 恨偏：怨恨不公。

[5] 恺恻：和乐恻隐。

[6] 庶汇：万类。

[7] 戚里：本指帝王外戚聚居的地方。此泛指亲戚邻里。

[8] 五德：指仁、义、礼、智、信。　荦荦（luòluò）：分明，明显。

[9] 大端：主要部分。

[10] 三纲之末：指夫为妻纲，即男女不平等。三纲，即君为臣纲、父为子纲、夫为妻纲。

[11] 报赉（lài）：报答。

[12] 悃（kǔn）忱：至诚，真诚。

[13] 则效：效法。

[14] 不越：不变。

[15] 精禽：精卫。

[16] 隳（huī）：毁坏。

[17] 挈（qiè）：举出。

[18] 尚飨：希望死者享用祭品。多用作祭文的结语。

【导读】

本文选自《新编毛泽东诗词鉴赏》，据江苏文艺出版社 2005 年版。作者毛泽东（1893—1976 年），字润之，湖南湘潭人。诗人，伟大的马克思主义者，无产阶级革命家、战略家和理论家，中国共产党、中国人民解放军和中华人民共和国的主要缔造者和领导人。其诗词的特点是气魄宏大，意境深远，感情真挚，语言凝练。

本文是作者在母亲去世后写的悼念诗歌，全诗从"盛德"和"恨偏"两方面入手，歌颂了母亲的高尚品德，指出了母亲的隐痛，表达了作者的无限哀思。本文情真意切，感人至深，结构巧妙，叙事与抒情妥帖结合，感情层层递进，读来荡气回肠，是作者至性流露的一篇诗作，也是祭母作品中的一篇优秀之作。

【研讨】

1. 文中母亲的"盛德"主要体现在哪些方面?

2. 思考文中母亲的"盛德"与"偏恨"对作者人生的影响。

【推荐书目】

1. 刘健屏. 新编毛泽东诗词鉴赏. 江苏文艺出版社, 2005.

2. 张仲举. 毛泽东诗词全集译注. 陕西人民出版社, 1999.

3. 王人恩. 古代祭文精华. 甘肃教育出版社, 1993.

4. 李正西. 千古祭文. 安徽文艺出版社, 2005.

第五单元　因为爱情

《诗经》二首

（一）关　雎

关关雎鸠[1]，在河之洲。
窈窕淑女[2]，君子好逑[3]。

参差荇菜[4]，左右流之[5]。
窈窕淑女，寤寐求之。

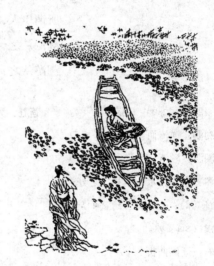

求之不得，寤寐思服[6]。
悠哉悠哉[7]，辗转反侧。

参差荇菜，左右采之。
窈窕淑女，琴瑟友之。

参差荇菜，左右芼之[8]。
窈窕淑女，钟鼓乐之。

[1] 关关：拟声词，水鸟相和的叫声。　　雎鸠：水鸟。《毛诗》："雎鸠，王雎也。"

[2] 窈窕：文静美好的样子。　　淑：善，好。

[3] 好逑（hǎoqiú）：理想的伴侣，好的配偶。逑，配偶。

[4] 参差：长短不齐。　　荇（xìng）菜：多年生水草，夏天开黄色花，嫩叶可食。

[5] 流：顺水流而采摘。

[6] 思服：思念。服，思念。《毛传》："服，思之也。"

[7] 悠：忧思。

[8] 芼（mào）：择取。

（二）蒹 葭

蒹葭苍苍[1]，白露为霜；
所谓伊人，在水一方。
溯洄从之[2]，道阻且长；
溯游从之[3]，宛在水中央。

蒹葭萋萋，白露未晞；
所谓伊人，在水之湄[4]。
溯洄从之，道阻且跻[5]；
溯游从之，宛在水中坻。

蒹葭采采，白露未已；
所谓伊人，在水之涘[6]。
溯洄从之，道阻且右[7]；
溯游从之，宛在水中沚[8]。

[1] 蒹葭（jiānjiā）：芦荻，芦苇。　　苍苍：繁盛貌。后两章"萋萋""采采"义同。

[2] 溯洄：逆流而上。

[3] 溯游：顺流而下。

[4] 湄：岸边，水与草相接之处。

[5] 跻（jī）：升。此指道高而陡。

[6] 涘（sì）：水边。

[7] 右：迂回曲折。

[8] 沚（zhǐ）：水中小块陆地。

【导读】

《诗经》二首，选自《毛诗正义》，据中华书局影印清代阮元校刻《十三经注疏》1980年版。《诗经》是我国第一部诗歌总集，收集了周初到春秋中叶 500 多年间的作品，共 305篇，另有 6 篇笙诗。全诗分为"风""雅""颂"三部分，国风是带有地方色彩的音乐，计160 篇；"雅"有《小雅》和《大雅》，为宫廷正声雅乐，计 105 篇；"颂"有《周颂》《鲁颂》《商颂》，为宗庙祭祀之乐，计 40 篇。《诗经》如一幅画卷，真实地展示了周代政治、经济、军事、文化生活、民风民俗等各方面的社会生活，是我国最早的富于现实主义精神的诗歌。

《关雎》是一首描写男女恋爱的情歌。在艺术上巧妙采用"兴"的表现手法。首章以雎鸟相向合鸣，相依相恋，以兴起淑女陪君子。以下各章，以采荇菜兴起主人公对女子炽烈的相思与追求。全诗语言优美，双声、叠韵和重叠词的运用，增强了诗歌的音韵美和写人状物、拟声传情的生动性。

《蒹葭》描写诗人来到长满芦苇的河边，访寻那行踪不定、可望而不可即的"伊人"，表现了对"伊人"的一往深情和欲见不得的焦急怅惘的心情。全诗以景起兴，意境朦胧深邃，怀人之思绵长不绝，给人以一种真切自然而又朦胧迷离的美感。

【研讨】

1. 孔子在《论语·八佾》中说："《关雎》，乐而不淫，哀而不伤。"你怎么理解？

2. 《蒹葭》诗中"伊人"象征什么？全诗意境整体象征什么？

【推荐书目】

1. 余冠英选注．诗经选．人民文学出版社，1956.

2. 周振甫译注．诗经译注．中华书局，2002.

春江花月夜

张若虚

春江潮水连海平，海上明月共潮生。

滟滟随波千万里[1]，何处春江无月明。

江流宛转绕芳甸[2]，月照花林皆似霰[3]。

空里流霜不觉飞，汀上白沙看不见[4]。

江天一色无纤尘，皎皎空中孤月轮。

江畔何人初见月？江月何年初照人？

人生代代无穷已[5]，江月年年只相似。

不知江月待何人，但见长江送流水。

白云一片去悠悠，青枫浦上不胜愁[6]。

谁家今夜扁舟子[7]？何处相思明月楼？

可怜楼上月徘徊[8]，应照离人妆镜台。

玉户帘中卷不去，捣衣砧上拂还来。

此时相望不相闻，愿逐月华流照君。

鸿雁长飞光不度[9]，鱼龙潜跃水成文[10]。

昨夜闲潭梦落花[11]，可怜春半不还家[12]。

江水流春去欲尽，江潭落月复西斜。

斜月沉沉藏海雾，碣石潇湘无限路[13]。

不知乘月几人归，落月摇情满江树。

[1] 滟（yàn）滟：水波动荡闪烁的样子。

[2] 甸：指郊外之地。

[3] 霰（xiàn）：小雪珠，多在下雪前降下。

[4] 汀（tīng）：水边平地。

[5] 已：止。

[6] 青枫浦：一名双枫浦，在今湖南省浏阳。这里泛指水边。　　胜（shēng）：能承担，能承受。

[7] 扁（piān）舟子：漂泊在外的游子。扁舟，小舟。

[8] 徘徊：慢慢移动。

[9] 鸿雁：喻书信、信使。

[10] 鱼龙：指鱼书。古乐府《饮马长城窟行》："客从远方来，遗我双鲤鱼。呼儿烹鲤鱼，中有尺素书。"后世即以"鱼书"指书信。　　文：同"纹"，波纹，双关语，指文字。

[11] 闲潭：幽深平静的水潭。

[12] 可怜：可惜。

[13] 碣石潇湘：泛指天南地北相隔遥远。碣石，山名，在今河北省昌黎。潇湘，指潇水和湘水，在今湖南省零陵县合流，称为潇湘，北入洞庭湖。

【导读】

本诗选自宋·郭茂倩编辑的《乐府诗集》，据中华书局 1979 年版。作者张若虚，生卒年不详，扬州人。初唐诗人。与贺知章、张旭、包融并称为"吴中四士"。现仅存诗作两首。

《春江花月夜》本是乐府旧题，属"清商曲辞·吴声歌曲"。全诗围绕春、江、花、月、夜五种事物描写自然景致，抒发人生感慨、离愁别绪。以夐绝的宇宙思考和人间普泛情感的共鸣来净化和超越个人的男女情思。境界开阔，格调感伤而不颓废。在艺术上情景交融，词采清丽，韵律和谐婉转，运用烘托、拟人、比喻、象征、顶针、化用等多种艺术手法。整首诗荡气回肠，转承无痕，被近代王闿运评为"孤篇横绝，竟为大家"。

【研讨】

1. 分析这首诗是如何寓情于景的？

2. 在中国古典诗歌当中，你还见过哪些有关月亮的描写？分别传达了哪些情感意蕴？

【推荐书目】

1. 周汝昌. 千秋一寸心：周汝昌讲唐诗宋词. 中华书局，2006.

2. 闻一多. 唐诗杂论. 广西师范大学出版社，2010.

月　夜

杜　甫

今夜鄜州月[1]，闺中只独看。

遥怜小儿女，未解忆长安[2]。

香雾云鬟湿，清辉玉臂寒[3]。

何时倚虚幌，双照泪痕干[4]。

[1] 鄜（fū）州：今陕西省富县。当时杜甫的家属在鄜州羌村，杜甫在长安。

[2] 未解：尚不懂得。

[3]"香雾"二句：写想象中妻独自久立，望月怀人的形象。望月已久，雾深露重，故云鬟沾湿，玉臂生寒。云鬟，古代妇女的环形发饰。

[4] 虚幌：透明的窗帷。幌，帷幔。　　双照：与上面的"独看"对应，表示对未来团聚的期望。

【导读】

本篇选自《杜诗详注》，据中华书局1979年版。作者杜甫（712—770年），字子美，自号少陵野老。原籍湖北襄阳，生于河南巩县。历任左拾遗、加检校工部员外郎等，故又称杜拾遗、杜工部。唐代伟大的现实主义诗人，诗歌深切地表达了以忧国爱民为核心的儒家思想，人称"诗圣"。其诗全面、深刻而生动地反映了唐代由盛转衰的历史过程，因此被称为"诗史"。杜甫众体兼善，尤长于律诗，风格以沉郁顿挫为主。有《杜工部集》传世。

《月夜》作于安史之乱爆发，作者被禁长安之时。此诗借助想象抒写妻子对自己的思念，实则从对方生发出自己的思家之情。全诗构思新奇，章法紧密，明白如话，深婉动人。且将离乱之痛和内心之忧熔于一炉，表现出时代特征，是一首广为流传的五言律诗。

【研讨】

结合时代背景，谈一谈《月夜》如何体现杜诗的"诗史"特征？

【推荐书目】

1. 杜甫著，仇兆鳌注. 杜诗详注. 中华书局，1979.

2. 杜甫著，钱谦益注. 钱注杜诗. 上海古籍出版社，1979.

3. 浦起龙. 读杜心解. 中华书局，1961.

长恨歌

白居易

汉皇重色思倾国[1]，御宇多年求不得[2]。

杨家有女初长成，养在深闺人未识。

天生丽质难自弃，一朝选在君王侧。

回眸一笑百媚生，六宫粉黛无颜色[3]。

春寒赐浴华清池[4]，温泉水滑洗凝脂[5]。

侍儿扶起娇无力，始是新承恩泽时[6]。

云鬓花颜金步摇[7]，芙蓉帐暖度春宵[8]。

春宵苦短日高起，从此君王不早朝。

承欢侍宴无闲暇，春从春游夜专夜。

后宫佳丽三千人，三千宠爱在一身。

金屋妆成娇侍夜[9]，玉楼宴罢醉和春。

姊妹弟兄皆列土[10]，可怜光彩生门户[11]。

遂令天下父母心，不重生男重生女。

骊宫高处入青云[12]，仙乐风飘处处闻。

缓歌慢舞凝丝竹[13]，尽日君王看不足。

渔阳鼙鼓动地来[14]，惊破霓裳羽衣曲[15]。

九重城阙烟尘生[16]，千乘万骑西南行[17]。

翠华摇摇行复止[18]，西出都门百余里。

六军不发无奈何[19]，宛转蛾眉马前死[20]。

花钿委地无人收[21]，翠翘金雀玉搔头[22]。

君王掩面救不得，回看血泪相和流。

黄埃散漫风萧索，云栈萦纡登剑阁[23]。

峨眉山下少人行[24]，旌旗无光日色薄[25]。

蜀江水碧蜀山青，圣主朝朝暮暮情。

行宫见月伤心色，夜雨闻铃肠断声[26]。

天旋日转回龙驭[27]，到此踌躇不能去。

马嵬坡下泥土中[28]，不见玉颜空死处[29]。

君臣相顾尽沾衣，东望都门信马归[30]。

归来池苑皆依旧，太液芙蓉未央柳[31]。

芙蓉如面柳如眉，对此如何不泪垂。

春风桃李花开夜[32]，秋雨梧桐叶落时。

西宫南内多秋草[33]，落叶满阶红不扫。

梨园弟子白发新[34]，椒房阿监青娥老[35]。

夕殿萤飞思悄然，孤灯挑尽未成眠[36]。

迟迟钟鼓初长夜[37]，耿耿星河欲曙天[38]。

鸳鸯瓦冷霜华重[39]，翡翠衾寒谁与共[40]。

悠悠生死别经年[41]，魂魄不曾来入梦。

临邛道士鸿都客[42]，能以精诚致魂魄。

为感君王展转思，遂教方士殷勤觅。

排空驭气奔如电[43]，升天入地求之遍。

上穷碧落下黄泉[44]，两处茫茫皆不见。

忽闻海上有仙山，山在虚无缥缈间。

楼阁玲珑五云起[45]，其中绰约多仙子[46]。

中有一人字太真，雪肤花貌参差是[47]。

金阙西厢叩玉扃[48]，转教小玉报双成[49]。

闻到汉家天子使，九华帐里梦魂惊[50]。

揽衣推枕起徘徊，珠箔银屏迤逦开[51]。

云鬓半偏新睡觉[52]，花冠不整下堂来。

风吹仙袂飘飘举[53]，犹似霓裳羽衣舞。

玉容寂寞泪阑干[54]，梨花一枝春带雨。

含情凝睇谢君王[55]，一别音容两渺茫。

　　　　昭阳殿里恩爱绝[56]，蓬莱宫中日月长[57]。

　　　　回头下望人寰处[58]，不见长安见尘雾。

　　　　唯将旧物表深情[59]，钿合金钗寄将去[60]。

　　　　钗留一股合一扇[61]，钗擘黄金合分钿[62]。

　　　　但令心似金钿坚[63]，天上人间会相见。

　　　　临别殷勤重寄词，词中有誓两心知。

　　　　七月七日长生殿[64]，夜半无人私语时。

　　　　在天愿作比翼鸟[65]，在地愿为连理枝[66]。

　　　　天长地久有时尽，此恨绵绵无绝期！

　　[1] 汉皇：以汉武帝借指唐玄宗。　　倾国：汉代倡乐人李延年有一次在汉武帝前唱道："北方有佳人，绝世而独立；一顾倾人城，再顾倾人国；宁不知倾城与倾国？佳人难再得。"后汉武帝召入李延年的妹妹，封为李夫人。后代用倾城倾国形容女子的美貌。

　　[2] 御宇：驾驭宇内，即统治天下。

　　[3] 六宫粉黛：指宫内所有嫔妃。粉黛，古代妇女脂粉抹脸，黛以画眉。这里代指宫妃。　　无颜色：显得不美了。

　　[4] 华清池：在今陕西省临潼区东南骊山上。唐开元年间在骊山建温泉宫，天宝年间改名华清宫，有浴池多处。

　　[5] 凝脂：比喻皮肤洁白细嫩。

　　[6] 新承恩泽：刚得到玄宗宠幸。

　　[7] 步摇：首饰，钗的一种。上有垂珠，走起路来会摇动，故名。

　　[8] 芙蓉帐：用芙蓉花染缯制成的帐子。泛指华丽的帐子。

　　[9] 金屋：指藏起喜爱的女性之地。《汉武故事》载，汉武帝小时候，他的姑母问他是否愿意娶自己的女儿阿娇，武帝说："若得阿娇作妇，当作金屋贮之。"

　　[10] 列土：即裂土，天子把土地分封给王侯。这里指封爵封官。

　　[11] 可怜：犹可羡，可慕。

　　[12] 骊宫：即华清宫。

　　[13] 凝丝竹：乐器奏出缓慢的旋律。

　　[14] 渔阳：今河北省蓟县一带，为玄宗时范阳节度使所领八郡之一。　　鼙（pí）鼓：古代骑兵用的小鼓。此句指安禄山起兵反唐。

　　[15] 霓裳羽衣曲：又名婆罗门曲。开元时由中亚传入，西凉节度使杨敬述采而编之，后流传广泛。

　　[16] 九重城阙：指京城长安。

　　[17] 乘（shèng）：马车。　　西南行：天宝十五年（756 年）六月，安禄山破潼关，仓促间唐玄宗等在少量军队的护卫下逃亡四川。

　　[18] 翠华：天子的旌旗，用翠羽装饰。

　　[19] 六军：周制天子六军。此处指护卫皇帝的军队。　　不发：玄宗一行西出长安约百里至马嵬驿，将士们兵变杀了杨国忠，并请玄宗杀杨贵妃。玄宗为定军心，令高力士缢死杨贵妃。

　　[20] 蛾眉：美貌的女子，此指杨贵妃。

　　[21] 钿（diàn）：用金翠珠宝等制成的形如花朵的首饰。　　委：丢弃。

　　[22] 翠翘：一种首饰，形状像翠鸟的长羽。　　金雀：一种钗。　　玉搔头：玉簪。

　　[23] 云栈：高入云霄的栈道。　　萦纡（yíngyū）：环绕曲折。

[24] 峨眉山：玄宗一行并未路过峨眉山，此处泛指蜀中山脉。

[25] 日色薄：日光暗淡。

[26] 夜雨闻铃肠断声：《明皇杂录·补遗》载："明皇既幸蜀，西南行，初入斜谷，霖雨涉旬，于栈道雨中闻铃音，与山相应。上既悼念贵妃，采其声为《雨霖铃曲》，以寄恨焉。"这句暗指此事。

[27] 天旋日转：大局转变。指唐肃宗至德二载（757 年）十月郭子仪军收复长安，肃宗派人入蜀迎接玄宗。同年十二月玄宗还京。"日"，一本作"夜"。   龙驭：皇帝的车驾。

[28] 马嵬（wéi）坡：地名，在今陕西兴平市西。

[29] 空死处：空见死处。空，徒然。

[30] 信马：任随马前行。意为心思纷然无意鞭马。

[31] 太液、未央：分别指汉代宫禁中的池名和殿名。此处借指唐代宫殿池苑。

[32] 夜：一作"日"。

[33] 西宫南内：西宫指唐太极宫，也称西内。南内指唐兴庆宫，也称南苑。玄宗回京后以太上皇身份初居兴庆宫，后迁太极宫。

[34] 梨园弟子：《雍录》载："开元二年，置教坊于蓬莱宫，上自教法曲，谓之'梨园弟子'"。白发新：刚长出白发。

[35] 椒房：后妃宫殿有用椒和泥涂壁，取香暖多子之意。   阿监：宫中女官。   青娥：年轻貌美的宫女。

[36] "孤灯"句：古代宫廷及豪门贵族夜间不点油灯，燃烛照明。这里以"孤灯挑尽"渲染玄宗晚年生活的凄凉孤单。

[37] 钟鼓：用以报时。   初长夜：秋夜。秋季夜始长，故称。

[38] 耿耿：明亮貌。   欲曙天：长夜将晓之时。

[39] 鸳鸯瓦：两片扣合在一起的瓦。   霜华：霜花。

[40] 翡翠衾（qīn）：饰有翡翠羽毛的被子。一说绣有翡翠鸟的被子。衾，被子。

[41] 经年：过了 1 年以上的时间。

[42] 临邛（qióng）：县名，今四川邛崃。   鸿都：东汉都城洛阳宫门名，此借指长安。

[43] 排空驭气：犹言腾云驾雾。

[44] 碧落、黄泉：古人认为天有九重，最上一层曰碧落；地有九层，最下一层曰黄泉。

[45] 五云起：耸立在五色云彩中。

[46] 绰约：姿态柔美轻盈的样子。

[47] 参差：好像，仿佛。

[48] 金阙：金碧辉煌的神仙宫殿。   扃（jiōng）：本义为从外面关门的门闩，此指门。

[49] "转叫"句：让侍女辗转通报之意。小玉，吴王夫差的女儿。双成，西王母侍女。借指杨贵妃在仙府中的侍女。

[50] 九华帐：绘饰华美的帐幔。九华，图案名。张华《博物志》载："汉武帝好仙道，祭祀名山大泽，以求神仙之道。时西王母遣使乘白鹿告帝当来，乃供帐九华殿以待之。"

[51] 珠箔（bó）：用珍珠串编成的帘子。   屏：屏风。   迤逦（yǐlǐ）：曲折连绵不断之意。

[52] 新睡觉（jiào）：刚睡醒。

[53] 袂（mèi）：衣袖。

[54] 阑干：纵横。

[55] 凝睇（dì）：注视，凝视。

[56] 昭阳殿：汉成帝皇后赵飞燕所居宫殿，此处借指杨玉环生前寝宫。

[57] 蓬莱宫：指杨玉环所在的仙宫。蓬莱，传说海上三仙山之一。

[58] 人寰：人间。

[59] 旧物：指生前和玄宗定情的信物。

[60] 钿合：亦作"钿盒"，指珠宝镶嵌的盒子。

[61] "钗留"句：谓将钿、钗分成两半，两人各持一半。

[62] 擘（bò）：用手分开。

[63] 令：一作"教"。

[64] 长生殿：在华清宫，又名集灵台，用以祭神。一说唐代后妃寝宫的统称。

[65] 比翼鸟：雌雄并翅而飞的鸟。《尔雅·释地》载："南方有比翼鸟焉，不比不飞。"

[66] 连理枝：两株树木不同根而枝或干连生在一起。

【导读】

本诗选自《白居易集笺校》，据上海古籍出版社 2003 年版。作者白居易（772—846 年），字乐天，号香山居士，祖籍太原。唐代著名诗人、文学家。他与元稹共同发起了"新乐府运动"，主张"文章合为时而著，歌诗合为事而作"，写下了不少感叹时世、揭露时弊、反映人民疾苦的诗文。语言通俗易懂，"不求宫律高，不务文字奇"，被称为"老妪能解"。今存诗三千多首，为唐人之冠。有《白氏长庆集》。

本诗写于唐宪宗元和元年（807 年）冬十二月。全诗前半部分直接讽刺批判了唐玄宗、杨贵妃荒淫骄纵误国，使国家陷入混乱之中的错误；后半部分转而极力描写唐玄宗、杨贵妃对爱情的专一忠贞、催人泪下的美好。前半写实，以历史入诗；后半虚写，以想象描摹。在一气舒卷之中，有着曲折完整、离奇虚幻的情节描写，鲜明细致的人物塑造，语言优美生动，音韵流畅匀称，令人反复吟咏而唏嘘。

【研讨】

1. 如何理解唐玄宗、杨贵妃之间的爱情？

2. 这首长诗一气呵成，分析它的构思之巧。

3. 谈谈你对白居易诗词的理解。

【推荐书目】

1. 谢思炜. 白居易诗集校注. 中华书局，2006.

2. 谢思炜. 白居易文集校注. 中华书局，2010.

3. 孙明君评注. 白居易诗——唐诗名家诵读. 人民文学出版社，2005.

锦 瑟

李商隐

锦瑟无端五十弦[1]，一弦一柱思华年。

庄生晓梦迷蝴蝶[2]，望帝春心托杜鹃[3]。

沧海月明珠有泪[4]，蓝田日暖玉生烟[5]。

此情可待成追忆，只是当时已惘然[6]。

NOTE

[1] 锦瑟：漆有织锦纹的瑟。　　无端：无缘无故。　　五十弦：《史记·孝武本纪》："泰帝使素女鼓五十弦瑟，悲，帝禁不止，故破其瑟为二十五弦。"

[2] "庄生"句：用"庄周梦蝶"典故，出自《庄子·齐物论》。

[3] "望帝"句：传说古蜀国的帝王杜宇（号望帝）因水灾让位于臣子，自隐山林，死后化为杜鹃日夜悲啼至吐血。典出《华阳国志·蜀志》。

[4] "沧海"句：传说南海外有鲛人，其泪珠可化为珍珠。典出《博物志》。另外唐代阎立本称狄仁杰为"沧海遗珠"，赞其才而惜其被黜。见《新唐书·狄仁杰传》。

[5] "蓝田"句：蓝田为山名，位于秦岭北麓，产美玉。晚唐司空图引戴容州语，谓"诗家之景，如蓝田日暖，良玉生烟，可望而不可置于眉睫之前也"。见《困学纪闻》。

[6] 惘然：惆怅，若有所失的样子。

【导读】

本篇选自刘学锴、余恕诚编注的《李商隐诗歌集解》，据中华书局 1988 年版。作者李商隐（约 812 或 813—约 858 年），字义山，号玉溪生、樊南生，河南荥阳人。晚唐杰出诗人。因受牛李党争影响，潦倒终身。其诗构思新奇，情致婉曲，风格秾丽，然有用典太多、意旨隐晦之病。有《李义山诗集》。也工骈文，后人辑有《樊南文集》《樊南文集补编》。

《锦瑟》是一首极负盛名的七律，也最难索解。有人说是写给令狐家侍女"锦瑟"的爱情诗；有人说是写给亡妻的悼亡诗；也有人认为是描写音乐的咏物诗。此外还有自伤身世、影射政治、自叙诗作等说法。诗人借用大量具有形象性的典故，采用比兴手法，运用联想与想象，以片段意象的组合，创造朦胧的境界，从而传达其真挚浓烈而又幽约深曲的思想感情。

【研讨】

李商隐诗有时因用典太多而被指为晦涩，谈谈《锦瑟》一诗中典故的运用造成了怎样的表达效果？

【推荐书目】

1. 徐复观 . 环绕李义山（商隐）《锦瑟》诗的诸问题 . 中国文学论集 . 九州出版社，2014.

2. 刘学锴，余恕诚 . 李商隐诗歌集解 . 中华书局，1988.

宋词二首

（一）雨霖铃·寒蝉凄切

柳　永

寒蝉凄切，对长亭晚[1]，骤雨初歇。都门帐饮无绪[2]，留恋处，兰舟催发[3]。执手相看泪眼，竟无语凝噎[4]。念去去[5]，千里烟波，暮霭沉沉楚天阔。　　多情自古伤离别，更那堪冷落清秋节！今宵酒醒何处？杨柳岸，晓风残月。此去经年[6]，应是良辰好景虚设。便纵有千种风情，更与何人说？

　　[1] 长亭：古时于道路每隔十里设长亭，供行人停留休息，亦常用作饯别之所。

　　[2] 都门帐饮：在京都郊外设帐饯行。都门，京城门外。

　　[3] 兰舟：木兰舟。据《述异记》载，鲁班曾刻木兰树为舟。后用作船的美称。

　　[4] 凝噎：喉咙哽塞，欲语不出的样子。

　　[5] 去去：去而又去。重复言之，表示行程之远。

　　[6] 经年：年复一年，亦泛指历时久长。

（二）鹊桥仙·纤云弄巧
秦　观

　　纤云弄巧[1]，飞星传恨[2]，银汉迢迢暗度。金风玉露一相逢[3]，便胜却人间无数。　　柔情似水，佳期如梦，忍顾鹊桥归路[4]。两情若是久长时，又岂在朝朝暮暮。

　　[1] 纤云弄巧：纤薄的云彩变化多端，呈现出许多精巧的花样。此句写织女劳动的情形。传说织女精于纺织，能将天上的云织成锦缎。

　　[2] 飞星传恨：飞奔的牵牛星流露出（久别的）怨恨。此句写牛郎被银河阻隔，与织女分离，闪现出离愁别恨的样子。

　　[3] 金风：秋风。秋，在五行中属金。　玉露：晶莹如玉的露珠，指秋露。

　　[4] 忍顾：不忍心回头看。

【导读】

　　本文第一首选自宋·柳永《乐章集》，据中华书局1994年版。柳永（？—约1053年），北宋词人。崇安（今福建武夷山市）人。词作多为慢词，主要描绘城市风光和歌妓生活，尤擅长抒写羁旅行役之情。有《乐章集》。本文第二首选自宋·秦观《淮海词》，据商务印书馆出版《四库全书》（文津阁本）2013年版。秦观（1049—1100年），北宋词人。字少游、太虚，号淮海居士，世称淮海先生。扬州高邮（今江苏）人。秦观以词闻名，文辞为苏轼所赏识，是"苏门四学士"之一。有《淮海集》《淮海居士长短句》存世。

　　第一首《雨霖铃·寒蝉凄切》为词人离开汴京之时与恋人的惜别之作，是柳永的代表作之一。词的上阕描写了恋人离别时难舍难分的场景，情意缠绵；下阕设想别后之凄凉，深情婉约。词人以白描手法写景，状物，叙事，抒情，如行云流水，达到了意与境会的诗意境界。

　　第二首《鹊桥仙·纤云弄巧》是一首咏七夕的节序词。词人借牛郎、织女的神话传说歌颂爱情的真挚与坚贞。词的上片写佳期相会的盛况，下片则是写依依惜别之情，将抒情、写景、议论融为一体。意境新颖，设想奇巧，独辟蹊径。全词自然流畅而又婉约蕴藉，余味隽永。

【研讨】

　　1. 为什么说"杨柳岸，晓风残月"是千古流传的名句？

　　2. 离愁别恨是中国古典诗词中常见的主题，找出《雨霖铃·寒蝉凄切》中表达离别之情的意象。

　　3.《鹊桥仙·纤云弄巧》中蕴含的典故有哪些？

　　4. "多情自古伤离别"与"两情若是久长时，又岂在朝朝暮暮"是两种爱情观，分别表达了怎样的思想感情？

【推荐书目】

1. 宋词鉴赏辞典．上海辞书出版社，2003.

2. 龙榆生．唐宋名家词选．上海古籍出版社，1980.

西厢记·长亭送别

王实甫

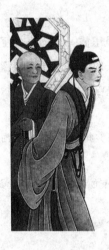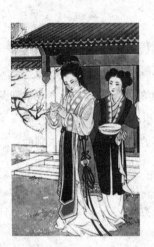

（夫人、长老上云[1]）今日送张生赴京，十里长亭，安排下筵席；我和长老先行，不见张生、小姐来到。

（旦、末、红同上[2]）（旦云）今日送张生上朝取应[3]，早是离人伤感，况值那暮秋天气，好烦恼人也呵！悲欢聚散一杯酒，南北东西万里程。

【正宫·端正好[4]】碧云天，黄花地，西风紧。北雁南飞。晓来谁染霜林醉？总是离人泪。

【滚绣球】恨相见得迟，怨归去得疾。柳丝长玉骢难系[5]，恨不倩疏林挂住斜晖。马儿迍迍的行[6]，车儿快快的随。却告了相思回避，破题儿又早别离。听得道一声"去也"，松了金钏；遥望见十里长亭，减了玉肌。此恨谁知？

（红云）姐姐今日怎么不打扮？（旦云）你那知我的心里呵！

【叨叨令】见安排着车儿、马儿，不由人熬熬煎煎的气；有甚么心情花儿、靥儿，打扮得娇娇滴滴的媚！准备着被儿、枕儿，只索昏昏沉沉的睡；从今后衫儿、袖儿，都揾做重重叠叠的泪。兀的不闷杀人也么哥[7]！兀的不闷杀人也么哥！久已后书儿、信儿，索与我凄凄惶惶的寄。

［1］长老：寺院住持僧的通称。

［2］旦：剧中的女主角。　末：剧中的男主角。　　红：红娘。

［3］取应：应试。

［4］正宫：宫调名，类似现在乐调中的 D 调。　端正好：曲牌名。后面的"滚绣球""叨叨令"等均同。

［5］玉骢（cōng）：青白色相杂的马。这里泛指马。

［6］迍迍（zhūnzhūn）：行动迟缓貌。

［7］兀的不：表示反诘，犹言"怎的不"。　　也么哥：元曲中常用的句末衬字，无义。

（做到、见夫人科[1]）（夫人云）张生和长老坐，小姐这壁坐，红娘将酒来。张生，你向前来，是自家亲眷，不要回避。俺今日将莺莺与你，到京师休辱没了俺孩儿，挣揣一个状元回来者！（末云）小生托夫人余荫，凭着胸中之才，视官如拾芥耳。（洁云[2]）夫人主见不差，张生不是落后的人。（把酒了。坐科）（旦长吁科，唱）

【脱布衫】下西风黄叶纷飞，染寒烟衰草萋迷。酒席上斜签着坐的，蹙愁眉死临侵地[3]。

【小梁州】我见他阁泪汪汪不敢垂[4]，恐怕人知。猛然见了把头低，长吁气，推整素罗衣。

【幺篇[5]】虽然久后成佳配，奈时间怎不悲啼！意似痴，心如醉，昨宵今日，清减了小腰围。

（夫人云）小姐把盏者！（红递酒，旦把盏长吁科云）请吃酒！（唱）

【上小楼】合欢未已，离愁相继。想着俺前暮私情，昨夜成亲，今日别离。我谂知这几日相思滋味，却原来比别离情更增十倍[6]。

【幺篇】年少呵轻远别，情薄呵易弃掷。全不想腿儿相挨，脸儿相偎，手儿相携。你与俺崔相国做女婿，妻荣夫贵，但得一个并头莲，煞强如状元及第。

（夫人云）红娘把盏者！（红把酒科）（旦唱）

【满庭芳】供食太急，须臾对面，顷刻别离。若不是酒席间子母每当回避，有心待与他举案齐眉。虽然是厮守得一时半刻，也合着俺夫妻每共桌而食。眼底空留意，寻思起就里[7]，险化做望夫石。

（红云）姐姐不曾吃早饭，饮一口儿汤水。（旦云）红娘，甚么汤水咽得下！（唱）

【快活三】将来的酒共食，尝着似土和泥。假若便是土和泥，也有些土气息泥滋味。

【朝天子】暖溶溶玉醅，白泠泠似水，多半是相思泪。眼面前茶饭怕不待要吃，恨塞满愁肠胃。蜗角虚名[8]，蝇头微利，拆鸳鸯在两下里。一个这壁，一个那壁，一递一声长吁气。

［1］科：表示演员到此处要表演某种戏剧动作。

［2］洁：元代称和尚为洁郎。此指普救寺长老。

［3］死临侵地：发呆发痴的、无精打采的样子。

［4］阁：含着眼泪。

［5］幺篇：元杂剧中凡重复前曲的叫"幺篇"，与前曲的字数有时有出入。

［6］"我谂知"二句：这些天我本已尝够了相思之苦，现如今到了离别时才发现原来这别离之情比相思更苦十倍。谂（shěn）知，深深知道。谂，详尽。

［7］眼底空留意：仅只能以目传情。　　就里：内情，指和张生曲折的爱情经历。

［8］蜗角虚名：《庄子·则阳》篇说蜗牛的左右触角上有两个国家，为争夺地盘，互相厮杀。这里用蜗角比喻微不足道的虚名。

（夫人云）辆起车儿[1]，俺先回去，小姐随后和红娘来。（下）

（末辞洁科）（洁云）此一行别无话儿，贫僧准备买登科录看[2]，做亲的茶饭，少不得贫

僧的。先生在意，鞍马上保重者！从今经忏无心礼[3]，专听春雷第一声。（下）（旦唱）

【四边静】雾时间杯盘狼藉。车儿投东，马儿向西，两意徘徊，落日山横翠。知他今宵宿在那里？有梦也难寻觅。

（云）张生，此一行得官不得官，疾便回来。（末云）小生这一去白夺一个状元，正是：青霄有路终须到[4]，金榜无名誓不归。（旦云）君行别无所谓，口占一绝[5]，为君送行：弃掷今何在，当时且自亲。还将旧来意，怜取眼前人。（末云）小姐之意差矣，张珙更敢怜谁？谨赓一绝，以剖寸心：人生长远别，孰与最关亲？不遇知音者，谁怜长叹人？（旦唱）

【耍孩儿】淋漓襟袖啼红泪[6]，比司马青衫更湿。伯劳东去燕西飞，未登程先问归期。虽然眼底人千里[7]，且尽生前酒一杯。未饮心先醉，眼中流血，心里成灰。

【五煞】到京师服水土，趁程途节饮食，顺时自保揣身体。荒村雨露宜眠早，野店风霜要起迟。鞍马秋风里，最难调护，最要扶持。

【四煞】这忧愁诉与谁？相思只自知，老天不管人憔悴。泪添九曲黄河溢，恨压三峰华岳低。到晚来闷把西楼倚，见了些夕阳古道，衰柳长堤。

【三煞】笑吟吟一处来，哭啼啼独自归。归家若到罗帏里，昨宵个绣衾香暖留春住，今夜个翠被生寒有梦知。留恋你别无意，见据鞍上马，阁不住泪眼愁眉。

（末云）有甚言语嘱咐小生咱？（旦唱）

【二煞】你休忧文齐福不齐[8]，我只怕你停妻再娶妻。休要一春鱼雁无消息。我这里青鸾有信频须寄，你却休金榜无名誓不归。此一节君须记：若见了那异乡花草，再休似此处栖迟[9]。

（末云）再谁似小姐，小生又生此念？（旦唱）

【一煞】青山隔送行，疏林不做美，淡烟暮霭相遮蔽。夕阳古道无人语，禾黍秋风听马嘶。我为甚么懒上车儿内，来时甚急，去后何迟？

（红云）夫人去好一会，姐姐，咱家去！（旦唱）

【收尾】四围山色中，一鞭残照里。遍人间烦恼填胸臆，量这些大小车儿如何载得起？

（旦、红下）（末云）仆童赶早行一程儿，早寻个宿处。泪随流水急，愁逐野云飞。（下）

［1］辆起车儿：套上车子。古时坐车由牲口拖拉，因而要套上车架。

［2］登科录：科举后发表的录取名册，即金榜上的名录。

［3］经忏：经文忏词。这里指佛教经文。

［4］青霄：青天云霄，比喻高中。

［5］口占一绝：随口吟诵一首绝句。

［6］红泪：伤别血泪。语本《拾遗记》："薛灵芸选入宫时，别父母，以玉壶承泪，壶即红色。"

［7］眼底人千里：眼前之人将去到千里之外。眼底，眼前的。

［8］文齐福不齐：古时成语，意思说文章虽然写得好，运气却不佳。

［9］栖迟：停留，耽搁。

【导读】

《长亭送别》选自王实甫著王季思校注《西厢记》，据上海古籍出版社1978年版。作者王实甫（约1230—1310年），大都人，元代著名杂剧作家，生平事迹不详。曾著有杂剧14种，今传《西厢记》《破窑记》《丽春堂》3种。另有《芙蓉亭》《贩茶船》各一折曲文。他的作品抒情性强，曲词优美，对元杂剧和后来戏曲的发展有很大的影响。

　　本折是《西厢记》第四本《草桥店梦莺莺》中的第三折。描写的是崔莺莺在长亭送别张生赴京赶考时的离愁别恨和担忧遭弃的复杂心情，表现了张生和莺莺之间的真挚爱情，突出了莺莺的叛逆性格，强化了歌颂婚姻自由、反对封建礼教的主题。曲文文辞优美，感情色彩强烈，诗意浓郁，韵味沉郁，读来缠绵悱恻，凄怨感人。

【研讨】

1. 本折曲文中崔莺莺的主要性格特征是什么？

2. 体会本折曲文中景物描写意境和情景交融的艺术境界。

3. 《长亭送别》中多处运用比喻、对偶、拟人和夸张等修辞手法，找出并说明表达效果。

【推荐书目】

1. 王季思校注．西厢记．上海古籍出版社，1978.

2. 蒋星煜．元曲鉴赏辞典．上海辞书出版社，2008.

西厢记妙词通戏语　牡丹亭艳曲警芳心（节选）

曹雪芹

　　闲言少叙。且说宝玉自进花园以来，心满意足，再无别项可生贪求之心。每日只和姊妹丫头们一处，或读书，或写字，或弹琴下棋，作画吟诗，以至描鸾刺凤，斗草簪花，低吟悄唱，拆字猜枚，无所不至，倒也十分快乐。他曾有几首即事诗，虽不算好，却倒是真情真景，略记几首云：

春夜即事

霞绡云幄任铺陈，隔巷蟆更听未真。

枕上轻寒窗外雨，眼前春色梦中人。

盈盈烛泪因谁泣，点点花愁为我嗔。

自是小鬟娇懒惯，拥衾不耐笑言频。

夏夜即事

倦绣佳人幽梦长，金笼鹦鹉唤茶汤。

窗明麝月开宫镜，室霭檀云品御香。

琥珀杯倾荷露滑，玻璃槛纳柳风凉。

水亭处处齐纨动，帘卷朱楼罢晚妆。

秋夜即事

绛芸轩里绝喧哗，桂魄流光浸茜纱。

苔锁石纹容睡鹤，井飘桐露湿栖鸦。

抱衾婢至舒金凤，倚槛人归落翠花。

静夜不眠因酒渴，沉烟重拨索烹茶。

冬夜即事

梅魂竹梦已三更，锦罽鹴衾睡未成[1]。
松影一庭惟见鹤，梨花满地不闻莺。
女儿翠袖诗怀冷，公子金貂酒力轻。
却喜侍儿知试茗，扫将新雪及时烹。

因这几首诗，当时有一等势利人，见是荣国府十二三岁的公子作的，抄录出来各处称颂，再有一等轻浮子弟，爱上那风骚妖艳之句，也写在扇头壁上，不时吟哦赏赞。因此竟有人来寻诗觅字，情画求题的。宝玉亦发得了意，镇日家作这些外务。

谁想静中生烦恼，忽一日不自在起来，这也不好，那也不好，出来进去只是闷闷的。园中那些人多半是女孩儿，正在混沌世界，天真烂漫之时，坐卧不避，嘻笑无心，那里知宝玉此时的心事。那宝玉心内不自在，便懒在园内，只在外头鬼混，却又痴痴的。茗烟见他这样，因想与他开心，左思右想，皆是宝玉顽烦了的，不能开心，惟有这件，宝玉不曾看见过。想毕，便走去到书坊内，把那古今小说并那飞燕、合德、武则天、杨贵妃的外传与那传奇角本买了许多来[2]，引宝玉看。宝玉何曾见过这些书，一看见了便如得了珍宝。茗烟又嘱咐他不可拿进园去，"若叫人知道了，我就吃不了兜着走呢。"宝玉那里舍的不拿进园去，踟蹰再三，单把那文理细密的拣了几套进去，放在床顶上，无人时自己密看。那粗俗过露的，都藏在外面书房里。

那一日正当三月中浣[3]，早饭后，宝玉携了一套《会真记》[4]，走到沁芳闸桥边桃花底下一块石上坐着，展开《会真记》，从头细玩。正看到"落红成阵"，只见一阵风过，把树头上桃花吹下一大半来，落的满身满书满地皆是。宝玉要抖将下来，恐怕脚步践踏了，只得兜了那花瓣，来至池边，抖在池内。那花瓣浮在水面，飘飘荡荡，竟流出沁芳闸去了。

回来只见地下还有许多，宝玉正踟蹰间，只听背后有人说道："你在这里作什么？"宝玉一回头，却是林黛玉来了，肩上担着花锄，锄上挂着花囊，手内拿着花帚。宝玉笑道："好，好，来把这个花扫起来，撂在那水里。我才撂了好些在那里呢。"林黛玉道："撂在水里不好。你看这里的水干净，只一流出去，有人家的地方脏的臭的混倒，仍旧把花遭塌了。那畸角上我有一个花冢，如今把他扫了，装在这绢袋里，拿土埋上，日久不过随土化了，岂不干净。"

宝玉听了喜不自禁，笑道："待我放下书，帮你来收拾。"黛玉道："什么书？"宝玉见问，慌的藏之不迭，便说道："不过是《中庸》《大学》。"黛玉笑道："你又在我跟前弄鬼。趁早儿给我瞧，好多着呢。"宝玉道："好妹妹，若论你，我是不怕的。你看了，好歹别告诉别人去。真真这是好书！你要看了，连饭也不想吃呢。"一面说，一面递了过去。林黛玉把花具且都放下，接书来瞧，从头看去，越看越爱看，不到一顿饭工夫，将十六出俱已看完，自觉词藻警人，余香满口。虽看完了书，却只管出神，心内还默默记诵。

宝玉笑道："妹妹，你说好不好？"林黛玉笑道："果然有趣。"宝玉笑道："我就是个'多愁多病身'，你就是那'倾国倾城貌'。[5]"林黛玉听了，不觉带腮连耳通红，登时直竖起两道似蹙非蹙的眉，瞪了两只似睁非睁的眼，微腮带怒，薄面含嗔，指宝玉道："你这该死的胡说！好好的把这淫词艳曲弄了来，还学了这些混话来欺负我。我告诉舅舅舅母去。"说到"欺负"

两个字上，早又把眼睛圈儿红了，转身就走。宝玉着了急，向前拦住说道："好妹妹，千万饶我这一遭，原是我说错了。若有心欺负你，明儿我掉在池子里，教个癞头鼋吞了去，变个大忘八，等你明儿做了'一品夫人'病老归西的时候，我往你坟上替你驮一辈子的碑去。"说的林黛玉嗤的一声笑了，揉着眼睛，一面笑道："一般也唬的这个调儿，还只管胡说。'呸，原来是苗而不秀，是个银样镴枪头。[6]'"宝玉听了，笑道："你这个呢？我也告诉去。"林黛玉笑道："你说你会过目成诵，难道我就不能一目十行么？"

宝玉一面收书，一面笑道："正经快把花埋了罢，别提那个了。"二人便收拾落花，正才掩埋妥协，只见袭人走来，说道："那里没找到，摸在这里来。那边大老爷身上不好，姑娘们都过去请安，老太太叫打发你去呢。快回去换衣裳去罢。"宝玉听了，忙拿了书，别了黛玉，同袭人回房换衣不提。

这里林黛玉见宝玉去了，又听见众姊妹也不在房，自己闷闷的。正欲回房，刚走到梨香院墙角上，只听墙内笛韵悠扬，歌声婉转。林黛玉便知是那十二个女孩子演习戏文呢。只是林黛玉素习不大喜看戏文，便不留心，只管往前走。偶然两句吹到耳内，明明白白，一字不落，唱道是："原来姹紫嫣红开遍，似这般都付与断井颓垣。"林黛玉听了，倒也十分感慨缠绵，便止住步侧耳细听，又听唱道："良辰美景奈何天，赏心乐事谁家院。"听了这两句，不觉点头自叹，心下自思道："原来戏上也有好文章。可惜世人只知看戏，未必能领略这其中的趣味。"想毕，又后悔不该胡想，耽误了听曲子。又侧耳时，只听唱道："则为你如花美眷，似水流年……"林黛玉听了这两句，不觉心动神摇。又听道："你在幽闺自怜"等句，亦发如醉如痴，站立不住，便一蹲身坐在一块山子石上，细嚼"如花美眷，似水流年"八个字的滋味。忽又想起前日见古人诗中有"水流花谢两无情"之句，再又有词中有"流水落花春去也，天上人间"之句，又兼方才所见《西厢记》中"花落水流红，闲愁万种"之句，都一时想起来，凑聚在一处。仔细忖度，不觉心痛神痴，眼中落泪。正没个开交，忽觉背上击了一下，及回头看时，原来是……且听下回分解。正是：

妆晨绣夜心无矣，对月临风恨有之。

［1］罽（jì）：用毛做成的织物。　　鹴（shuāng）：即鹔鹴，雁的一种。

［2］合德：汉代美女。赵飞燕之妹。相传其肤滑体香，性醇粹，善音辞。后为成帝所幸。见《赵飞燕外传》。

［3］中浣：亦作"中澣"，古时官吏中旬的休沐日。后泛指每月中旬。

［4］《会真记》：又名《莺莺传》，为唐代著名诗人元稹所撰的传奇小说，叙述了张生与崔莺莺的爱情故事。元代王实甫编写的杂剧《西厢记》就是在此基础上进行加工创作而成的。

［5］"多愁多病"二句：出自《西厢记》。张生初见崔莺莺，被崔莺莺的美貌所打动，内心独白曰："小子多愁多病身，怎当他倾国倾城貌。""多愁多病"说的是张生，此处贾宝玉借指自己。"倾国倾城"原指崔莺莺，此处暗指林黛玉。

［6］银样镴（là）枪头：比喻中看不中用的人。镴，铅和锡的合金，可以焊接金属，亦可制造器物。

【导读】

本文节选自长篇小说《红楼梦》，据人民文学出版社 2008 年 7 月版。作者曹雪芹（约1715—约1763 年），名霑，字梦阮，号雪芹，又号芹溪、芹圃，是清代最伟大的作家之一。《红楼梦》是一部极具思想性、艺术性和文学性的伟大作品，代表着中国古典小说创作的最高成就。

本文节选自《红楼梦》第二十三回《西厢记妙词通戏语　牡丹亭艳曲警芳心》，是《红楼梦》中最著名的片段之一。选文通过宝黛读《西厢》、黛玉听戏文两部分情节的描写，用诗意的语言，以唯美精致、婉转细腻的表现手法，从心理、语言、动作多个侧面，刻画了宝黛对爱情的自由追求以及黛玉对韶光易逝的伤感。

【研讨】

1. 《红楼梦》中曾多次提到《西厢记》，说一说《西厢记》在《红楼梦》中所起到的作用。

2. 在本文中作者使用了哪些刻画人物形象的手法？

【推荐书目】

1. 周汝昌．红楼梦新证．中华书局，1953.

2. 曹雪芹著，脂砚斋评．周汝昌校订批点本石头记．漓江出版社，2010.

3. 俞平伯．红楼梦研究．上海古籍出版社，2005.

4. 蒋和森．红楼梦论稿．人民文学出版社，1981.

5. 韩金瑞．红楼梦人物大全．商务印书馆，2008.

第六单元　人生寻梦

短歌行

曹　操

对酒当歌[1]，人生几何？

譬如朝露，去日苦多。

慨当以慷，忧思难忘。

何以解忧？唯有杜康[2]。

青青子衿，悠悠我心[3]。

但为君故，沉吟至今。

呦呦鹿鸣，食野之苹。

我有嘉宾，鼓瑟吹笙[4]。

明明如月，何时可掇[5]？

忧从中来，不可断绝。

越陌度阡，枉用相存[6]。

契阔谈䜩[7]，心念旧恩。

月明星稀，乌鹊南飞。

绕树三匝，何枝可依？

山不厌高，海不厌深。

周公吐哺，天下归心[8]。

［1］当：面对。

［2］杜康：传说中酒的发明者，夏朝人。此处为美酒代称。

［3］"青青子衿"二句：出自《诗经·郑风·子衿》。原本表达女子对贵族学子情人的思念。此处曹操借以表达对贤才的渴求之情。衿，衣领。青衿是周代学子的服装。

［4］"呦呦鹿鸣"四句：出自《诗经·小雅·鹿鸣》。原意谓鹿在野外得到嫩蒿，尚且呦呦鸣叫，我有嘉宾到来，一定奏乐相迎。此表达礼遇贤才之意。呦呦，鹿鸣声。苹，艾蒿，其嫩叶为鹿所喜食。

［5］掇：拾取。此处指"得到"。

［6］"越陌度阡"二句：意谓远方宾客踏着田间小路，屈驾前来探望我。此处表达希望从民间广揽贤才。阡陌，田间道路南北为阡，东西为陌。枉，屈驾，劳驾。用，以。存，问候。

[7] 契阔：聚散，此处有久别重逢之意。　　谈宴：交谈宴饮。

[8] "周公吐哺"二句：传说周公因接纳贤才，不敢怠慢，曾"一沐三握发，一饭三吐哺"。周公，名姬旦，周武王之弟，曾辅佐年幼的武王之子成王。吐哺，吐出口中咀嚼的食物。

【导读】

《短歌行》选自南朝梁·萧统《文选》，据上海古籍出版社 2007 年版。曹操（155—220年），字孟德，沛国谯（今安徽省亳州）人。东汉末年杰出的军事家、政治家、文学家。汉末参加讨伐董卓之役，迎汉献帝迁都于许（今河南许昌），"挟天子以令诸侯"，于建安年间平定袁绍等地方势力，统一北方。位至丞相，封魏王。其子曹丕称帝后，追尊他为太祖武皇帝。曹操精通音律，善做诗文。其诗今存 20 余首，全用乐府旧题，以四言体成就最高。风格苍凉雄浑，刚劲激越，典型地体现了"志深笔长，梗概多气"的建安风骨。

本诗写于建安十三年（208 年），此时曹操已经年过半百，国家仍四分五裂，诗中表达了作者求贤若渴、希望一统天下的壮志豪情。开头八句抒发时光飞逝、功业未就的深沉忧虑；接着表达思慕贤才、求贤若渴的情感；最后四句表明励精图治、平定天下的宏伟壮志。全篇音韵铿锵有力，韵脚或八句一换，或四句一转，摇曳生姿，起落有致。

【研讨】

1. 《短歌行》的情感主线如何变化？表现了曹操怎样的政治胸怀？

2. 从这首诗体会建安诗歌的风格特色。

【推荐书目】

1. 张作耀. 曹操评传. 南京大学出版社，2001.

2. 徐颖瑛. 浅析曹操诗文中的周公情结. 现代语文（学术综合版），2014，10.

将进酒[1]

李 白

君不见黄河之水天上来，奔流到海不复回。

君不见高堂明镜悲白发，朝如青丝暮成雪。

人生得意须尽欢，莫使金樽空对月[2]。

天生我材必有用，千金散尽还复来[3]。

烹羊宰牛且为乐，会须一饮三百杯[4]。

岑夫子，丹丘生[5]，将进酒，杯莫停。

与君歌一曲，请君为我倾耳听。

钟鼓馔玉不足贵[6]，但愿长醉不愿醒。

古来圣贤皆寂寞，惟有饮者留其名。

陈王昔时宴平乐，斗酒十千恣欢谑[7]。

主人何为言少钱，径须沽取对君酌[8]。

五花马[9]，千金裘，呼儿将出换美酒，与尔同销万古愁。

［1］将（qiāng）：请。

［2］樽（zūn）：酒器。

［3］"千金散尽还复来"：此句借用范蠡典故表达狂放豪迈之情。《史记·货殖列传》载范蠡退隐后经商，"十九年之中三致千金，再分散与贫交疏昆弟"。

［4］会须：应该。

［5］岑夫子：指岑勋。　　丹丘生：指元丹丘。二人为李白好友。

［6］钟鼓馔（zhuàn）玉：代指富贵利禄。馔玉，精美如玉的饮食。

［7］陈王：指曾被封为陈王的曹植。其诗《名都篇》有"归来宴平乐，美酒斗十千"句。　　平乐：宫观名。　　斗十千：一斗酒价值十千钱。　　恣欢谑（xuè）：尽情欢娱戏乐。

［8］径须：直须，只管。　　沽：买。

［9］五花马：指名贵的马。一说毛色有五花纹，一说马颈长毛修剪为五瓣花纹。

【导读】

《将进酒》选自《李太白全集》，据中华书局1998年版。李白（701—762年），字太白，号青莲居士。祖籍陇西成纪（今甘肃省静宁县西南），生于碎叶城（唐时属安西都护府，今吉尔吉斯斯坦共和国境内），少时随父客居绵州昌隆（今四川省江油市青莲乡）。李白存世诗文千余篇，其诗感情强烈，变化起伏，语言清新明快，不受格律的束缚，是唐代伟大的浪漫主义诗人，有"诗仙"之称。

《将进酒》这首诗作于天宝十一年（752年），距离诗人被唐玄宗"赐金放还"已八年之久。当时李白与岑勋多次应邀到嵩山元丹丘家里做客。诗中借酒抒情，表达了怀才不遇、乐观狂放、傲视权贵、悲愁交加的情怀。开篇用两句"君不见"引出人生短暂、时光易逝的感慨，接着表达了作者"人生得意须尽欢"的人生态度，坚信"天生我材必有用"，背后隐藏的是现实黑暗、怀才不遇的悲哀。在与挚友的豪饮中，自然流露出不媚权贵的高洁，尽情释放豪放不羁的性格。李白的诗情感浓重又自然亲切，清人沈德潜评价说："脱口而出，纯乎天籁。"（《唐诗别裁集》）

【研讨】

1. 怎样理解李白诗中"欢"与"愁"的矛盾？

2. 本诗体现了李白诗歌语言的哪些特色？

【推荐书目】

1. 裴斐. 李白诗选. 人民文学出版社，1996.

2. 王运熙. 李白精讲. 复旦大学出版社，2008.

定风波^[1]

苏　轼

三月七日，沙湖道中遇雨^[2]。雨具先去，同行皆狼狈，余独不觉。已而遂晴，故作此词。

莫听穿林打叶声，

何妨吟啸且徐行，

竹杖芒鞋轻胜马[3]，

谁怕？

一蓑烟雨任平生[4]。

料峭春风吹酒醒[5]，

微冷，

山头斜照却相迎。

回首向来萧瑟处[6]，

归去，

也无风雨也无晴。

［1］定风波：唐玄宗时教坊曲名，又名《定风流》《定风波令》《醉琼枝》。

［2］沙湖：位于黄州东南三十里，苏轼到那里去看所买的地。

［3］芒鞋：草鞋。

［4］蓑：蓑衣，用草或棕编制成的雨衣。

［5］料峭：略带寒意。

［6］向来：方才。　　萧瑟：风吹雨打的声音。

【导读】

《定风波》选自邹同庆、王宗堂编注《苏轼词编年校注》，据中华书局 2007 年版。苏轼（1037—1101 年），字子瞻，号东坡居士。北宋眉州眉山（今四川省眉山市）人，著名文学家、书画家。苏轼政治生涯坎坷跌宕，屡遭贬谪，但他坚韧明达，勤于政事，在逆境中照样能保持生活情趣和旺盛的创作力。其词开创"豪放"一派，与辛弃疾并称"苏辛"。这首《定风波》作于苏轼被贬黄州第三年的春天。通过野外途中遇雨这件事表达旷达超脱的人生情怀。简朴而见深意，景中寓情，情理兼胜，将自然景色与情感心理相结合，看似描述风雨之途，实为人生境界的反映。

【研讨】

1. "归去，也无风雨也无晴"运用了什么修辞手法？有何深意？

2. 词中可以看出苏轼怎样的人生态度？

【推荐书目】

1. 林语堂. 苏东坡传. 上海书店，1989.

2. 孔凡礼. 苏轼诗词选. 中华书局，2009.

赠与今年的大学毕业生

胡　适

这一两个星期里，各地的大学都有毕业的班次，都有很多的毕业生离开学校去开始他们的成人事业。学生的生活是一种享有特殊优待的生活，不妨幼稚一点，不妨吵吵闹闹，社会都能纵容他们，不肯严格地要他们负行为的责任。现在他们要撑起自己的肩膀来挑他们自己的担子了。在这个国难最紧急的年头，他们的担子真不轻！我们祝他们的成功，同时也不忍不依据我们自己的经验，赠与他们几句送行的赠言——虽未必是救命毫毛，也许作个防身的锦囊罢！

你们毕业之后，可走的路不出这几条：绝少数的人还可在国内或国外的研究院继续做学术研究；少数的人可以寻着相当的职业；此外还有做官，办党，革命三条路；此外就是在家享福或者失业闲居了。第一条继续求学之路，我们可以不讨论。走其余几条路的人，都不能没有堕落的危险。堕落的方式很多，总括起来，约有这两大类：

第一是容易抛弃学生时代求知识的欲望。你们到了实际社会里，往往所用非所学，往往所学全无用处，往往可以完全用不着学问，而一样可以胡乱混饭吃，混官做。在这种环境里，即使向来抱有求知识学问的决心的人，也不免心灰意懒，把求知的欲望渐渐冷淡下去。况且学问是要有相当的设备的，书籍，实验室，师友的切磋指导，闲暇的工夫，都不是一个平常要糊口养家的人所能容易办到的。没有做学问的环境，又谁能怪我们抛弃学问呢？

第二是容易抛弃学生时代的理想的人生的追求。少年人初次和冷酷的社会接触，容易感觉理想与事实相去太远，容易发生悲观和失望。多年怀抱的人生理想，改造的热诚，奋斗的勇气，到此时候，好像全不是那么一回事，渺小的个人在那强烈的社会炉火里，往往经不起长时期的烤炼就熔化了，一点高尚的理想不久就幻灭了。抱着改造社会的梦想而来，往往是弃甲曳兵而走，或者做了恶势力的俘虏。你在那俘房牢狱里，回想那少年气壮时代的种种理想主义，好像都成了自误误人的迷梦！从此以后，你就甘心放弃理想人生的追求，甘心做现成社会的顺民了。

要防御这两方面的堕落，一面要保持我们求知识的欲望，一面要保持我们对理想人生的追求。有什么好法子呢？依我个人的观察和经验，有三种防身的药方是值得一试的。

第一个方子只有一句话："总得时时寻一两个值得研究的问题！"问题是知识学问的老祖宗；古往今来一切知识的产生与积聚，都是因为要解答问题——要解答实用上的困难和理论上的疑难。所谓"为知识而求知识"，其实也只是一种好奇心追求某种问题的解答，不过因为那种问题的性质不必是直接应用的，人们就觉得这是"无所为"的求知识了。我们出学校之后，离开了做学问的环境，如果没有一个两个值得解答的疑难问题在脑子里盘旋，就很难继续保持追求学问的热心。可是，如果你有了一个真有趣的问题天天逗你去想他，天天引诱你去解决他，天天对你挑衅笑你无可奈何他——这时候，你就会同恋爱一个女子发了疯一样，坐也坐不下，睡也睡不安，没工夫也得偷出工夫去陪她，没钱也得搏衣节食去巴结她。没有书，你自会变卖家私去买书；没有仪器，你自会典押衣服去置办仪器；没有师友，你自会不远千里去寻师访友。你只要能时时有疑难问题来逼你用脑子，你自然会保持发展你对学问的兴趣，即使在最贫乏的智识环境中，你也会慢慢地聚起一个小图书馆来，或者设置起一所小试验室来。所以我说：第一要寻问题。脑子里没有问题之日，就是你的智识生活寿终正寝之时！古人说："待文王而兴者，凡民也。若夫豪杰之士，虽无文王犹兴[1]。"试想葛理略（Galileo）和牛敦（Newton）有多少藏书？有多少仪器？他们不过是有问题而已。有了问题而后，他们自会造出仪器来解答他们的问题。没有问题的人们，关在图书馆里也不会用书，锁在试验室里也不会有什么发现。

第二个方子也只有一句话："总得多发展一点非职业的兴趣。"离开学校之后，大家总得寻个吃饭的职业。可是你寻得的职业未必就是你所学的，或者未必是你所心喜的，或者是你所学而实在和你性情不相近的。在这种情况之下，工作就往往成了苦工，就不感兴趣了。为糊口而作那种非"性之所近而力之所能勉"的工作，就很难保持求知的兴趣和生活的理想主义。最好的救济方法只有多多发展职业以外的正当兴趣与活动。一个人应该有他的职业，又应该有他非职业的顽艺儿，可以叫作业余活动。凡一个人用他的闲暇来做的事业，都是他的业余活动。往往他的业余活动比他的职业还更重要，因为一个人的前程往往全靠他怎样用他的闲暇时间。他用他的闲暇来打麻将，他就成了赌徒；你用你的闲暇来做社会服务，你也许成个社会改革者；或者你用你的闲暇去研究历史，你也许成个史学家。你的闲暇往往定你的终身。英国十九世纪的两个哲人，弥儿（J. S. Mill）终身做东印度公司的秘书[2]，然而他的业余工作使他在哲学上，经济学上，政治思想史上都占一个很高的位置；斯宾塞（Spencer）是一个测量工程师[3]，然而他的业余工作使他成为前世纪晚期世界思想界的一个重镇。古来成大学问的人，几乎没有一个不是善用他的闲暇时间的。特别在这个组织不健全的中国社会，职业不容易适合我们的性情，我们要想生活不苦痛或不堕落，只有多方发展业余的兴趣，使我们的精神有所寄托，使我们的剩余精力有所施展。有了这种心爱的顽艺儿，你就做六个钟头的抹桌子工夫也不会感觉烦闷了，因为你知道，抹了六点钟的桌子之后，你可以回家去做你的化学研究，或画完你的大幅山水，或写你的小说戏曲，或继续你的历史考据，或做你的社会改革事业。你有了这种称心如意的活动，生活就不枯寂了，精神也就不会烦闷了。

第三个方子也只有一句话："你总得有一点信心。"我们生当这个不幸的时代，眼中所见，耳中所闻，无非是叫我们悲观失望的。特别是在这个年头毕业的你们，眼见自己的国家民族沉沦到这步田地，眼看世界只是强权的世界，望极天边好像看不见一线的光明——在这个年头不发狂自杀，已算是万幸了，怎么还能够希望保持一点内心的镇定和理想的信任呢？我要对你们说：这时候正是我们要培养我们的信心的时候！只要我们有信心，我们还有救。古人说："信心（Faith）可以移山。"又说："只要功夫深，生铁磨成绣花针。"你不信吗？当拿破仑的军队征服普鲁士占据柏林的时候，有一位穷教授叫作菲希特（Fichte）的[4]，天天在讲堂劝他的国人要有信心，要信仰他们的民族是有世界的特殊使命的，是必定要复兴的。菲希特死的时候（1814年），谁也不能预料德意志统一帝国何时可以实现。然而不满五十年，新的统一的德意志帝国居然实现了。

一个国家的强弱盛衰，都不是偶然的，都不能逃出因果的铁律的。我们今日所受的苦痛和耻辱，都只是过去种种恶因种下的恶果。我们要收获将来的善果，必须努力种现在的新因。一粒一粒的种子，必有满仓满屋的收成，这是我们今日应该有的信心。

我们要深信：今日的失败，都由于过去的不努力。

我们要深信：今日的努力，必定有将来的大收成。

佛典里有一句话："福不唐捐。"唐捐就是白白地丢了。我们也应该说："功不唐捐！"没有一点努力是会白白地丢了的。在我们看不见想不到的时候，在我们看不见想不到的方向，你瞧！你下的种子早已生根发叶开花结果了！

你不信吗？法国被普鲁士打败之后，割了两省地，赔了五十万万法郎的赔款。这时候有一位刻苦的科学家巴斯德（Pasteur）终日埋头在他的化学试验室里做他的化学试验和微菌学研究。他是一个最爱国的人，然而他深信只有科学可以救国。他用一生的精力证明了三个科学问题：（1）每一种发酵作用都是由于一种微菌的发展；（2）每一种传染病都是由于一种微菌在生物体中的发展；（3）传染病的微菌，在特殊的培养之下，可以减轻毒力，使它从病菌变成防病的药苗——这三个问题，在表面上似乎都和救国大事业没有多大的关系。然而从第一个问题的证明，巴斯德定出做醋酿酒的新法，使全国的酒醋业每年减除极大的损失。从第二个问题的证明，巴斯德教全国的蚕丝业怎样选种防病，教全国的畜牧农家怎样防止牛羊瘟疫，又教全世界的医学界怎样注重消毒以减除外科手术的死亡率。从第三个问题的证明，巴斯德发明了牲畜的脾热瘟的疗治药苗，每年替法国农家灭除了二千万法郎的大损失；又发明了疯狗咬毒的治疗法，救济了无数的生命。所以英国的科学家赫胥黎（Huxley）在皇家学会里称颂巴斯德的功绩道[5]：“法国给了德国五十万万法郎的赔款，巴斯德先生一个人研究科学的成绩足够还清这一笔赔款了。”

巴斯德对于科学有绝大的信心，所以他在国家蒙奇辱大难的时候，终不肯抛弃他的显微镜与试验室。他绝不想他的显微镜底下能偿还五十万万法郎的赔款，然而在他看不见想不到的时候，他已收获了科学救国的奇迹了。

朋友们，在你最悲观失望的时候，那正是你必须鼓起坚强的信心的时候。你要深信：天下没有白费的努力。成功不必在我，而功力必不唐捐。

二十一年，六，二十七夜

［1］“待文王而兴者”句：出《孟子·尽心上》。意谓一定要等待有周文王那样的人出现后才奋发的，是平庸的人；至于豪杰之士，即使没有周文王那样的人出现，自己也能奋发有为。

［2］弥儿（J. S. Mill）：1806～1873年，19世纪英国著名哲学家、经济学家、逻辑学家、政治理论家。旧译穆勒。今多译作密尔。西方近代自由主义最重要的代表人物之一。密尔在自由主义发展史上的重要性在于，他第一次赋予自由主义完整而全面的理论形式，从心理学、认识论、历史观、伦理观等角度为当时已经达到黄金时期的自由主义提供了哲学基础。一生著述甚丰，主要著作有《逻辑学体系》《政治经济学原理》《论自由》《代议制政府》《妇女的屈从地位》等。

［3］斯宾塞（Spencer）：指Herbert Spencer，1820～1903年，英国哲学家、社会学家。人称“社会达尔文主义之父”，把进化理论适者生存应用在社会学上尤其是教育及阶级斗争中。其主要著作有《政府的适当权力范围》《社会静力学》《人口理论》《心理学原理》《第一项原则》《教育论》《人对国家》等。

［4］菲希特（Fichte）：指约翰·戈特利布·费希特（Johann Gottlieb Fichte，1762—1814年），德国哲学家、爱国主义者。作为一个哲学家，他寻求对哲学思想，特别是康德唯心主义思想的统一；作为一名爱国主义者，他试图唤醒德意志人民要求国家统一。其主要著作有：《全部知识学的基础》《论人的使命》《对德意志民族的演讲》等。

［5］赫胥黎：指托马斯·亨利·赫胥黎（Thomas Henry Huxley，1825—1895年），英国博物学家、教育家。达尔文进化论最杰出的代表。主要著作有《人类在自然界的位置》《脊椎动物解剖学手册》《无脊椎动物解剖学手册》《进化论和伦理学》等。

【导读】

本文选自《胡适全集》第四卷，据安徽教育出版社2003年版。该文原载于1932年7月3日《独立评论》第7号，是胡适先生于1932年6月写给即将进入社会的大学毕业生的。

胡适先生为避免毕业生抛弃学生时代的“求知识的欲望”和“理想的人生的追求”开出了“三种防身的药方”，也是“防身的锦囊”，那就是：①“总得时时寻一两个值得研究的问题”。②“总得多发展一点非职业的兴趣”。③“总得有一点信心”。1960年，胡适先生在台南

NOTE

大学演讲时，再一次设题《防身药方的三味药》，将上述的防身锦囊形象地概括为"问题丹""兴趣散"和"信心汤"。

"问题丹"是激发青年人求知的欲望；"兴趣散"是要青年人兼顾职业与兴趣；"信心汤"是希望青年人面对现实生活的种种困境不退缩，树立坚强的信心。胡适先生以师长的身份面对学子，循循善诱，无丝毫凌人之盛气，字里行间蕴藏着诚恳与真情。

【研讨】

1. 胡适先生的这三味药在现实生活中是否还具有指导性？阐明理由。

2. 毕业后如何能够继续保持"求知识的欲望"和"理想的人生的追求"？

【推荐书目】

1. 白吉庵. 胡适传. 红旗出版社，2009.

2. 胡适学术文集. 中华书局，1993.

论快乐

钱钟书

在旧书铺里买回来维尼（Vigny）的《诗人日记》（Journal d'un poete）[1]，信手翻开，就看见有趣的一条。他说，在法语里，喜乐（bonheur）一个名词是"好"和"钟点"两字拼成，可见好事多磨，只是个把钟头的玩意儿（Si le bonheur n'était qu'une bonne demie）。我们联想到我们本国话的说法，也同样的意味深永，譬如快活或快乐的快字，就把人生一切乐事的飘瞥难留，极清楚地指示出来。所以我们又慨叹说："欢娱嫌夜短！"因为人在高兴的时候，活得太快，一到困苦无聊，愈觉得日脚像跛了似的，走得特别慢。德语的沉闷（Langeweile）一词，据字面上直译，就是"长时间"的意思。《西游记》里小猴子对孙行者说："天上一日，下界一年。"这种神话，确反映着人类的心理。天上比人间舒服欢乐，所以神仙活得快，人间一年在天上只当一日过。从此类推，地狱里比人间更痛苦，日子一定愈加难度。段成式《酉阳杂俎》就说[2]："鬼言三年，人间三日。"嫌人生短促的人，真是最"快活"的人，反过来说，真快活的人，不管活到多少岁死，只能算是短命夭折。所以，做神仙也并不值得，在凡间已经三十年做了一世的人，在天上还是个初满月的小孩。但是这种"天算"，也有占便宜的地方：譬如戴孚《广异记》载崔参军捉狐妖，"以桃枝决五下"，长孙无忌说罚讨得太轻，崔答："五下是人间五百下，殊非小刑。"可见卖老祝寿等等，在地上最为相宜，而刑罚呢，应该到天上去受。

"永远快乐"这句话，不但渺茫得不能实现，并且荒谬得不能成立。快过的决不会永久；我们说永远快乐，正好像说四方的圆形、静止的动作同样地自相矛盾。在高兴的时候，我们的生命加添了迅速，增进了油滑。像浮士德那样，我们空对瞬息即逝的时间喊着说："逗留一会儿罢！你太美了！"那有什么用？你要永久，你该向痛苦里去找。不讲别的，只要一个失眠的晚上，或者有约不来的下午，或者一课沉闷的听讲——这许多，比一切宗教信仰更有效力，能使你尝到什么叫作"永生"的滋味。人生的刺，就在这里，留恋着不肯快走的，偏是你所不留恋的东西。

快乐在人生里，好比引诱小孩子吃药的方糖，更像跑狗场里引诱狗赛跑的电兔子。几分钟或者几天的快乐赚我们活了一世，忍受着许多痛苦。我们希望它来，希望它留，希望它再来——这三句话概括了整个人类努力的历史。在我们追求和等候的时候，生命又不知不觉地偷度过去。也许我们只是时间消费的筹码，活了一世不过是为那一世的岁月充当殉葬品，根本不会享到快乐。但是我们到死也不明白是上了当，我们还痴想死后有个天堂，在那里——谢上帝，也有这一天！我们终于享受到永远的快乐。你看，快乐的引诱，不仅像电兔子和方糖，使我们忍受了人生，而且仿佛钓钩上的鱼饵，竟使我们甘心去死。这样说来，人生虽痛苦，却并不悲观，因为它终抱着快乐的希望；现在的账，我们预支了将来去付。为了快活，我们甚至于愿意慢死。

穆勒曾把"痛苦的苏格拉底"和"快乐的猪"比较[3]。假使猪真知道快活，那末猪和苏格拉底也相去无几了[4]。猪是否能快乐得像人，我们不知道；但是人会容易满足得像猪，我们是常看见的。把快乐分肉体的和精神的两种，这是最糊涂的分析。一切快乐的享受都属于精神的，尽管快乐的原因是肉体上的物质刺激。小孩子初生下来，吃饱了奶就乖乖地睡，并不知道什么是快活，虽然它身体感觉舒服。缘故是小孩子的精神和肉体还没有分化，只是混沌的星云状态。洗一个澡，看一朵花，吃一顿饭，假使你觉得快活，并非全因为澡洗得干净，花开得好，或者菜合你口味，主要因为你心上没有挂碍，轻松的灵魂可以专注肉体的感觉，来欣赏，来审定。要是你精神不痛快，像将离别时的筵席，随它怎样烹调得好，吃来只是土气息、泥滋味。那时刻的灵魂，仿佛害病的眼怕见阳光，撕去皮的伤口怕接触空气，虽然空气和阳光都是好东西。快乐时的你，一定心无愧怍。假如你犯罪而真觉快乐，你那时候一定和有道德、有修养的人同样心安理得。有最洁白的良心，跟全没有良心或有最漆黑的良心，效果是相等的。

发现了快乐由精神来决定，人类文化又进一步。发现这个道理，和发现是非善恶取决于公理而不取决于暴力，一样重要。公理发现以后，从此世界上没有可被武力完全屈服的人。发现了精神是一切快乐的根据，从此痛苦失掉它们的可怕，肉体减少了专制。精神的炼金术能使肉体痛苦都变成快乐的资料。于是，烧了房子，有庆贺的人；一箪食，一瓢饮，有不改其乐的人；千灾百毒，有谈笑自若的人。所以我们前面说，人生虽不快乐，而仍能乐观。譬如从写《先知书》的所罗门直到做《海风》诗的马拉梅（Mallarmé）[5]，都觉得文明人的痛苦，是身体困倦。但是偏有人能苦中作乐，从病痛里滤出快活来，使健康的消失有种赔偿。苏东坡诗就说："因病得闲殊不恶，安心是药更无方。"王丹麓《今世说》也记毛稚黄善病[6]，人以为忧，毛曰："病味亦佳，第不堪为躁热人道耳！"在着重体育的西洋，我们也可以找着同样达观的人。工愁善病的诺凡利斯（Novalis）在《碎金集》里建立一种病的哲学[7]，说病是"教人学会休息的女教师"。罗登巴煦（Rodenbach）的诗集《禁锢的生活》（Les Vies Encloses）里有专咏病味的一卷[8]，说病是"灵魂的洗涤（épuration）"。身体结实、喜欢活动的人采用了这个观点，就对病痛也感到另有风味。顽健粗壮的十八世纪德国诗人白洛柯斯（B. H. Brockes）第一次害病，觉得是一个"可惊异的大发现（Eine bewunderungswürdige Erfindung）"。对于这种人，人生还有什么威胁？这种快乐把忍受变为享受，是精神对于物质的大胜利。灵魂可以自主——同时也许是自欺。能一贯抱这种态度的人，当然是大哲学家，但是谁知道他不也是个大傻子？

是的，这有点矛盾。矛盾是智慧的代价。这是人生对于人生观开的玩笑。

［1］维尼：1797～1863 年，法国浪漫主义诗人、作家。主要作品有《摩西》《爱洛亚》等，所写诗歌充满悲观情绪。

［2］《西阳杂俎》：中国古代笔记小说集，唐代段成式撰，前集 20 卷，续集 10 卷。多以狐仙、鬼怪、人事、动物的活动寄托作者的情感好恶、价值追求。

［3］穆勒：又译作弥尔、密尔。见《赠与今年的大学毕业生》注［2］。

［4］苏格拉底：前 469～前 399 年，古希腊哲学家。其思想言行多见于《柏拉图对话集》和色诺芬的《苏格拉底言行回忆录》中。

［5］马拉梅：1842～1898 年，法国著名诗人，也是法国文学史上象征派的代表人物。创作提倡"纯诗"论，作品充满神秘主义色彩。代表作有《牧神的午后》、诗剧《爱罗狄亚德》等。

［6］王丹麓：本名王晫，字丹麓，浙江杭州人。清代文学家。所撰笔记《今世说》8 卷，仿《世说新语》体例，记录顺治、康熙两朝士大夫的言行逸事。

［7］诺凡利斯：今译作诺瓦利斯，1772～1801 年，德国作家。原名弗里德里希·冯·哈登贝格。代表作《夜的颂歌》为悼念死去的未婚妻而作，具有消极浪漫主义诗歌的特点。

［8］罗登巴煦：比利时作家。著有小说《死城布鲁日》等，属于象征主义文学。作品呈现出颓废、忧郁的风格。

【导读】

本文选自钱钟书集《写在人生边上·人生边上的边上·石语》，据生活·读书·新知三联书店 2002 年版。作者钱钟书（1910—1998 年），字默存，号槐聚，曾用笔名中书君，江苏无锡人，中国现当代著名学者、作家。钱钟书博通今古，渊博睿智，学贯中西，在文学、国故、比较文学、文化批评等领域成就卓著。他的文章风趣、幽默，极富哲理，给人启迪。主要文学作品有长篇小说《围城》、短篇小说集《人·兽·鬼》、散文集《写在人生边上》；学术著作有《谈艺录》《宋诗选注》《旧文四篇》《管锥编》等。钱钟书一生淡泊名利，极富人格魅力。

《论快乐》写于 1941 年，是一篇富有哲理意味、兼具政论性的随笔。当时正值抗战最艰难时期，人们的生活遭遇很大的困难，很需要有个精神支柱。作者从多角度反复论证对快乐的理解，认为快乐是人生永不悲观的精神源泉，鼓励人们永不丢弃理想与追求，也是他坚持抗日到底的精神写照。本文思路开阔，文意深远，分析问题精准透彻，于幽默诙谐的语言中渗透哲理。文风如行云流水，论述耐人寻味，比喻生动新巧，趣味横生，足见其对生活的感悟和驾驭语言的能力。文章通篇引经据典，联想丰富，触类旁通，很能体现作者的写作风格。

【研讨】

1. 作者运用哪些事例和比喻反复论证快乐？

2. 文章中哪些语言体现出作者的幽默与智慧？

3. 体会作者对快乐的理解和对人生的感悟，也谈谈你对快乐的领悟。

【推荐书目】

1. 钱钟书集．写在人生边上·人生边上的边上·石语．生活·读书·新知三联书店，2002.

2. 钱钟书．围城．人民文学出版社，1980.

双桅船

舒 婷

雾打湿了我的双翼

可风却不容我再迟疑

岸啊，心爱的岸

昨天刚刚和你告别

今天你又在这里

明天我们将在

另一个纬度相遇

是一场风暴、一盏灯

把我们联系在一起

是一场风暴、另一盏灯

使我们再分东西

不怕天涯海角

岂在朝朝夕夕

你在我的航程上

我在你的视线里

1979 年 8 月

【导读】

本文选自舒婷诗集《双桅船》，上海出版社 1982 年版。作者舒婷（1952—　　），原名龚佩瑜，祖籍福建泉州。当代女诗人，是朦胧诗派的代表作家之一。主要作品有诗集《双桅船》《会唱歌的鸢尾花》《始祖鸟》，散文集《心烟》等。

《双桅船》是诗人运用朦胧诗的写法，采用象征、意象来表达主观情绪，从而张扬人性的佳作。"双桅船"不是单纯指代一艘真实的船，而是借用双桅船这一具体形象来表现诗人自己，表现诗人双重的心态与复杂的情感。本诗的另一个重要艺术特点是意象的运用。借双桅船表达一种心态，一种情绪，一种感情历程。诗人将"船""岸""风暴""灯"等这些具体形象加以组合，形成一幅活生生的动态画面。而在画面之下所蕴含的是作者跳动的心、深邃的情。全诗意象清新，组合自然，使诗人内在强烈的情绪得以自然、流畅的表达。

【研讨】

《双桅船》表达了作者什么样的情感？

【推荐书目】

舒婷．一种演奏风格：舒婷自选诗集．作家出版社，2009.

NOTE

我的世界观

爱因斯坦

我们这些总有一死的人的命运是多么奇特呀！我们每个人在这个世界上都只作一个短暂的逗留；目的何在，却无所知，尽管有时自以为对此若有所感。但是，不必深思，只要从日常生活就可以明白：人是为别人而生存的——首先是为那样一些人，他们的喜悦和健康关系着我们自己的全部幸福；然后是为许多我们所不认识的人，他们的命运通过同情的纽带同我们密切结合在一起。我每天上百次地提醒自己：我的精神生活和物质生活都依靠着别人（包括生者和死者）的劳动，我必须尽力以同样的分量来报偿我所领受了的和至今还在领受着的东西。我强烈地向往着俭朴的生活，并且时常为发觉自己占用了同胞的过多劳动而难以忍受。我认为阶级的区分是不合理的，它最后所凭借的是以暴力为根据。我也相信，简单淳朴的生活，无论在身体上还是在精神上，对每个人都是有益的。

我完全不相信人类会有那种在哲学意义上的自由。每一个人的行为，不仅受着外界的强迫，而且还要适应内心的必然。叔本华说[1]："人虽然能够做他想做的，但不能要他所想要的。"这句话从我青年时代起，就对我是一个真正的启示；在我自己和别人生活面临困难的时候，它总是使我们得到安慰，并且永远是宽容的源泉。这种体会可以宽大为怀地减轻那种容易使人气馁的责任感，也可以防止我们过于严肃地对待自己和别人；它还导致一种特别给幽默以应有地位的人生观。

要追究一个人自己或一切生物生存的意义或目的，从客观的观点看来，我总觉得是愚蠢可笑的。可是每个人都有一定的理想，这种理想决定着他的努力和判断的方向。就在这个意义上，我从来不把安逸和享乐看作是生活目的本身——这种伦理基础，我叫它猪栏的理想。照亮我的道路，并且不断地给我新的勇气去愉快地正视生活的理想，是善、美和真。要是没有志同道合者之间的亲切感情，要不是全神贯注于客观世界——那个在艺术和科学工作领域里永远达不到的对象，那末在我看来，生活就会是空虚的。人们所努力追求的庸俗的目标——财产、虚荣、奢侈的生活——我总觉得都是可鄙的。

我对社会正义和社会责任的强烈感觉，同我显然的对别人和社会直接接触的淡漠，两者总是形成古怪的对照。我实在是一个"孤独的旅客"，我未曾全心全意地属于我的国家，我的家庭，我的朋友，甚至我最接近的亲人；在所有这些关系面前，我总是感觉到有一定距离并且需要保持孤独——而这种感受正与年俱增。人们会清楚地发觉，同别人的相互了解和协调一致是有限度的，但这不足惋惜。这样的人无疑有点失去他的天真无邪和无忧无虑的心境；但另一方面，他却能够在很大程度上不为别人的意见、习惯和判断所左右，并且能够不受诱惑要去把他的内心平衡建立在这样一些不可靠的基础之上。

我的政治理想是民主主义。让每一个人都作为个人而受到尊重，而不让任何人成为崇拜的偶像。我自己受到了人们过分的赞扬和尊敬，这不是由于我自己的过错，也不是由于我自己的功劳，而实在是一种命运的嘲弄。其原因大概在于人们有一种愿望，想理解我以自己的微薄绵力通过不断的斗争所获得的少数几个观念，而这种愿望有很多人却未能实现。我完全明白，一个组织要实现它的目的，就必须有一个人去思考，去指挥，并且全面担负起责任来。但是被领导的人不应当受到强迫，他们必须有可能来选择自己的领袖。在我看来，强迫的专制制度很快就会腐化堕落。因为暴力所招引来的总是一些品德低劣的人，而且我相信，天才的暴君总是由无赖来继承，这是一条千古不易的规律。就是这个缘故，我总是强烈地反对今天我们在意大利和俄国所见到的那种制度。像欧洲今天所存在的情况，使得民主形势受到了怀疑，这不能归咎于民主原则本身，而是由于政府的不稳定和选举制度中与个人无关的特征。我相信美国在这方面已经找到了正确的道路。他们选出了一个任期足够长的总统，他有充分的权力来真正履行他的职责。另一方面，在德国的政治制度中[2]，我所重视的是，它为救济患病或贫困的人作出了比较广泛的规定。在人生的丰富多彩的表演中，我觉得真正可贵的，不是政治上的国家，而是有创造性的、有感情的个人，是人格；只有个人才能创造出高尚的和卓越的东西，而群众本身在思想上总是迟钝的，在感觉上也总是迟钝的[3]。

讲到这里，我想起了群众生活中最坏的一种表现，那就是使我厌恶的军事制度。一个人能够洋洋得意地随着军乐队在四列纵队里行进，单凭这一点就足以使我对他轻视。他所以长了一个大脑，只是出于误会；单单一根脊髓就可满足他的全部需要了。文明国家的这种罪恶的渊薮，应当尽快加以消灭。由命令而产生的勇敢行为，毫无意义的暴行，以及在爱国主义名义下一切可恶的胡闹，所有这些都使我深恶痛绝！在我看来，战争是多么卑鄙、下流！我宁愿被千刀万剐，也不愿参与这种可憎的勾当。尽管如此，我对人类的评价还是十分高的，我相信，要是人民的健康感情没有被那些通过学校和报纸而起作用的商业利益和政治利益蓄意进行败坏，那末战争这个妖魔早就该绝迹了。

我们所能有的最美好的经验是奥秘的经验。它是坚守在真正艺术和真正科学发源地上的基本感情。谁要是体验不到它，谁要是不再有好奇心也不再有惊讶的感觉，他就无异于行尸走肉，他的眼睛是迷糊不清的。就是这样奥秘的经验——虽然掺杂着恐怖——产生了宗教。我们认识到有某种为我们所不能洞察的东西存在，感觉到那种只能以其最原始的形式为我们感受到的最深奥的理性和最灿烂的美——正是这种认识和这种情感构成了真正的宗教感情；在这个意义上，而且也只是在这个意义上，我才是一个具有深挚的宗教感情的人。我无法想象一个会对自己的创造物加以赏罚的上帝，也无法想象它会有像在我们自己身上所体验到的那样一种意志。我不能也不愿去想象一个人在肉体死亡以后还会继续活着；让那些脆弱的灵魂，由于恐惧或者由于可笑的唯我论，去拿这种思想当宝贝吧！我自己只求满足于生命永恒的奥秘，满足于觉察现存世界的神奇的结构，窥见它的一鳞半爪，并且以诚挚的努力去领悟在自然界中显示出来的那个理性的一部分，即使只是其极小的一部分，我也就心满意足了。

[1] 叔本华：Arthur Schopenhauer，1788～1860 年，德国"悲观主义哲学家"，意志主义的主要代表之一。代表作品有《作为意志和表象的世界》。

[2] 德国：这里指的是"魏玛（Weimar）共和国"，于 1918 年第一次世界大战结束时建立，1933 年被希特勒推翻。本文最初发表时用的是"我们的政治制度"。

[3] "而群众"二句：由于当时德国军国主义的泛滥和法西斯瘟疫的蔓延，爱因斯坦对群众和群众运动产生了非常错误的看法，这在他别的文章中也有表述。

【导读】

本文选自《爱因斯坦文集》第三卷，据商务印书馆 1976 年版。作者阿尔伯特·爱因斯坦

NOTE

（1879—1955 年），美籍德国犹太裔，是 20 世纪伟大的科学家之一，理论物理学家，相对论的创立者，现代物理学的开创者、集大成者和奠基人，同时也是一位著名的思想家和哲学家。1921 年获诺贝尔物理学奖。

本文是爱因斯坦在谈及自己的世界观时最有代表性也最为著名的一篇文章。在这篇演讲中，爱因斯坦阐释了自己的生活态度、政治理想和宗教感情，并对宇宙的奥秘作了深入的哲学思考，蕴含着丰富的人文思想内涵。本文文风清纯朴实，坦诚自然，深刻锐利，毫无掩饰。作者透过表象发现生活的真谛，看似平淡却表达了自己独特的思想。

【研讨】

1. 有人认为，爱因斯坦对人类的贡献不仅表现在科学研究上，还表现在社会的进步上。结合本文谈谈你的看法。

2. 本文阐释了作者的世界观，从文中找出你所认同的观点，并说明认同的理由。

【推荐书目】

1. 许良英，赵中立，范岱年，等编译. 爱因斯坦文集. 商务印书馆，2010.

2. 许良英，王瑞智. 走进爱因斯坦. 辽宁教育出版社，2005.

我有一个梦想

[美] 马丁·路德·金　陆建德、许立中等译

一百年前，一位伟大的美国人签署了解放黑奴宣言[1]，今天我们就是在他的雕像前集会。这一庄严宣言犹如灯塔的光芒，给千百万在那摧残生命的不义之火中受煎熬的黑奴带来了希望。它之到来犹如欢乐的黎明，结束了束缚黑人的漫漫长夜。

然而一百年后的今天，我们必须正视黑人还没有得到自由这一悲惨的事实。一百年后的今天，在种族隔离的镣铐和种族歧视的枷锁下，黑人的生活备受压榨。一百年后的今天，黑人仍生活在物质充裕的海洋中一个穷困的孤岛上。一百年后的今天，黑人仍然萎缩在美国社会的角落里，并且意识到自己是故土家园中的流亡者。今天我们在这里集会，就是要把这种骇人听闻的情况公诸于众。

就某种意义而言，今天我们是为了要求兑现诺言而汇集到我们国家的首都来的。我们共和国的缔造者草拟宪法和独立宣言的气壮山河的词句时，曾向每一个美国人许下了诺言，他们承诺给予所有的人以生存、自由和追求幸福的不可剥夺的权利。

就有色公民而论，美国显然没有实践她的诺言。美国没有履行这项神圣的义务，只是给黑人开了一张空头支票，支票上盖着"资金不足"的戳子后便退了回来。但是我们不相信正义的银行已经破产，我们不相信，在这个国家巨大的机会之库里已没有足够的储备。因此今天我们要求将支票兑现——这张支票将给予我们宝贵的自由和正义的保障。

我们来到这个圣地也是为了提醒美国，现在是非常急迫的时刻。现在决非侈谈冷静下来或服用渐进主义的镇静剂的时候[2]。现在是实现民主的诺言的时候。现在是从种族隔离的荒凉阴暗的深谷攀登种族平等的光明大道的时候，现在是向上帝所有的儿女开放机会之门的时候，现在是把我们的国家从种族不平等的流沙中拯救出来，置于兄弟情谊的磐石上的时候。

如果美国忽视时间的迫切性和低估黑人的决心，那么，这对美国来说，将是致命伤。自由和平等的爽朗秋天如不到来，黑人义愤填膺的酷暑就不会过去。1963 年并不意味着斗争的结束，而是开始。有人希望，黑人只要撒撒气就会满足；如果国家安之若素[3]，毫无反应，这些人必会大失所望的。黑人得不到公民的权利，美国就不可能有安宁或平静，正义的光明的一天不到来，叛乱的旋风就将继续动摇这个国家的基础。

但是对于等候在正义之宫门口的心急如焚的人们，有些话我是必须说的。在争取合法地位的过程中，我们不要采取错误的做法。我们不要为了满足对自由的渴望而抱着敌对和仇恨之杯痛饮。我们斗争时必须永远举止得体，纪律严明。我们不能容许我们的具有崭新内容的抗议蜕变为暴力行动。我们要不断地升华到以精神力量对付物质力量的崇高境界中去。

现在黑人社会充满着了不起的新的战斗精神，但是我们却不能因此而不信任所有的白人。因为我们的许多白人兄弟已经认识到，他们的命运与我们的命运是紧密相连的，他们今天参加游行集会就是明证。他们的自由与我们的自由是息息相关的。我们不能单独行动。

当我们行动时，我们必须保证向前进。我们不能倒退。现在有人问热心民权运动的人："你们什么时候才能满足？"

只要黑人仍然遭受警察难以形容的野蛮迫害，我们就绝不会满足。

只要我们在外奔波而疲乏的身躯不能在公路旁的汽车旅馆和城里的旅馆找到住宿之所，我们就绝不会满足。

只要黑人的基本活动范围只是从少数民族聚居的小贫民区转移到大贫民区，我们就绝不会满足。

只要密西西比仍然有一个黑人不能参加选举，只要纽约有一个黑人认为他投票无济于事，我们就绝不会满足。

不！我们现在并不满足，我们将来也不满足，除非正义和公正犹如江海之波涛，汹涌澎湃，滚滚而来。

我并非没有注意到，参加今天集会的人中，有些受尽苦难和折磨，有些刚刚走出窄小的牢房，有些由于寻求自由，曾在居住地惨遭疯狂迫害的打击，并在警察暴行的旋风中摇摇欲坠。你们是人为痛苦的长期受难者。坚持下去吧，要坚决相信，忍受不应得的痛苦是一种赎罪。

让我们回到密西西比去，回到亚拉巴马去，回到南卡罗来纳去，回到佐治亚去，回到路易斯安那去，回到我们北方城市中的贫民区和少数民族居住区去，要心中有数，这种状况是能够也必将改变的。我们不要陷入绝望而无法自拔。

朋友们，今天我对你们说，在此时此刻，我们虽然遭受种种困难和挫折，我仍然有一个梦想。这个梦想是深深扎根于美国的梦想中的[4]。

我梦想有一天，这个国家会站立起来，真正实现其信条的真谛："我们认为这些真理是不言而喻的：人人生而平等。"

我梦想有一天，在佐治亚的红山上，昔日奴隶的儿子将能够和昔日奴隶主的儿子坐在一起，共叙兄弟情谊。

我梦想有一天，甚至连密西西比州这个正义匿迹，压迫成风，如同沙漠般的地方，也将变成自由和正义的绿洲。

我梦想有一天，我的四个孩子将在一个不是以他们的肤色，而是以他们的品格优劣来评价他们的国度里生活。

我今天有一个梦想。

我梦想有一天，亚拉巴马州能够有所转变，尽管该州州长现在仍然满口异议，反对联邦法令，但有朝一日，那里的黑人男孩和女孩将能与白人男孩和女孩情同骨肉，携手并进。

我今天有一个梦想。

我梦想有一天，幽谷上升，高山下降，坎坷曲折之路成坦途，圣光披露，满照人间。

这就是我们的希望。我怀着这种信念回到南方。有了这个信念，我们将能从绝望之岭劈出一块希望之石。有了这个信念，我们将能把这个国家刺耳的争吵声，改变成为一支洋溢手足之情的优美交响曲。

有了这个信念，我们将能一起工作，一起祈祷，一起斗争，一起坐牢，一起维护自由；因为我们知道，终有一天，我们是会自由的。

在自由到来的那一天，上帝的所有儿女们将以新的含义高唱这支歌："我的祖国，美丽的自由之乡，我为你歌唱。你是父辈逝去的地方，你是最初移民的骄傲，让自由之声响彻每个山冈。"

如果美国要成为一个伟大的国家，这个梦想必须实现。让自由之声从新罕布什尔州的巍峨峰巅响起来！让自由之声从纽约州的崇山峻岭响起来！让自由之声从宾夕法尼亚州阿勒格尼山的顶峰响起来！

让自由之声从科罗拉多州冰雪覆盖的落基山响起来！让自由之声从加利福尼亚州蜿蜒的群峰响起来！不仅如此，还要让自由之声从佐治亚州的石岭响起来！让自由之声从田纳西州的瞭望山响起来！

让自由之声从密西西比的每一座丘陵响起来！让自由之声从每一片山坡响起来。

当我们让自由之声响起来，让自由之声从每一个大小村庄、每一个州和每一个城市响起来时，我们将能够加速这一天的到来。那时，上帝的所有儿女，黑人和白人，犹太教徒和非犹太教徒，耶稣教徒和天主教徒，都将手携手，合唱一首古老的黑人灵歌："终于自由啦！终于自由啦！感谢全能的上帝，我们终于自由啦！"

[1] 一位伟大的美国人：指美国第 16 届总统林肯。

[2] 渐进主义：美国民权运动中的保守主张，号召人们按部就班行事，不要采取过激的行动来达到目的。

[3] 安之若素：对于困危境地或异常情况，一如平素，泰然处之。

[4] 美国的梦想：一个通用的口号，即美国所宣传的赖以立国的民主、平等、自由的理想。

【导读】

本文选自钱满素选编的《我有一个梦想》（世界散文随笔精品文库·美国卷），据中国社会科学出版社 1993 年版。作者马丁·路德·金（1929—1968 年），美国黑人民权领袖，杰出的政治家。1964 年马丁·路德·金被授予诺贝尔和平奖。1968 年 4 月，他在演讲时被行刺者枪杀。

《我有一个梦想》回顾并肯定林肯签署《解放黑奴宣言》的重大意义，揭示黑人生活的现状，抨击美国社会黑暗的一面，提出自己的正当要求，并特别强调讲究反抗种族歧视的斗争策略，最后以描绘多个"梦想"的方式来展望前途。这篇演讲词，言辞雄辩，气势磅礴，饱满的激情通过形象化的语言表现出来，深深地感染着听众，引起人们的共鸣。

【研讨】

1. 演说辞开篇阐明了"签署解放黑奴宣言"的巨大意义，作者这样写有什么作用？

2. 马丁·路德·金曾言："爱是基督教最高信仰之一，但还有另一面，叫作正义。正义是深思熟虑的爱，正义是克服了与爱相悖者的爱。"试分析在本文中，作者是如何处理爱与正义之关系的？

【推荐书目】

1. ［美］瓦莱里·施勒雷特，帕姆·布朗著. 马丁·路德·金传. 汪群译. 上海世界图书出版公司，1997.

2. ［美］艾捷尔著. 美国赖以立国的文本. 赵一凡，郭国良译. 海南出版社，2000.

第七单元　珍爱生命

本　生

《吕氏春秋》

始生之者[1]，天也；养成之者，人也。能养天之所生而勿撄之[2]，谓之天子。天子之动也，以全天为故者也[3]。此官之所自立也[4]。立官者，以全生也。今世之惑主，多官而反以害生，则失所为立之矣。譬之若修兵者，以备寇也。今修兵而反以自攻，则亦失所为修之矣。

[1] 始：最初。

[2] 撄（yīng）：触犯。

[3] 全：顺从。　　故：事。

[4] 自：从。

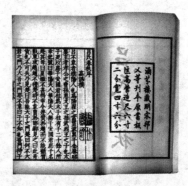

《吕氏春秋》书影

夫水之性清，土者汩之[1]，故不得清；人之性寿，物者汩之，故不得寿。物也者所以养性也，非所以性养也。今世之人，惑者多以性养物，则不知轻重也。不知轻重，则重者为轻，轻者为重矣。若此，则每动无不败。以此为君，悖；以此为臣，乱；以此为子，狂。三者国有一焉，无幸必亡。

今有声于此，耳听之必慊[2]，已听之则使人聋[3]，必弗听；有色于此，目视之必慊，已视之则使人盲，必弗视；有味于此，口食之必慊，已食之则使人瘖[4]，必弗食。是故圣人之于声色滋味也，利于性则取之，害于性则舍之，此全性之道也。世之贵富者，其于声色滋味也多惑者，日夜求，幸而得之则遁焉[5]。遁焉，性恶得不伤？万人操弓，共射一招[6]，招无不中；万物章章[7]，以害一生，生无不伤；以便一生[8]，生无不长。故圣人之制万物也，以全其天也，天全则神和矣，目明矣，耳聪矣，鼻臭矣，口敏矣，三百六十节皆通利矣[9]。若此人者，不言而信，不谋而当，不虑而得，精通乎天地，神覆乎宇宙，其于物无不受也，无不裹也，若天地然；上为天子而不骄，下为匹夫而不惛[10]，此之谓全德之人。

[1] 汩（gǔ）：搅乱。

[2] 慊（qiè）：满足，惬意。

[3] 已：太过。

[4] 瘖：哑。

［5］遁：通"循"。指流逸不能自禁。

［6］招：箭靶。

［7］章章：繁盛的样子。

［8］便：利。

［9］三百六十节：指全身所有关节。

［10］惛：通"闷"。忧闷。

　　贵富而不知道，适足以为患，不如贫贱。贫贱之致物也难，虽欲过之奚由？出则以车，入则以辇[1]，务以自佚[2]，命之曰招蹶之机[3]；肥肉厚酒，务以自强，命之曰烂肠之食；靡曼皓齿[4]，郑、卫之音[5]，务以自乐，命之曰伐性之斧：三患者，贵富之所致也。故古之人有不肯贵富者矣，由重生故也，非夸以名也，为其实也。则此论之不可不察也。

　　［1］辇：古时用人拉或推的车子。

　　［2］佚；通"逸"，逸乐。

　　［3］蹶：萎蹶，足病。太过逸乐，则血脉不通，骨干不坚，形成足病。

　　［4］靡曼皓齿：指美色。靡曼，细理弱肌。皓，洁白。

　　［5］郑、卫之音：春秋战国时郑、卫两国的民间音乐，被视为淫靡之音。

【导读】

本文选自《吕氏春秋》卷一，据上海古籍出版社 1996 年版。《吕氏春秋》是秦相吕不韦召其门客集体撰写而成。吕不韦（？—前 235 年），战国末期卫国濮阳（今河南濮阳西南）人。著名政治家、思想家，官至秦国丞相。《吕氏春秋》又名《吕览》，有十二纪、八览、六论，共 20 余万言，汇集了先秦各派学说。

本文是《吕氏春秋·孟春纪第一》的第二篇。作者从"物"与"性（生）"的关系阐述"全生""保性"的养生观，认为外物既可以养生，又可以伤生，要正确处理"生"与"物"的关系，要以物养性（生），利于性则取之，害于性则舍之，不能太过，过则害生。文章善用排比和形象的比喻，善于说理，语言简练而寓意深刻。

【研讨】

1. 简述本文所提出的养生观。

2. 本文所说的"三患者"具体指什么？

【推荐书目】

1. 王范之．吕氏春秋研究．内蒙古大学出版社，1993.

2. 高诱．诸子集成（第六册）．中华书局，1978.

尘世是唯一的天堂

林语堂

　　既然大家都是动物，所以我们只有在正常的本能上，获得正常的满足，我们才能够获得真正的快乐。

我们的生命总有一日会灭绝的，这种省悟，使那些深爱人生的人，在感觉上增添了悲哀的诗意情调。然而这种悲感却反使中国的学者更热切深刻地要去领略人生的乐趣。我们的尘世人生因为只有一个，所以我们必须趁人生还未消逝的时候，尽情地把它享受。如果我们有了一种永生的渺茫希望，那么我们对于这尘世生活的乐趣，便不能尽情地领略了。吉士爵士（Sir Arthur Keith）曾说过一句和中国人的感想不谋而合的话[1]："如果人们的信念跟我的一样，认尘世是唯一的天堂，那么他们必将更竭尽全力，把这个世界造成天堂。"苏东坡的诗中有"事如春梦了无痕"之句，因为如此，所以他那么深刻坚决地爱好人生。在中国的文学作品中，常常可以看到这种"人生不再"的感觉。中国的诗人和学者，在欢娱宴乐的时候，常被这种"人生不再""生命易逝"的悲哀感觉所烦扰，在花前月下，常有"花不常好，月不常圆"的伤悼。李白在《春夜宴桃李园序》一篇赋里有着两句名言："浮生若梦，为欢几何？"王羲之在和他的一些朋友欢宴的时候[2]，曾写下《兰亭集序》这篇不朽的文章，他把"人生不再"的感觉表现得最为亲切：

永和九年，岁在癸丑，暮春之初，会于会稽山阴之兰亭，修禊事也。群贤毕至，少长咸集。

此地有崇山峻岭，茂林修竹，又有清流激湍，映带左右，引以为流觞曲水，列坐其次，虽无丝竹管弦之盛，一觞一咏，亦足以畅叙幽情。是日也，天朗气清，惠风和畅。仰观宇宙之大，俯察品类之盛，所以游目骋怀，足以极视听之娱，信可乐也。

夫人之相与，俯仰一世，或取诸怀抱，晤言一室之内；或因寄所托，放浪形骸之外。虽取舍万殊，静躁不同，当其欣于所遇，暂得于己，快然自足，曾不知老之将至。及其所之既倦，情随事迁，感慨系之矣！向之所欣，俯仰之间，已为陈迹，犹不能不以之兴怀。况修短随化，终期于尽！古人云："死生亦大矣。"岂不痛哉！

每览昔人兴感之由，若合一契，未尝不临文嗟悼，不能喻之于怀。固知一死生为虚诞，齐彭殇为妄作。后之视今，亦犹今之视昔，悲夫！故列叙时人，录其所述。虽世殊事异，所以兴怀，其致一也。后之览者，亦将有感于斯文。

我们都相信人总是要死的，一支烛光，总有一日要熄灭的，我认为这种感觉是好的。它使我们清醒，使我们悲哀；它也使某些人感到一种诗意。此外还有一层最为重要：它使我们能够坚定意志，去想过一种合理的、真实的生活，随时使我们感悟到自己的缺点。它也使我们心中平安，因为一个人的心中有了那种接受恶劣遭遇的准备，才能够获得平安。由心理学的观点看来，它是一种发泄身上储力的程序。

中国的诗人与平民，即使是在享受人生的乐趣时，下意识里也常有一种好景不常的感觉，例如在中国人欢聚完毕时，常常说："千里搭凉棚，没有不散的日子。"所以人生的宴会便是尼布甲尼撒（Nebuchadnezzar，古巴比伦国王，以强猛、骄傲、奢侈著称）的宴会[3]。这种感觉使那些不信宗教的人们也有一种神灵的意识。他观看人生，好比是宋代的山水画家观看山景，是给一层神秘的薄雾包围着的，或者是空气中有着过多的水蒸气似的。

我们消除了永生观念，生活上的问题就变得简单了。问题就是这样的：人类的寿命有限，很少能活到七十岁以上，因此我们必须把生活调整，在现实的环境之下，尽量地过着快乐的生活。这种观念是儒家的观念。它含着浓厚的尘世气息，人类的活动依着一种固执的常识而行，他的精神，就是桑泰雅拿所说，把人生当做人生看的"动物信念"。根据这个动物的信念，我们可以把人类和动物的根本关系，不必靠达尔文的帮助，也能作一个明慧的猜测，这个动物的信念，使我们依恋人生——本能和情感的人生。因为我们相信：既然大家都是动物，所以我们只有在正常的本能上，获得正常的满足，我们才能够获得真正的快乐。这包括着生活各方面的享受。

这样说起来，我们不是变成唯物主义者了吗？但是这个问题，中国人是几乎不知道怎样回答的。因为中国人的精神哲理，根本是建筑在物质上的，他们对尘世的人生，分不出精神或是肉体。无疑地他爱物质上的享受，但这种享受就是属于情感方面的。人类只有靠理智，才能分得出精神和肉体的区别，但是上面已经说过，精神和肉体享受必须通过我们的感官。音乐无疑的是各种艺术中最属于心灵的，它能够把人们高举到精神的境界里去，可是音乐必须通过我们的听觉。所以对于为什么食物的享受跟交响曲相比更不属于心灵的这一问题，中国人实在有些不明白。我们只有在这种实际的意义上，才能意识到我们所爱的女人。我们要分别女人的灵魂和肉体是不可能的。我们爱一个女人，不单是爱她外表的曲线美，并且也爱她的举止，她的仪态，她的眼波和她的微笑。那末，这些是属于肉体的呢？还是精神的呢？我想没有人能回答出来吧！

［1］吉士爵士（1866—1955年）：苏格兰解剖学家和人类学家。

［2］王羲之（303—361年）：东晋时期著名书法家，代表作《兰亭序》被誉为"天下第一行书"。

［3］尼布甲尼撒（约前630—前561年）：尼布甲尼撒二世，古巴比伦最著名的国王，曾征服了犹大国和耶路撒冷。

【导读】

本文选自《尘世是唯一的天堂》，据中国国际广播出版社2007年版。作者林语堂（1895—1976年），原名林和乐，又名林玉堂，福建龙溪人。中国现代著名作家、翻译家、语言学家。早年留学美国、德国，获哈佛大学文学硕士、莱比锡大学语言学博士学位。回国后在北京大学、厦门大学任教。先后两度获得诺贝尔文学奖提名。在其一生种类颇多的著述中，散文成就尤为突出，多用充满诗意化、感悟性的语言描述人生。

本文谈论了生与死的话题，在举重若轻的文字背后，透视着作者对生命本体认识的直接和达观。作者面对生与死的豁达令人敬畏，既点醒了我们在尘世生活的信念，也指出了我们应从生命中得到的乐趣，字里行间流露着脱尽伪饰的率真和从容淡定的平常心。文章语言平实流畅，随手写来，在轻松的笔调中发人深思，引人深省。

【研讨】

1. 按照作者的观点，我们应该怎样从尘世生活领略人生的乐趣？

2. 怎样理解"尘世是唯一的天堂"？

【推荐书目】

1. 林语堂. 生活的艺术. 群言出版社，2009.

2. 范炎. 林语堂散文. 浙江文艺出版社，2009.

NOTE

"我要弄明白我是谁"

——《解剖刀下的风景：人体探索的背景文化》小引

余凤高

在威廉·莎士比亚以丰富而深刻的人生体验创造出的他最伟大的剧作之一《李尔王》中[1]，那个像是被剥空了的"豌豆荚"的主人公李尔王，目睹了社会的黑暗、亲尝到人生的残酷之后，在极度的绝望、痛苦和愤怒中，喊出：

谁能够告诉我，我是什么人？

我要弄明白我是谁。

"我要弄明白我是谁"是一句具有深邃哲理内涵的话语，它蕴含了人类渴求了解自身的强烈愿望。

还在人类的童年时代，希腊神话中就出现了狮身人面怪物斯芬克斯（Sphinx）从缪斯（Muses）那里传授来的最难解的谜

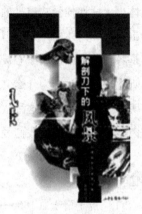

《解剖刀下的风景》书影

语[2]：说有一物，早晨四只足，中午两只足，晚上三只足，但不论何时，都只发一种声音。请问是何物？这个谜语的谜底就是人。谜面的意思是人在婴儿时期，得靠四肢爬行，长大后仅用两脚即可步行，到年迈时又得倚仗挂杖才能行走，所以像是三只脚。但是在未来的底比斯国王俄狄浦斯（Oedipus）之前没有一个人能猜中这个谜[3]，象征了"人"是最难解的谜。几千年来，斯芬克斯的神话和卧像不但遍及希腊和埃及，还出现于全欧洲，甚至亚洲，表明了人们对它那神秘之谜的普遍兴趣。这也因为人类在实践中感到，人自己本身是最需要认识、却也是最不容易认识的对象，既需要人的思维主体把自己全身的器官当做客体来认识，又要从认识人的外界进而认识人的自身，还要从认识人自身的机体深入到认识它自身的心灵，并且要从深入自己心灵的表层意识到认识那个自己都无所知的潜意识。从刻在古希腊德尔菲阿波罗神殿正面上的"认识自己"的题词，到法国思想家米歇尔·德·蒙田（Michel de Montaigne）的著名论断"世界上最重要的事情就是认识自我"[4]，到法国后印象派画家保罗·高更（Paul Gauguin）作品《我们来自何处？我们是什么？我们向何处去？》[5]，都在试图弄清这个问题。连荷籍美国通俗历史学家亨德里克·房龙（Hendrik Willem yan Loon）在他所著的书《人类的故事》开头[6]，也提出这样的问题：

我们生活在一个巨大问号的阴影底下，

我们是谁？

我们来自哪里？

我们去向何方？

有多少哲学家、思想家、作家、艺术家被认识自己、了解自己这个问题所吸引啊！

不错，18 世纪著名的英国诗人亚历山大·蒲柏（Alexander Pope）曾经在他《论人》的诗简中写到[7]：

认识你自己，勿需上帝审视，

只有人能够正确认识人类。

但这仅仅表明人对认识自己在总体上表现出的一点信念。实际是，人类要认识自己是何等的艰难啊！读一读生理学史、解剖学史、医学史、人类学史、考古学史、政治史、思想史、文化史，就会了解，人在认识自己的过程中，即使是一点点微小的进展和深化，都是多么地不容易，需要付出何等高昂的代价，有时甚至是血的代价。同时，在认识自己的过程中，人类常常也并不只是着眼于人体本身这一范畴，而有意无意地会显示出时代的文化特征。如此看来，沐浴在21世纪曙光中的人，回过头去看几千年里人类认识自己的历史，毫无疑义是极有意义也极有趣味的。

［1］莎士比亚（1564—1616年）：英国文艺复兴时期伟大的剧作家、诗人，欧洲文艺复兴时期人文主义文学的集大成者。

［2］斯芬克斯：最初源于古埃及的神话，被描述为长有翅膀的怪兽。希腊神话中的狮身人面怪兽曾盘踞在道路上，向过路的行人问一个谜语。谜语的内容为：是什么动物，早上四条腿走路，中午两条腿走路而晚上三条腿走路？谜语的答案是"人"。早上、中午、晚上分别比喻人的幼年、中年和老年。传说这个谜题后来被年轻的希腊人俄狄浦斯答对，斯芬克斯因而自杀。　　缪斯：古希腊神话中科学、艺术女神的总称，为主宰宙斯与记忆女神谟涅摩叙涅所生。欧洲诗人常以她比作灵感与艺术的象征。

［3］俄狄浦斯：外国文学史上典型的命运悲剧人物。是希腊神话中忒拜（Thebe）的国王拉伊奥斯（Laius）和王后约卡斯塔（Jocasta）的儿子，他在不知情的情况下，杀死了自己的父亲并娶了自己的母亲。

［4］米歇尔·德·蒙田（1533—1592年）：法国文艺复兴后重要的人文主义作家，启蒙运动以前法国的一位知识权威和批评家，也是一位人类感情的冷峻的观察家，一位对各民族文化，特别是西方文化进行冷静研究的学者。

［5］保罗·高更（1848—1903年）：法国后印象派画家，与塞尚、梵高合称后印象派三杰。他的画作充满大胆的色彩，在技法上采用色彩平涂，注重和谐而不强调对比，代表作品有《讲道以后的幻景》等。

［6］亨德里克·房龙（1882—1944年）：荷裔美国人，著名学者，出色的通俗作家。

［7］亚历山大·蒲柏（1688—1744年）：18世纪英国最伟大的诗人，杰出的启蒙主义者。

【导读】

本文选自《解剖刀下的风景：人体探索的背景文化》，据山东画报出版社2000年7月版。作者余凤高（1932—　），作家，浙江黄岩人。《解剖刀下的风景：人体探索的背景文化》是作者计划中的医学与文化丛书的第二部。此书从文化的视角详尽记叙了人类对人体自身由蒙昧到科学的认知过程，内容所涉多为人类学史、医学史、考古学史、生理学史和文学史上的典型人物或事件。

本文是《解剖刀下的风景：人体探索的背景文化》一书的小引。开篇用莎士比亚戏剧作品中的一段话，巧妙地引出全文的中心议题"我要弄明白我是谁"；接着，又引用古希腊斯芬克斯的著名神话，列举众多哲学家、思想家、作家和艺术家在认识自身时所产生的困惑，表达了人类渴求了解自身的强烈愿望和认识自身的艰难，强调了考察生理文化，即人类研究自身时的背景文化的必要性和重要意义。文章语言简洁，结构清晰，思想深刻。在论述时善于旁征博引，例证丰富，形象生动。

【研讨】

1. 本文使用了哪些例证？有何妙处？

2. 怎样理解"沐浴在21世纪曙光中的人，回过头去看几千年里人类认识自己的历史，毫无疑义是极有意义也极有趣味的"？

NOTE

【推荐书目】

1. 余凤高. 呻吟声中的思索：人类疾病的背景文化. 山东画报出版社，1999.
2. 余凤高. 解剖刀下的风景：人体探索的背景文化. 山东画报出版社，2000.

热爱生命

食　指

也许我瘦弱的身躯像攀附的葛藤，
把握不住自己命运的前程，
那请在凄风苦雨中听我的声音，
仍在反复地低语：热爱生命。

也许经过人生激烈的搏斗后，
我死得比那湖水还要平静。
那请去墓地寻找我的碑文，
上面仍会刻着：热爱生命。

我下决心：用痛苦来做砝码，
我有信心：以人生作为天平，
我要称出一个人生命的价值，
要后代以我为榜样：热爱生命。

的确，我十分珍惜属于我的
那条弯弯曲曲的荒草野径，
正是通过这条曲折的小路，
我才认识到如此艰辛的人生。

我流浪儿般的赤着双脚走来，
深感到途程上顽石棱角的坚硬，
再加上那一丛丛拦路的荆棘，
使我每一步都留下一道血痕。

我乞丐似的光着脊背走去，
深知道冬天风雪中的饥饿寒冷，
和夏天毒日头烈火一般的灼热，
这使我百倍地珍惜每一丝温情。

但我有着向命运挑战的个性，

虽是屡经挫败，我决不轻从。

我能顽强地活着，活到现在，

就在于：相信未来，热爱生命。

1979 年

【导读】

本文选自《食指诗选》，据人民文学出版社，2009 年版。作者食指（1948—），本名郭路生，山东鱼台人，当代著名诗人。1969 年赴山西插队务农，1971 年应征入伍，后因遭受强烈刺激导致精神分裂。但他没有丧失信念，从未停止所热爱的诗歌创作。他相信未来，热爱生命，写下了大量脍炙人口的诗作。主要著作有《相信未来》《食指的诗》等诗集。

这首诗写于"文革"结束后不久的 1979 年，堪称是《相信未来》的姊妹篇。诗人以异乎寻常的坚毅、刚强、执着和热烈，以一种近于悲壮的口吻告诉人们，不管人生多么艰辛，命运多么坎坷，都必须坚忍不拔，勇于向命运挑战，实现生命的价值。诗歌多选取那些带有痛苦和悲哀色彩的客观物象，如"攀附的葛藤""凄风苦雨""荒草野径""顽石棱角的坚硬""拦路的荆棘""冬天风雪""夏天毒日"等，借物载情，寓理于形，充分构筑了全诗沉郁丰沛的思想和感情；加之语言朴实，格式工整，韵律优美，给人以强烈的美感和向上的力量。

【研讨】

1. 为什么说生命的价值要用痛苦来称量？

2. 你认为热爱生命的最好方式是什么？

【推荐书目】

1. 食指. 食指的诗. 人民文学出版社，2000.

2. 姬婧英. 用诗歌冒犯时代的疯子——诗人食指. 武汉大学出版社，2013.

"怀大爱心，做小事情"

——《活着就是爱》中文版序

何光沪

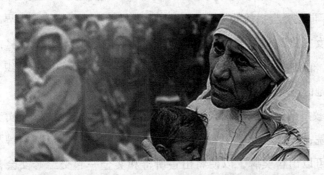

战火中的无畏天使。1982 年，在贝鲁特难民营遭围攻的紧要关头，

特蕾莎修女斡旋以色列军与巴勒斯坦游击队之间实现暂时停火，

并因此得以从一座处于交战前线的医院中成功救出 37 名孩童。

NOTE

她创建的组织有四亿多的资产，世界上最有钱的公司都乐意捐款给她；她的手下有七千多名正式成员，还有数不清的追随者和义务工作者分布在一百多个国家；她认识众多的总统、国王、传媒巨头和企业巨子，并受到他们的仰慕和爱戴……

可是，她住的地方，唯一的电器是一部电话；她穿的衣服，一共只有三套，而且自己洗换；她只穿凉鞋没有袜子……

她把一切都献给了穷人、病人、孤儿、孤独者、无家可归者和垂死临终者；她从 12 岁起，直到 87 岁去世，从来不为自己，而只为受苦受难的人活着……

在这个世界上，古往今来有不少富豪，对穷苦人慷慨解囊，有不少慈善家，开办了不少孤儿院、养老院……然而，她不是富豪，因为她没有留给自己一分钱，甚至也不去挣钱，不去募款；她也不是一般的慈善家，因为她的目的，不是仅仅为穷人和鳏寡孤独者提供衣食住处，不是仅仅为病人和遭灾遭难者提供医疗服务，而是要在这一切之中，这一切之外，给这些人带去爱心，让他们感到自己有尊严、感到自己被人爱！为此，她愿意向这些人下跪；她立志要服侍穷人，所以先变成了穷人；她放弃了安适的修女和教师生活，穿上穷人的衣服，一头扎进贫民窟、难民营和各种各样的传染病人之中，五十年如一日；她的追随者们为了让服侍的对象觉得有尊严，也仿效她的榜样，过着穷人的生活，以便成为穷人的朋友。这种远远超过一般慈善事业的宗旨，体现在她的这句话中："除了贫穷和饥饿，世界上最大的问题是孤独和冷漠……孤独也是一种饥饿，是期待温暖爱心的饥饿。"所以，她的一生，用她自己的话来说，是"怀大爱心，做小事情"。

她，就是被称为"贫民窟的圣人"的特蕾莎（亦译德肋撒或特雷莎修女）。她也被世人亲切地称为"特蕾莎嬷嬷"。1979 年，诺贝尔委员会从包括促成埃以和谈的美国总统卡特在内的56 位候选人中，选出了她，把诺贝尔和平奖这项殊荣授予了这位除了爱一无所有的修女。授奖公报说："她的事业有一个重要的特点：尊重人的个性，尊重人的天赋价值。那些最孤独的人、处境最悲惨的人，得到了她真诚的关怀和照料。这种情操发自她对人的尊重，完全没有居高施舍的姿态。"公报还说："她个人成功地弥合了富国与穷国之间的鸿沟，她以尊重人类尊严的观念在两者之间建设了一座桥梁。"

她的答辞是："这项荣誉，我个人不配领受，今天，我来接受这项奖金，是代表世界上的穷人、病人和孤独的人。"所以，把这笔巨额奖金全部用来为穷人和受苦受难的人们办事，这对她来说是最最自然不过的事情。一向克己的她还向诺贝尔委员会请求取消照例要举行的授奖宴会。诺贝尔委员会当然答应了这一请求，并且把省下来的 7100 美元赠予了她领导的仁爱修会。与此同时，瑞典全国掀起了向仁爱会捐款的热潮。自此以后，她的事业得到了全世界越来越多的支持。

从"印度伟大女儿奖"到美国总统自由勋章，从卡内基奖到史怀泽奖，全世界至少有八十多个国家的元首、首脑、政府和各大领域的机构以及各个方面的国际组织，都向她颁发过崇高的荣誉和奖项。她的态度从以下两例可见一斑。

1964 年，罗马教皇赠给她一辆白色林肯牌轿车，她将车作为抽彩义卖奖品，用所得款项建了一座麻风病医院；1992 年，美国哥伦布骑士团将"喜乐与希望"奖牌授予她[1]，获奖后她立即打听在哪里可以出售奖牌，以便将出售所得和奖金一起交给修女会，用于救助穷人的事业。

特蕾莎 1910 年生于南斯拉夫境内的一个阿尔巴尼亚族农家，本名阿格尼丝。她的家乡位于现在脱离南联盟独立的马其顿首都斯科普里，那一带至今还为贫穷、混乱和民族矛盾所困扰。她小小年纪就开始思索人生，12 岁时感悟到自己的天职是帮助穷人，这决定了她被称为"活圣人"的一生。17 岁时，她发了初愿，到爱尔兰的劳莱德修女院学习，随后到印度大吉岭受训，27 岁时发终身愿成为修女。结业后在加尔各答修会办的圣马利亚女校教授地理和历史。加尔各答的贫民窟又多又脏[2]，在世界大城市中是出了名的，以至被印度总理尼赫鲁称为"恶梦之城"，特蕾莎所住的修道院就位于其中最贫穷最肮脏的地区。在这位在女子学校和修院高墙内过着优雅的欧式生活的欧洲女子看来，周围那个凄惨破败、可怕肮脏的环境，那些瘦骨嶙峋、皮肤黝黑、衣不蔽体、臭气熏人的乞丐、孤儿、老弱、病人和穷汉，不但是不应逃避的，而且是不能漠视的；不但是不能漠视的，而且是必须帮助的；不但是必须帮助的，而且是值得去爱的！于是，出于对受苦受难者的爱，出于帮助他们的愿望，她退出了劳莱德修会，成立了一个专门无偿地服侍受苦人的修会，即"仁爱传教会"。她身无分文，只有两名志同道合的修女作帮手，先是到一个美国医护修女会学习医疗护理，然后向加尔各答市政府申请到一间旧神庙中的两个房间，收治被遗弃的危重病人，给予细心的护理，让孤苦的濒死者在修女们的爱抚中得到临终的关怀，最后还按死者自己的宗教信仰和风俗习惯办理后事。这是仁爱传教会创办的第一个机构，被称为"纯洁之心"。随后，她又设立了一所露天学校，收容失学儿童和流浪孤儿，一面给予教育，一面为他们寻找愿意收养的人家。不久之后，她又开始关注麻风病人的境况，这种已可治愈的疾病被人们视为瘟疫，致使病人被周围的人遗弃，心灵的痛远胜于身体的病痛。特蕾莎为此开办了许多麻风病人收容诊疗中心，多年后竟使孟加拉大城市吉大港的麻风病治愈率达到了百分之百。当艾滋病开始被人们视为新瘟疫，一般人对病人避之唯恐不及的时候，特蕾莎又奔走于欧美各国，设立了多家艾滋病患者收容所，在医生治疗的同时，她和她的修女们则给予护理。

在所有这些事情中，特蕾莎不仅仅表现了罕见的组织才能，更重要的是表现了本真的爱心。她细心地从腐烂的伤口中捡出蛆虫，亲切地抚摸麻风病人的残肢……所有这些深深地感动了全世界的人们。靠着这种爱心，也仅仅靠着这种爱心，她赢得了成千上万的追随者，在世界上一百多个国家建立了近千个类似的机构，把食物、衣服、住房、药品、医护、教育……送到了千百万穷人、孤儿、灾民、病人和被遗弃者的身边，使他们感到有人在爱着他们。在这些事情中，特蕾莎和她的追随者的爱心已达到自我牺牲的程度，否则我们就不会看到，越是人们的自私自爱之心阻挡人们前往的地方，他们越是要去：大城市里的贫民窟，荒凉贫瘠的高寒山区，饥荒和瘟疫流行的穷国，随时有生命危险的震区和战区……为了这些，有时她甚至得冒险犯难去克服一些政治上的障碍，例如，为了帮助海湾战后的伊拉克人民，她曾同一位神父两位修女前往巴格达[3]；为了到切尔诺贝利核污染地区帮助受害者[4]，她曾到当时禁止宗教团体办慈善事业的苏联去提出建立工作站的愿望，并终于在两年后得到批准……

特蕾莎也曾经上法庭打官司。1984 年，她同一个名叫"赞助特蕾莎修女基金会"的组织对簿公堂，目的是要向全世界宣告：她反对任何人以她的名义募捐筹款；她希望人们不要关注她而只关注她要去帮助的那些人。确实，她散布在世界各地的慈善事业及其资产，都来自她个人的奉献和人们自愿的捐献。她要求手下的人只为受苦的人们服务，绝不要操心金钱问题，因为，要让人感到被爱，需要的只是充满爱心的行动，其余的事听凭上主的安排。她经常对手下的人说："你们不必注重成果数字。凡是有益于穷人和被弃者们的爱的行动，不管怎样微小，在耶稣看来都是重要的。"1969 年，被这种精神感动的人们成立了"特蕾莎嬷嬷合作者国际协会（International Association of Co-workers of Mother Teresa）"，现有会员数十万人。这个组织不要求会员缴会费，也不筹集资金，只是通过"祈祷、克己和为穷苦人服务"来支持仁爱传教会的工作，被称为"世界上最无组织的组织"。

特蕾莎从少年立志到弥留之际，几十年如一日奔波操劳，身患重病时依然毫不停歇，只是为了世界上最底层、最悲惨的穷苦人们。所以，在另一位以慈爱之心感动千百万人的妇女，英国王妃戴安娜的葬礼正吸引世人目光的时候，特蕾莎去世的噩耗传来，引起了全世界更大的震动：在印度，成千上万的普通人冒着倾盆大雨走上街头，悼念他们敬爱的"特蕾莎嬷嬷"，政府宣布为她举行国葬，全国哀悼两天，总统为此宣布取消官方活动，总理亲往加尔各答敬献花圈，发表吊唁演说；从新加坡到英国，从新西兰到美国，各国元首和政府首脑纷纷发表讲话，为这位"仁慈天使"的逝世感到悲痛；联合国教科文组织专门发表声明向她致敬，罗马教廷专门举行弥撒为她追思；菲律宾红衣主教梅辛称她为"代表和平、代表牺牲、代表欢乐"的象征，甚至印度最大的清真寺的伊斯兰教长布哈里也说，她是一位"永生的伟大的圣人"！

为这本书写序，实际上我是不配的，因为我觉得自己的名字不配与特蕾莎的名字放在一起。

我之所以还是写了，不仅是因为无法推却编辑朋友的嘱托，而且更因为这嘱托包含着非常重要的理由，不仅是因为这本书关于特蕾莎的事迹说得太少（因为她从不多说自己），而且更因为我愿意多了解一下她的事迹，并且向读者朋友介绍。

我自信有时能写漂亮的文章，特蕾莎从不自信（她说："我微不足道，主才是一切"），却终生做着天底下最美丽的事情。我相信，这篇文章一点儿也不漂亮，恰恰是因为她做的事情太美丽。

漂亮的文章不能给街头的弃儿带来什么东西，但是特蕾莎的仁爱修女会给千千万万的穷苦人带来的，不仅有饮食和被盖，而且有内心的温暖，有做人的尊严，有来自天上的爱！

她在这本书中提醒我们：世界上有那么多的人死于苦难之中，只是因为我们没有伸出援手，将我们可以给出的食物、衣服和爱心带给他们！她更提醒我们：饥饿者需要的不单是食物，受冻者需要的不单是衣服，无家者需要的不单是住房，他们同你我一样，所需要的，还有人与人之间亲切的关系，还有人对人的情谊和关心，还有很少人愿意给予陌生人的爱心！

读到这些，我们能不羞愧吗？

我们每天从报纸上、杂志上、广播里、电视里看到和听到那么多的人在受难，我们每天在城市里、乡村里、邻里中、家庭中感受到那么多的人在受苦，但是，我们往往无动于衷！

看到特蕾莎的事迹，我们能不羞愧吗？

在一个玩世不恭盛行、贪婪压制人性的时代，特蕾莎，这个来自偏僻乡村的瘦小的妇女，能够挺身出来，走进苦海，释放出如此惊人的能量，感召了如此众多的民众，靠的只是她那份几乎是无限的、但却是坚韧的爱……

这份爱，来自何处？为何会有如此巨大的力量？

答案，就在这本书里，就在她那些简洁的话中……

1999 年 12 月 23 日　于北京西北望斋

[1] 哥伦布骑士团："哥伦布骑士团"是 1882 年成立于美国康涅狄格州纽黑文的慈善组织。该组织为纪念哥伦布而命名，致力于"慈善""团结""兄弟情谊""爱国主义"原则，以救助病弱者、残疾人

和穷人为荣。

[2] 加尔各答（Calcutta）：印度西孟加拉邦的首府。

[3] 巴格达（Baghdad）：伊拉克首都，同时也是巴格达省省会，伊斯兰世界历史文化名城。该名称来自于波斯语，含义为"神的赠赐"。

[4] 切尔诺贝利核污染：切尔诺贝利核电站位于乌克兰北部，是苏联时期在乌克兰境内修建的第一座核电站。1986年核电站的第4号核反应堆在进行半烘烤实验中突然失火，引起爆炸，其辐射量相当于400颗美国投在日本的原子弹。

【导读】

本文选自《活着就是爱》，据四川人民出版社2000年版。作者何光沪（1950—），贵州贵阳人，1989年获中国社会科学院哲学博士学位，任中国人民大学宗教学系教授。主要从事宗教学理论、宗教哲学、基督教神学的研究。著有《信仰之问》《多元化的上帝观——20世纪西方宗教哲学概览》《月映万川——宗教、社会与人生》等作品。

《活着就是爱》这本书收录了1979年诺贝尔和平奖获得者特蕾莎修女的谈话、祷文、默想及书信。本文是中文版的代序，以特蕾莎修女"怀大爱心，做小事情"的人生态度为切入点，从她所做的小事情中勾勒出她"爱与奉献"的伟大一生，表达了作者的钦佩与感慕之情。文章语句平实，感情真挚，排比和反问的应用使文章充满感染力，获得读者的共鸣。

【研讨】

1. 特蕾莎修女怀有的"大爱心"具体指的是什么，是如何体现在她所做的"小事情"上的？

2. 作者在序文的结尾提出了两个反问，联系自身讨论现实意义。

【推荐书目】

1. 陈大道. 特蕾莎修女传. 陕西师范大学出版社，2010.

2. 英·路易斯著. 四种爱. 汪咏梅译. 华东师范大学出版社，2013.

康复本义断想（节选）

史铁生

让不能行动的人重新可以行动，使不能工作的人重新能够工作，为丧失谋生能力的人提供生存保障，这无疑是非常重要的。但是，若仅此而已便只能算作修理和饲养，不能算作康复（就像把一辆破汽车、一台坏机床修理好，就像在笼中养肥一只鸟儿）。康复的意思是指：使那些不幸残疾了的人失而复得做人的全部权利、价值、意义和欢乐，不单是为了他们能够生存能够生产。

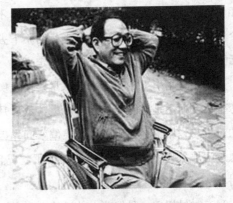

轮椅上的史铁生

NOTE

人来到这个世界上，不是为了完成一连串的生物过程，而是为了追寻一系列的精神实现；不是为了当一部好机器，而是为了创造幸福也享有幸福，倘有人说他不渴望幸福，方便的话我们可以给他一点教训，为了他竟敢说谎竟敢亵渎全人类的方向（至于对幸福的不同理解，至于在通往幸福的路上必然散布着痛苦，那是另外的问题）。

正因为行动、工作和生存保障，可能提供给我们创造幸福并享有幸福的机会，它才是重要的，才可算作康复的步骤之一。但是，是不是一个能够行动、工作和生存的人，就一定能够如醉如痴地成为一个幸福的创造者和享有者呢？要回答这个问题，只需记起一件事就够了：一个身体健全且衣食住行都不愁的人，也可能自杀。

如果我们终于承认了残疾人也是人，如果我们终于相信了人不是为活着而活着的动物，也不是为了生产而配置的机器。如果这样的前提已经确立，而我们要是还说："残疾人的就业问题尚且没有完全解决，哪还顾得上其他（譬如说残疾人的爱情问题）呢？"那么，要想证明我们的思维能力还是健全的，就只好把上述前提光明磊落地推翻。上述前提当然不容推翻。应该推翻的，是对康复工作的某些简陋的理解，是无意之中仍然轻蔑了残疾人的人权的某些逻辑。譬如说，没有爱情的生活对于健全人来说是不人道的，那么同样的生活对于残疾人来说就应该是可以将就的吗？平等二字忽然到哪儿去了？

也许我们应该先来认真想想什么是人道主义了，虽然这四个字现在已经不太陌生。我们对它习惯的理解大约来源于这样一句话："救死扶伤，实行革命的人道主义。"但是我们现在更想知道的是：我们从濒死中活了过来，我们的伤病已然治愈或已然固定为一种残疾，在这之后，人道主义对我们还有什么见教或效用？如果再没有了，便难免会得出一个骇人听闻的结论：没病没伤且衣食饱暖的活人，是无需人道主义的。也许现在倒是轮到我们来拯救人道主义了：人道主义不仅应该关怀人的肉体，最主要的是得关怀人的灵魂。把一个要死的人救活，把一个人的伤病治好，却听凭它的灵魂被捆缚被冷冻被晾干，这能算是人道吗？一面称赞着他们的身残志不残，一面漠视着他们爱的权利，这能算是人道吗？当一切健全人都赞美着爱的神圣，讴歌"生命诚可贵，爱情价更高"之时，我们却偏偏对残疾人说："你们的就业等等问题尚且艰难，怎么有时间来考虑你们的爱情问题呢？"这应该算是人道还是应该算作歧视？

有一种观点认为：人不能活着又怎么去爱呢？所以他们主张爱情问题当然要放在就业等等问题之后。但是还有一种观点认为：人不能去爱又怎么能活呢？看来，这绝不是先有鸡还是先有蛋式的争议，这乃是对于生命意义的不同理解。限于篇幅先不去论谁是谁非，然而我们有理由相信，一个懂得爱并且可以爱的人，自会不屈不挠地活着并且满怀激情地创造更美的生活；一个懂得爱却不能去爱的人，多半是活不下去的；而一个既不懂得爱也得不到爱的人，即便可以活下去，但是活得像个什么却不一定。

人道主义指引下的康复事业，是要使残疾人活成人而不是活成其他，是要使他们热爱生命迷恋生活，而不是在盼死的心境下去苦熬岁月。所以我以为爱情问题至少是与就业问题同等重要的。生与爱原本是一码事。如果偏要问先迈左腿还是先迈右腿的话，回答是：没了这条腿你休想迈动那条腿。你残疾了你就知道了。况且渴望前行的不是腿，而是人，人之不存，腿之焉附？

我有时候担心：我们费力救活的人，会不会是（或者将会不会是）一个不愿活下去的人？我们隆而重之送去的轮椅，会不会倒为一个孤苦难耐的人提供了寻死的方便？如果爱情对于残疾人来说总是可望不可即的，总是望而生羡生畏生惭生叹的事，如果他们总是被告知：爱情不是你们生活之必需，而是可有可无的奢侈品，那么上述担心绝不是多余的。

要是我们说："人活着不能没有理想"，大概没有谁会反对，可是爱情正是理想之一种，甚或是一切美好理想之动因。没有人无缘无故地想死，一个为得不到爱情权利而死的人，至少不比无缘无故地活着更值得嘲笑。照理说上帝是公正的，他应该在给每一个人生命的同时也给每一个人爱情的权利，要是上帝也有错误也有疏忽，让我们原谅他并以康复工作来帮他纠正和弥补吧。

所幸，使一个人愿意活着比使一个人活着，重要得多，也有效得多（正像有人说过的那样：是不断地给一个人输血呢？还是设法恢复他自身的造血功能）。美好的爱情可以使人愿意活，渴望活，并焕发出千百倍创造生活的力量。还能说这是不如就业重要的事么？

生命的意义当然不只是爱情，但爱情无疑是生命的最美好的意义之一。倘此言不错的话，现在该说说具体事了：为了一切残疾人都可能享有美好的爱情，康复工作应该给他们什么帮助？也许有人会提醒我们注意："健全人也未必都能享有美好的爱情。"但我想这是另外一个问题，我们必须要求一切人都有机会站到起跑线上来。大概又会有人说了："这太容易了，没人不让残疾人站到爱情的起跑线上来。"这让我想起一位康复工作者的话。他说："让残疾人与健全人站到同一条起跑线上，这本身就不平等。为了平等，残疾人必须要得到一些特殊的帮助。"这话对极了。

譬如说，为性功能有缺憾的残疾人，提供性科学咨询和性工具，这事使得使不得？

有性功能缺憾的残疾人，仍然有性要求和享受性欢乐的能力，这已为医学专家们所证明。如果性咨询和性器具有利于他们弥补缺憾，从而使其爱情更全面地实现，我们不赶紧做起来还等什么？

最后我想我们还应该冷静。在我们热烈追求爱情的幸福之时，在我们绝不放弃我们应有的权利之时，残疾的朋友们，我们还得冷静。如果我们的残疾导致我们爱情的破裂（这是可能的，不仅仅因为性，还因为许多其他缘故），我们这些从死神近旁溜达过来的人，想必应该有了不大小器的准备：我们何苦不再全力地做些事，以期后世残疾者以及全人类不要像我们这样活得艰难？

【导读】

本文选自《灵魂的事》，据天津教育出版社 2010 年版。作者史铁生（1951—2010 年），作家、散文家。生于北京。1967 年毕业于清华附中，1969 年去延安插队落户，1972 年因双腿瘫痪回到北京，后患肾病发展为尿毒症，2010 年 12 月突发脑溢血逝世。历任中国作家协会全国委员会委员，北京作家协会副主席，中国残疾人联合会副主席。著有《我的遥远的清平湾》《命若琴弦》《我与地坛》等小说与散文。

《灵魂的事》是史铁生的一部散文随笔集，囊括了作者对于生命、爱情和信仰的沉思。《康复本义断想》从作者的内心出发，呼吁着残疾人爱的权利，追索着人所存在的价值，用残缺的身体，说出了最为健全而丰满的思想。文章言辞睿智，信念坚定，唤起了读者对所处境遇的警醒和关怀。

【研讨】

1. 残缺与爱情是史铁生一直思考的问题，"唯在与他者的关系中，即自我的残缺中，爱的真意才显现。"怎么理解他的话？

2. 史铁生说自己"职业是生病，业余在写作"，"生病也是生活体验之一种，甚或算得一项别开生面的游历。"结合自身的经历，谈一谈对疾病的感悟。

【推荐书目】

1. 史铁生．病隙随笔．湖南文艺出版社，2013.
2. 史铁生．我与地坛．人民文学出版社，2013.

敬畏生命

[法] 阿尔贝特·史怀泽　陈泽环译

善是保存和促进生命，恶是阻碍和毁灭生命。如果我们摆脱自己的偏见，抛弃我们对其他生命的疏远性，与我们周围的生命休戚与共，那么我们就是道德的。只有这样，我们才是真正的人；只有这样，我们才会有一种特殊的、不会失去的、不断发展的和方向明确的德性。

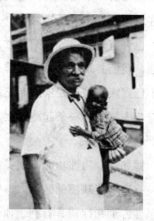

"非洲圣人"
史怀泽在非洲（1933 年）

敬畏生命、生命的休戚与共是世界中的大事。自然不懂得敬畏生命。它以最有意义的方式产生着无数生命，又以毫无意义的方式毁灭着它们。包括人类在内的一切生命等级，都对生命有着可怕的无知。他们只有生命意志，但不能体验发生在其他生命中的一切；他们痛苦，但不能共同痛苦。自然抚育的生命意志陷于难以理解的自我分裂之中。生命以其他生命为代价才得以生存下来。自然让生命去干最可怕的残忍事情。自然通过本能引导昆虫，让它们用毒刺在其他昆虫身上扎洞，然后产卵于其中；那些由卵发育而成的昆虫靠毛虫过活，这些毛虫则应被折磨至死。为了杀死可怜的小生命，自然引导蚂蚁成群结队地去攻击它们。看一看蜘蛛吧！自然教给它的手艺多么残酷。

从外部看，自然是美好和壮丽的，但认识它则是可怕的。它的残忍毫无意义！最宝贵的生命成为最低级生命的牺牲品。例如，一个儿童感染了结核病菌，接着，这种最低级生物就在儿童的最高贵机体内繁殖起来，结果导致这个儿童的痛苦和夭亡。在非洲，每当我检验昏睡病人的血液时，我总是感到吃惊，为什么这些人的脸痛苦得变了形并不断呻吟：我的头，我的头！为什么他们必须彻夜哭泣并痛苦地死去？这是因为，在显微镜下人们可以看见 10‰~40‰毫米的白色细菌；即使它们数量很少，以至于为了找到一个，有时得花上几个小时。

由于生命意志神秘的自我分裂，生命就这样相互争斗，给其他生命带来痛苦或死亡。这一切尽管无罪，却是有过的。自然教导的是这种残忍的利己主义。当然，自然也教导生物，在它需要时给自己的后代以爱和帮助。只是在这短暂的时间内，残忍的利己主义才得以中断。但是，更令人惊讶的是，动物能与自己的后代共同感受，能以直至死亡的自我牺牲精神爱它的后代，但拒绝与非其属类的生命休戚与共。

受制于盲目的利己主义的世界，就像一条漆黑的峡谷，光明仅仅停留在山峰之上。所有生命都必然生存于黑暗之中，只有一种生命能摆脱黑暗，看到光明。这种生命是最高的生命——人。只有人能够认识到敬畏生命，能够认识到休戚与共，能够摆脱其余生物苦陷其中的无知。

这一认识是存在发展中的大事。真理和善由此出现于世，光明驱散了黑暗，人们获得了最深刻的生命概念。共同体验的生命，由此在其存在中感受到整个世界的波浪冲击，达到自我意识，结束作为个别的存在，使我们之外的生存涌入我们的生存。

我们生存在世界之中，世界也生存于我们之中。这个认识包含着许多奥秘。为什么自然律和道德律如此冲突？为什么我们的理性不赞同自然中的生命现象，而必然形成与其所见尖锐对立的认识？为什么它必须在自身中发现完全不同于支配世界的规律？为什么在它发挥善的概念的地方，它就必须与世界作斗争？为什么我们须经历这种冲突，而没有有朝一日调和它的力量？为什么不是和谐而是分裂？等等。上帝是产生一切的力量。为什么显示在自然中的上帝否定一切我们认为是道德的东西，即自然同时是有意义地促进生命和无意义地毁灭生命的力量？如果我们已能深刻地理解生命，敬畏生命，与其他生命休戚与共；那么，我们怎样使作为自然力的上帝，与我们所必然想象的作为道德意志的上帝、爱的上帝统一起来？

我们不能在一种完整的世界观和统一的上帝概念中坚定我们的德性，我们必须始终使德性免受世界观矛盾的损害，这种矛盾像毁灭性的巨浪一样冲击着它。我们必须建造一条大堤，它能保存下来吗？

危及我们休戚与共的能力和意志的是日益强加于人的这种考虑：这无济于事！你为防止或减缓痛苦、保存生命所做的和能做的一切，和那些发生在世界上和你周围，你又对之无能为力的一切比较起来，是无足轻重的。确实，在许多方面，我们是多么地软弱无力，我们本身也给其他生物带来了多少伤害，而不能停止。想到这一点，真是令人害怕。

你踏上林中小路，阳光透过树梢照进了路面，鸟儿在歌唱，许多昆虫欢乐地嗡嗡叫。但是，你对此无能为力的是：你的路意味着死亡。被你踩着的蚂蚁在那里挣扎，甲虫在艰难地爬行，而蠕虫则蜷缩起来。由于你无意的罪过，美好的生命之歌中也出现了痛苦和死亡的旋律。当你想行善时，你感受到的则是可怕的无能为力，不能如你所愿地帮助生命。接着你就听到诱惑者的声音：你为什么自寻烦恼？这无济于事。不要再这么做，像其他人一样，麻木不仁，无思想，无感情吧。

还有一种诱惑：同情就是痛苦。谁亲身体验了世界的痛苦，他就不可能在人所意愿的意义上是幸福的。在满足和愉快的时刻，他不能无拘束地享受快乐，因为那里有他共同体验的痛苦。他清楚地记着他所看见的一切。他想到他所遇见的穷人，看见的病人，认识到这些人的命运残酷性，阴影出现在他的快乐的光明之中，并越来越大。在快乐的团体中，他会突然心不在焉。那个诱惑者又会对他说：人不能这样生活。人必须能够无视发生在他周围的事情，不要这么敏感。如果你想理性地生活，就应当有铁石心肠。穿上厚甲，变得像其他人一样没有思想。最后，我们竟然会为我们还懂得伟大的休戚与共而惭愧。当人们开始成为这种理性化的人时，我们彼此隐瞒，并装着好像人们抛弃的都是些蠢东西。

这是对我们的三大诱惑，它不知不觉地毁坏着产生善的前提。提防它们。首先，你对自己说，互助和休戚与共是你的内在必然性。你能做的一切，从应该被做的角度来看，始终只是沧海一粟。但对你来说，这是能赋予你生命以意义的唯一途径。无论你在哪里，你都应尽你所能从事救助活动，即解救由自我分裂的生命意志给世界带来的痛苦；显然，只有自觉的人才会从事这种救助活动。如果你在任何地方减缓了人或其他生物的痛苦和畏惧，那么你能做的即使较少，也是很多。保存生命，这是唯一的幸福。

另一个诱惑，共同体验发生在你周围的不幸，对你来说是痛苦，你应这样认识：同甘与共苦的能力是同时出现的。随着对其他生命痛苦的麻木不仁，你也失去了同享其他生命幸福的能力。尽管我们在世间见到的幸福是如此之少；但是，以我们本身所能行的善，共同体验我们周围的幸福，是生命给予我们的唯一幸福。最后，你根本没有权利这么说：我要这么生存。因为你认为，你比其他生命幸福。你必须如你必然所是地做一个真正自觉的人，与世界共同生存的人，在自身中体验世界的人。你是否因此按流行的看法比较幸福，这是无所谓的。我们内心神秘的声音并不需要幸福的生存——听从它的命令，才是唯一能使人满足的事情。

我这样和你们说，是为了不让你们麻木不仁，保持清醒的头脑！这与你们的灵魂有关。如果这些表达了我内心思想的话语，能使在座的诸位撕碎世上迷惑你们的假象，能使你们不再无思想地生存，不再害怕由于敬畏生命和必然认识到共同体验的重要而失去自己，那么，我就感到满足，而我的行为也将被人赞赏……

【导读】

本文选自《敬畏生命》，据上海社会科学院出版社 2003 年版。作者阿尔贝特·史怀泽（Albert Schweitzer，1875—1965 年），生于法国阿尔萨斯。20 世纪最伟大的人道主义者之一，1952 年诺贝尔和平奖得主，被称为"非洲之父"。著有《文明的哲学》《非洲杂记》等。译者陈泽环（1954—）浙江宁波人，1986 年获复旦大学哲学硕士学位，上海师范大学哲学系教授，主要从事伦理学研究。

史怀泽是生命伦理学的奠基人，他将伦理学的范围由人扩展到所有生命，指出"任何生命都有价值"，人类与它们密不可分，从而创立了以"敬畏生命"为核心的生命伦理学，成为当今世界和平运动、环保运动和动物保护运动的重要思想资源。

文章思想深邃，逻辑严密，问句的使用意在引发读者思考。

【研讨】

1. 为什么要敬畏一切生命？敬畏生命能使人类获得什么？

2. 敬畏一切生命是美好的理念，但人的存在是现实的，为了生存，人难免会伤害一些生命。你认为是否应区分生命的价值序列呢？

【推荐书目】

爱舒. 阿尔贝特·施韦泽传. 时代文艺出版社，2012.

第八单元　书山有路

《朱子语类》四则

朱　熹

（一）读书在识理

圣门日用工夫，甚觉浅近。然推之理，无有不包，无有不贯，及其充广，可与天地同其广大。故为圣，为贤，位天地，育万物，只此一理而已。

常人之学，多是偏于一理，主于一说，故不见四旁，以起争辨[1]。圣人则中正和平，无所偏倚。

圣贤所说工夫，都只一般，只是一个"择善固执"。《论语》则说"学而时习之"，《孟子》则说"明善诚身"，只是随他地头所说不同，下得字来，各自精细。其实工夫只是一般，须是尽知其所以不同，方知其所谓同也。

学者工夫，但患不得其要。若是寻究得这个道理，自然头头有个著落，贯通浃洽[2]，各有条理。如或不然，则处处窒碍。学者常谈，多说持守未得其要，不知持守甚底。说扩充，说体验，说涵养，皆是拣好的言语做个说话，必有实得力处方可。所谓要于本领上理会者，盖缘如此。

识得道理原头，便是地盘。如人要起屋，须是先筑教基址坚牢，上面方可架屋。若自无好基址，空自今日买得多少木去起屋，少间只起在别人地上，自家身己自没顿放处。

学须先理会那大底。理会得大底了，将来那里面小底自然通透。今人却是理会那大底不得，只去搜寻里面小小节目。（《朱子语类》卷八）

[1] 辨：通"辩"，辩论。

[2] 浃洽：普遍，周遍。

（二）读书在精熟

读书之法，先要熟读。须是正看背看，左看右看。看得是了，未可便说道是，更须反覆玩味。

少看熟读，反复体验，不必想像计获。只此三事，守之有常。

书宜少看，要极熟。小儿读书记得，大人多记不得者，只为小儿心专。一日授一百字，则只是一百字；二百字，则只是二百字。大人一日或看百板，不恁精专[1]。人多看一分之十，今宜看十分之一。宽著期限，紧著课程。

读书，只逐段逐些子细理会。小儿读书所以记得，是渠不识后面字[2]，只专读一进耳。今人读书，只衮衮读去[3]。假饶读得十遍，是读得十遍不曾理会得底书耳。"得寸，则王之寸也；得尺，则王之尺也"[4]，读书当如此。

读书，小作课程，大施功力。如会读得二百字，只读得一百字，却于百字中猛施工夫，理会仔细，读诵教熟。如此，不会记性人自记得，无识性人亦理会得。若泛泛然念多，只是皆无益耳。读书，不可以兼看未读者，却当兼看已读者。（《朱子语类》卷十）

[1] 恁（nèn）：那么，那样。

[2] 渠：第三人称代词，他。

[3] 衮衮：连续不断。

[4] "得寸，则王之寸"二句：出《战国策·秦策三》。原比喻贪心不足。此指读书要一步步来。

（三）　读书要虚心

季札录云[1]："问：'伊川见人静坐[2]，如何便叹其善学？'曰：'这却是一个总要处。'"又云："《大学》'在明明德'一句，当常常提撕。能如此，便有进步处。盖其原自此发见。人只一心为本。存得此心，于事物方知有脉络贯通处。"

大凡读书，且要读，不可只管思。口中读，则心中闲，而义理自出。某之始学，亦如是尔，更无别法。

学者读书，须要敛身正坐，缓视微吟，虚心涵泳，切己省（一作"体"）察。又云："读一句书，须体察这一句，我将来甚处用得。"又云："文字是底固当看，不是底也当看；精底固当看，粗底也当看。"

读书须是虚心切己。虚心，方能得圣贤意；切己，则圣贤之言不为虚说。

看文字须是虚心。莫先立己意，少刻多错了。又曰："虚心切己。虚心则见道理明；切己，自然体认得出。"

凡看书，须虚心看，不要先立说。看一段有下落了，然后又看一段。须如人受词讼，听其说尽，然后方可决断。

看前人文字，未得其意，便容易立说，殊害事。盖既不得正理，又枉费心力。不若虚心静看，即涵养、究索之功，一举而两得之也。

大抵义理，须是且虚心随他本文正意看。（《朱子语类》卷十一）

[1] 季札：前576~前484年，姬姓，名札，又称公子札、延陵季子、延州来季子、季子，春秋时吴王寿梦第四子，封于延陵（今丹阳一带），后又封州来，传为避王位"弃其室而耕"常州武进焦溪的舜过山下。季札不仅品德高尚，而且是具有远见卓识的政治家和外交家。

[2] 伊川：北宋理学家和教育家程颐。程颐（1033—1107年），字正叔，洛阳伊川（今河南洛阳伊川县）人，世称伊川先生，出生于湖北黄陂，为程颢之胞弟。历官汝州团练推官、西京国子监教授。

（四）　读书要有次第

"大凡人读书，且当虚心一意，将正文熟读，不可便立见解。看正文了，却著深思熟读，便如己说，如此方是。今来学者一般是专要作文字用，一般是要说得新奇，人说得不如我说得较好，此学者之大病。譬如听人说话一般，且从他说尽，不可剿断他说，便以己意见抄说。若如此，全不见得他说是非，只说得自家底，终不济事。"久之，又曰："须是将本文熟读，字字咀嚼教有味。若有理会不得处，深思之；又不得，然后却将注解看，方有意味。如人饥而后食，渴而后饮，方有味。不饥不渴而强饮食之，终无益也。"又曰："某所集注《论语》，至于训诂皆子细者，盖要人字字与某著意看，字字思索到，莫要只作等闲看过了。"又曰："读书，第一莫要先立个意去看他底；莫要才领略些大意，不耐烦，便休了。"

学者观书，先须读得正文，记得注解，成诵精熟。注中训释文意、事物、名义，发明经指，相穿纽处，一一认得，如自己做出来底一般，方能玩味反复，向上有透处。若不如此，只是虚设议论，如举业一般，非为己之学也。曾见有人说《诗》，问他《关雎》篇，于其训诂名物全未晓，便说："乐而不淫，哀而不伤。"某因说与他道："公而今说《诗》，只消这八字，更添'思无邪'三字，共成十一字，便是一部《毛诗》了。其他三百篇，皆成渣滓矣！"因忆顷年见汪端明说："沈元用问和靖：'伊川《易传》何处是切要？'尹云：'体用一源，显微无间。此是切要处。'"后举似李先生，先生曰："尹说固好。然须是看得六十四卦、三百八十四爻都有下落，方始说得此话。若学者未曾仔细理会，便与他如此说，岂不误他！"某闻之悚然[1]！始知前日空言无实，不济事，自此读书益加详细云。（此一段，系先生亲书示书堂学者）

凡人读书，若穷得到道理透处，心中也替他快活。若有疑处，须是参诸家解熟看。看得有差互时，此一段终是不稳在心头，不要放过。

凡看文字，诸家说有异同处，最可观。谓如甲说如此，且挦扯住甲[2]，穷尽其词；乙说如此，且挦扯住乙，穷尽其词。两家之说既尽，又参考而穷究之，必有一真是者出矣。（《朱子语类》卷十一）

[1] 悚：惊惧，恐惧。

[2] 挦（xián）：扯。

【导读】

本文选自《朱子语类》，据中华书局 1986 年版。作者朱熹（1130—1200 年），字元晦，宋代著名理学家、思想家、教育家、诗人，儒学集大成者。"朱子"是其门人后学对他的尊称。一生著述甚多，著作有《四书集注》《周易本义》等及《观书有感》《春日》《泛舟》等著名诗作。

《朱子语类》是南宋大儒朱熹与其门人对答的集录，由南宋末期黎靖德编成，全称《朱子语类大全》。全书 140 卷，26 类。首论理气、性理、鬼神等世界本原问题，以太极、理为天地之始；次释心性情意、仁义礼智等伦理道德及人物性命之原；再论知行、力行、读书、为学之方等认识方法。《朱子语类》基本代表了朱熹的思想，内容丰富。本书生动传神，极具魅力。其中密布着师徒间紧凑的对答，且以口语式的文体记录下来，使朱子精深细致的哲学观点，变得极为平易而实用。

【研讨】

1. 分析并讨论作者在本文中讲到的读书重点是什么？

2. 查找并整理本文中引用的儒家经典原文，然后写出一篇简要评论。

【推荐书目】

1. 王觉仁. 王阳明心学. 湖南人民出版社，2013.

2. 叶纯芳，乔秀岩. 朱熹礼学基本问题研究. 中华书局，2015.

读书乐

李　贽

天生龙湖[1]，以待卓吾[2]；天生卓吾，乃在龙湖。

龙湖卓吾，其乐何如？四时读书[3]，不知其余。

读书伊何[4]？会我者多。一与心会，自笑自歌；

歌吟不已[5]，继以呼呵。恸哭呼呵，涕泗滂沱[6]。

歌匪无因[7]，书中有人；我观其人，实获我心。

哭匪无因，空潭无人；未见其人，实劳我心[8]。

弃置莫读，束之高屋，怡性养神，辍歌送哭。

何必读书，然后为乐？乍闻此言，若悯不谷[9]。

束书不观，吾何以欢？怡性养神，正在此间。

世界何窄[10]，方册何宽！千圣万贤，与公何冤！

有身无家，有首无发，死者是身，朽者是骨。

此独不朽，原与偕殁[11]，倚啸丛中，声振林鹊，

歌哭相从，其乐无穷，寸阴可惜，曷敢从容[12]！

[1] 龙湖：地名，湖北麻城龙湖，作者自称龙湖老子。

[2] 卓吾：作者本人，李贽号卓吾。

[3] 四时：春夏秋冬四个季节。

[4] 伊何：为何。

[5] 不已：不止。

[6] 涕泗：流眼泪，淌鼻涕。

[7] 匪：通"非"。

[8] 劳：痛苦，劳神。

[9] 不谷：不得养。《诗·小雅·小弁》："民莫不谷，我独于罹。"郑玄笺："谷，养。天下之人无不父子相养者，我大子独不然，日以忧也。"

[10] 何窄：多么狭窄。

[11] 偕殁：一起消亡。

[12] 曷敢从容：哪里敢从容面对。

【导读】

本文选自《焚书续焚书》，据岳麓书社 1990 年版。李贽（1527—1602 年），号卓吾，福建晋江人，明代思想家、文学家、史学家。他一生读书治学，从不中辍。70 岁时，在湖北麻城龙湖作《读书乐》。这首四言诗，描绘了作者读书随书籍内容不同时而高兴，时而悲伤，时而慷慨高歌，时而低头沉吟的不同情态。对于作者来说，读书就是生活，读书就是快乐，读书就是自己一生的事业和追求。作者通过自我感受，提出了文学自我愉悦、自我宣泄和千古不朽的

三大功能。若再加上他对文学教化功能的论述，恰可构成李贽对文学理解的四大功能。

【研讨】

1. 作者认为读书的乐趣乃为求乐，亦即怡性养神的人生精神享受，此乐包含哪两种情绪？同时作者从中得到了怎样的精神内涵？

2. 本文中读书非但是人生手段，更成为人生目的。通过此文，你对读书有了怎样深刻的理解。

【推荐书目】

1. 李温陵. 李贽文集. 北京燕山出版社, 1998.

2. 李贽. 焚书续焚书. 中华书局, 1975.

与友人论学书

顾炎武

比往来南北[1]，颇承友朋推一日之长[2]，问道于盲[3]。窃叹夫百余年以来之为学者[4]，往往言心言性，而茫乎不得其解也。命与仁，夫子之所罕言也[5]；性与天道，子贡之所未得闻也[6]。性命之理，著之《易传》[7]，未尝数以语人[8]。其答问士也，则曰："行己有耻[9]。"其为学，则曰："好古敏求[10]。"其与门弟子言，举尧、舜相传所谓危微精一之说一切不道[11]，而但曰："允执其中，四海困穷，天禄永终[12]。"呜呼！圣人之所以为学者，何其平易而可循也！故曰："下学而上达[13]。"颜子之几乎圣也[14]，犹曰："博我以文[15]。"其告哀公也，明善之功，先之以博学[16]。自曾子而下[17]，笃实无若子夏[18]，而其言仁也，则曰："博学而笃志，切问而近思[19]。"

[1] 比：近来。

[2] 一日之长（zhǎng）：年龄稍大。见《论语·先进》："子路、曾皙、冉有、公西华侍坐。子曰：'以吾一日长乎尔，毋吾以也。'"这里指因年龄稍长而受到朋友敬重。

[3] 盲：比喻无知的人。是作者的谦词。

[4] 百余年以来之为学者：指明代王阳明以来的一些空谈心性的理学家。

[5] "命与"二句：见《论语·子罕》："子罕言利与命与仁。"夫子，指孔子。

[6] "性与"二句：见《论语·公冶长》："子贡曰：'夫子之文章，可得而闻也；夫子之言性与天道，不可得而闻也。'"子贡，姓端木，名赐，孔子的弟子。

[7] 《易传》：即《周易》中与《经》相对而言的《传》的部分，相传为孔子所作。

[8] 数（shuò）：屡次。

[9] 行己有耻：自身行事有羞耻之心。见《论语·子路》："子贡问曰：'何如斯可谓之士矣？'子曰：'行己有耻，使于四方，不辱君命，可谓士矣。'"

[10] 好古敏求：爱好古代的事物而勤勉地探求。见《论语·述而》："子曰：'我非生而知之者，好古敏以求之者也。'"

[11] 举：凡，完全。　危微精一之说：今《尚书·大禹谟》中载有传说是尧舜禹时代心心相传的话："人心惟危，道心惟微，惟精惟一，允执厥中。"意思是：人心是危险的，道心是精微的，只能精心专一地守护其中正之道。

[12]"允执"三句：要真诚地坚守着中正之道，如果天下的百姓陷入困苦贫穷，上天给你的禄位也就会永远地终止。见《论语·尧曰》："尧曰：'咨！尔舜！天之历数在尔躬，允执其中。四海困穷，天禄永终。'"

[13]下学而上达：学习平常的为人之道，逐渐达到高深的地步。见《论语·宪问》："子曰：'不怨天，不尤人，下学而上达。知我者其天乎！'"

[14]颜子：指颜回，字渊，孔子的弟子。

[15]博我以文：用各种文献丰富我的知识。见《论语·子罕》："颜渊喟然叹曰：'……夫子循循然善诱人，博我以文，约我以礼，欲罢不能。'"

[16]"其告"三句：辨明善恶的步骤中博学居于首位，参见《礼记·中庸》。哀公，鲁国之君，姓姬，名蒋。

[17]曾子：指曾参，字子舆，孔子的弟子。

[18]子夏：姓卜，名商，孔子的弟子。

[19]"博学"二句：广泛地学习，坚守自己的志趣；恳切地发问，思考切实的问题。见《论语·子张》："子夏曰：'博学而笃志，切问而近思，仁在其中矣。'"

今之君子则不然，聚宾客门人之学者数十百人，"譬诸草木，区以别矣[1]"，而一皆与之言心言性。舍"多学而识[2]"，以求一贯之方，置四海之困穷不言，而终日讲危微精一之说，是必其道之高于夫子，而其门弟子之贤于子贡，桃东鲁而直接二帝之心传者也[3]。我弗敢知也。

《孟子》一书，言心言性，亦谆谆矣，乃至万章、公孙丑、陈代、陈臻、周霄、彭更之所问[4]，与孟子之所答者，常在乎出处、去就、辞受、取与之间[5]。以伊尹之元圣[6]，尧舜其君其民之盛德大功，而其本乃在乎千驷一介之不视不取[7]。伯夷、伊尹之不同于孔子也[8]，而其同者，则以"行一不义，杀一不辜，而得天下，不为[9]"。是故性也，命也，天也，夫子之所罕言，而今之君子之所恒言也；出处、去就、辞受、取与之辨，孔子、孟子之所恒言，而今之君子所罕言也。谓忠与清之未至于仁[10]，而不知不忠与清而可以言仁者，未之有也；谓"不忮不求"之不足以尽道[11]，而不知终身于忮且求而可以言道者，未之有也。我弗敢知也。

愚所谓圣人之道者如之何？曰："博学于文[12]。"曰："行己有耻。"自一身以至于天下国家，皆学之事也；自子臣弟友以至出入、往来、辞受、取与之间，皆有耻之事也。"耻之于人大矣[13]"！不耻恶衣恶食[14]，而耻匹夫匹妇之不被其泽[15]，故曰："万物皆备于我矣，反身而诚[16]。"呜呼！士而不先言耻，则为无本之人；非好古而多闻，则为空虚之学。以无本之人，而讲空虚之学，吾见其日从事于圣人而去之弥远也。虽然，非愚之所敢言也，且以区区之见，私诸同志而求起予[17]。

[1]"譬诸"二句：就像草木一样，应当区分类别来对待。见《论语·子张》："子夏闻之，曰：'……君子之道，孰先传焉？孰后传焉？譬诸草木，区以别矣。'"

[2]多学而识：见《论语·卫灵公》："子曰：'赐也，女以予为多学而识之者与？'"识（zhì），同"志"，记住。

[3]桃（tiāo）东鲁：超越孔子。桃，超越。东鲁，借指孔子。　二帝：指尧、舜。

[4]万章、公孙丑、陈代、陈臻、周霄、彭更：均为孟子的弟子。

[5]出处：出仕与归隐。　去就：辞官与受职。　辞受：不接受与接受。　取与：收取与给予他人财物。

[6]伊尹：名挚，商汤的丞相，曾辅佐汤伐桀灭夏。　元圣：大圣人。

[7] 千驷一介之不视不取：相传伊尹在田中耕作，对千匹马车或一根草芥，如果不合道义，也都不看一眼，不取一点。参见《孟子·万章上》。驷，四匹马拉的车。介，通"芥"，草。

[8] 伯夷：商代末年孤竹君之子，不赞成武王伐纣。商亡，不食周粟，与其弟叔齐饿死于首阳山。参见《孟子·万章下》。

[9] "行一"四句：通过施行不讲仁义和滥杀无辜的手段获得天下，这是他们不会去做的。见《孟子·公孙丑上》："曰：'……行一不义，杀一不辜，而得天下，皆不为也。是则同。'"

[10] 忠与清之未至于仁：忠诚与清白都还达不到仁的地步。见《论语·公冶长》："子张问曰：'令尹子文三仕为令尹，无喜色；三已之，无愠色。旧令尹之政，必以告新令尹。何如？'子曰：'忠矣。'曰：'仁矣乎？'曰：'未知。焉得仁？''崔子弑齐君。陈文子有马十乘，弃而违之，至于他邦，则曰：犹吾大夫崔子也。违之。之一邦，则又曰：犹吾大夫崔子也。违之。何如？'子曰：'清矣。'曰：'仁矣乎？'曰：'未知。焉得仁？'"清，谓洁身自好。

[11] 不忮（zhì）不求：见《论语·子罕》："子曰：'……不忮不求，何用不臧？'子路终身诵之。子曰：'是道也，何足以臧？'"忮，嫉妒。求，贪求。

[12] 博学于文：见《论语·雍也》："子曰：'君子博学于文，约之以礼。'"

[13] 耻之于人大矣：见《孟子·尽心上》："孟子曰：'耻之于人大矣，为机变之巧者，无所用耻焉。不耻不若人，何若人有？'"

[14] 耻恶衣恶食：以穿破烂的衣服、吃粗茶淡饭为耻辱。见《论语·里仁》："子曰：'士志于道，而耻恶衣恶食者，未足与议也。'"

[15] 耻匹夫匹妇之不被其泽：以普通百姓没有受到他的恩泽为耻辱。见《孟子·万章上》："孟子曰：'……思天下之民，匹夫匹妇，有不被尧舜之泽者，若己推而内之沟中。'"被，受到。

[16] "万物"二句：一切我都具备了，反躬自问，自己是忠诚踏实的。见《孟子·尽心上》："孟子曰：'万物皆备于我矣。反身而诚，乐莫大焉。'"反身，反躬自问。

[17] 私：私下，不公开。　起予：启发我。

【导读】

本文选自《亭林诗文集·文集》卷三，据"民国"四年（1915年）上海扫叶山房石印本。作者顾炎武（1613—1682年），原名绛，字忠清，明亡后更名炎武，字宁人，号亭林，亦自署蒋山佣，江苏昆山人。明末清初著名思想家、文学家、学者，与黄宗羲、王夫之并为"明末清初三大儒"。顾炎武学识渊博，著述甚丰。除六经外，于国家典制、郡邑掌故、经史百家、音韵文字等方面均有研究，著有《日知录》《天下郡国利病书》《音学五书》《亭林诗文集》等。

作者针对当时士人"往往言心言性，而茫乎不得其解"的空疏学风，认为崇尚空谈、脱离实际因而导致山河变色、误国害民。所以本文旨在针砭空虚学风，提倡实学之道。文中大量引用《论语》《孟子》两部儒学经典，显得论据充分。以古代圣贤的教诲与"今之君子"的空谈对比论证，增强了文章的说服力。整篇文章提倡为学应经世致用，证实为本，主张博学多识和砥砺节操，这对明清之际的学风转变有着承上启下的重要作用，也是开风气之先的文学作品。

【研讨】

1. 作者认为的"圣人之道"是什么？在今天是否仍有借鉴意义？

2. 分析并讨论作者在本文中的论证思路是什么？本文在论证方法上有何特点？

3. 查找并整理作者在本文中引用的儒家经典原文，然后写出一篇简要评论。

【推荐书目】

1. 华忱之点校. 顾亭林诗文集. 中华书局，1983.

NOTE

2. 钱穆. 中国近三百年学术史. 商务印书馆，1997.

3. 梁启超. 清代学术概论. 上海古籍出版社，1998.

传是楼记

汪琬

　　崑山徐健庵先生筑楼于所居之后[1]，凡七楹[2]。间命工斫木为橱[3]，贮书若干万卷，区为经史子集四种。经则传注义疏之书附焉[4]，史则日录家乘山经野史之书附焉[5]，子则附以卜筮医药之书[6]，集则附以乐府诗余之书[7]。凡为橱者七十有二，部居类汇[8]，各以其次。素标缃帙[9]，启钥烂然。

　　于是先生召诸子登斯楼而诏之曰："吾何以传女曹哉[10]？吾徐先世，故以清白起家，吾耳目濡染旧矣[11]。盖尝慨夫为人之父祖者，每欲传其土田货财，而子孙未必能世富也；欲传其金玉珍玩鼎彝尊罍之物[12]，而又未必能世宝也；欲传其园池台榭舞歌舆马之具，而又未必能世享其娱乐也。吾方以此为鉴。然则吾何以传女曹哉？"因指书而欣然笑曰："所传者惟是矣。"遂名其楼为"传是"，而问记于琬。

　　[1] 崑山：又作"昆山"，今江苏昆山市。　　徐健庵（1631—1694 年），名乾学，字原一，号健庵，康熙九年（1670 年）进士，授编修。曾任内阁学士、刑部尚书等职。奉命编纂《大清一统志》《大清会典》和《明史》。著有《通志堂经解》《读礼通考》。康熙二十九年（1690 年）告老还乡，藏书甚多，有《传是楼书目》《憺园集》。

　　[2] 七楹：横排的七间房子。楹，厅堂前的柱子，代指房屋一间。

　　[3] 间：近来。　　斫（zhuó）：砍，削。

　　[4] 传注义疏：汉以前对儒家经典的训释叫传。东汉以后统称为注。义，即正义；疏，即注疏。义和疏是既解经文又解传注的。

　　[5] 家乘（shèng）：家谱。　　山经：记录山脉河流的地理书籍。

　　[6] 卜筮：占卜。

　　[7] 乐府：初指乐府官署所采制的诗歌，后将魏晋至唐可以入乐的诗歌，以及仿乐府古题的作品统称乐府。　　诗余：词的别称。

　　[8] 部居：按部归类。

　　[9] 素标：白色的标志。　　缃帙：淡黄色的书套。

　　[10] 女曹：你们。女，同"汝"。曹，辈。

　　[11] 旧：久。

　　[12] 彝：古代青铜器的统称，多指祭器。　　尊罍：均指酒器。

　　琬衰病不及为，则先生屡书督之，最后复于先生曰：甚矣，书之多厄也！由汉氏以来，人主往往重官赏以购之，其下名公贵卿又往往厚金帛以易之[1]，或亲操翰墨，及分命笔吏以缮录之[2]。然且裒聚未几[3]，而辄至于散佚，以是知藏书之难也。琬顾谓藏之之难不若守之之难，守之难不若读之之难，尤不若躬体而心得之之难[4]。是故藏而弗守，犹勿藏也；守而弗读，犹勿守也。夫既已读之矣，而或口与躬违，心与迹忤，采其华而忘其实，是则呻佔记诵之学[5]，所为哗众而窃名者也，与弗读奚以异哉？古之善读书者，始乎博，终乎约。博之而非夸多斗靡也，约之而非保残安陋也。善读书者，根柢于性命而究极于事功[6]。沿流以溯源，无不探也；明体以适用[7]，无不达也。尊所闻，行所知，非善读书者而能如是乎？

[1] 易：交换。

[2] 分命：命令。　　缮录：抄写。

[3] 裒（póu）集：聚集。

[4] 躬体：亲身实践。

[5] 呻佔（zhàn）：诵读。

[6] 根柢（dǐ）：根基，基础。　　性命：上天赋予人的本质。此指个人品德修养。　　事功：功业。

[7] 体：本体，实质。　　适用：适合使用。

今健庵先生既出其所得于书者[1]，上为天子之所器重，次为中朝士大夫之所矜式[2]，藉是以润色大业，对扬休命有余矣[3]。而又推之以训敕其子姓[4]，俾后先跻巍科[5]，取膴仕[6]，翕然有名于当世[7]。琬然后喟焉太息，以为读书之益弘矣哉！循是道也，虽传诸子孙世世，何不可之有？

若琬则无以与于此矣[8]。居平质驽才下[9]，患于书而不能读[10]；延及暮年，则又跧伏穷山僻壤之中[11]，耳目固陋，旧学消亡。盖本不足以记斯楼。不得已，勉承先生之命，姑为一言复之[12]，先生亦恕其老悖否耶[13]？

[1] 出：指拿出使用。

[2] 矜式：敬重效法。

[3] 对扬休命：对答宣扬皇帝美善的命令。休，美善。

[4] 子姓：子孙。

[5] 巍科：古代科举考试，榜上名分等次，排在前面的叫巍科。

[6] 取膴（wǔ）仕：获得高官厚禄。膴，美，厚。

[7] 翕然：一致的样子。

[8] 与（yù）：参与。

[9] 居平：平常。

[10] "患于书"句：谓担心读书不多和不得法。

[11] 跧（quán）伏：蜷伏，此指隐居。

[12] 为一言：说一番话。

[13] 老悖：指年老昏乱，不通事理。

【导读】

本文选自《尧峰文钞》，据《四部丛刊》上海涵芬楼藏侯官林佶钞刊本。作者汪琬（1624—1691 年），清初散文家。字苕文，号钝庵。晚年隐居太湖尧峰山，世称尧峰先生。长洲（今江苏苏州市）人。通经学，善古文；与侯方域、魏禧，合称清初散文"三大家"。诗与王士祺合称"汪王"。汪琬力革晚明之弊，为重立诗文的正统地位倾其心力；古文则力主效法唐宋，学习韩愈、欧阳修。著有《钝翁类钞》《尧峰文钞》等。

本文虽是为一藏书楼所写的记，但由藏书写到守书，由守书写到读书，由读书进而写到要躬体心得，深刻揭示了建楼藏书的意义。记事与议论简约而集中，达到了记事言事、有感而发的写作效果。议论部分是本文最精彩的部分，既表达了作者对藏书与读书的看法，又从正面准确地评价徐健庵藏书之举的传世之功，立意巧妙而有深度。这篇散文写法自然，结构清晰，主题思想鲜明，是此类文章中的佳作。

【研讨】

1. 文章题为"传是楼记"，其中的"是"指的是什么？楼主人将楼命名为"传是楼"有何深刻用意？

2. 文中分别提到了对书的灾难、善于读书和书中道理的认识，反映了作者什么样的读书观？对我们有何启发？

【推荐书目】

1. 汪琬. 汪琬全集笺校. 人民文学出版社，2010.

2. 章培恒，骆玉明. 中国文学史. 复旦大学出版社，1996.

曾国藩家书二则

曾国藩

（一）

字谕纪泽儿：

八月一日，刘曾撰来营，接尔第二号信并薛晓帆信，得悉家中四宅平安，至以为慰。汝读《四书》无甚心得，由不能虚心涵泳，切己体察。朱子教人读书之法，此二语最为精当。尔现读《离娄》[1]，即如《离娄》首章"上无道揆，下无法守"[2]，吾往年读之，亦无甚警惕；近岁在外办事，乃知上之人必揆诸道，下之人必守乎法。若人人以道揆自许，从心而不从法，则下凌上矣。"爱人不亲"章，往年读之，不甚亲切；近岁阅历日久，乃知治人不治者，智不足也。此切己体察之一端也。

"涵泳"二字[3]，最不易识，余尝以意测之。曰：涵者，如春雨之润花，如清渠之溉稻。雨之润花，过小则难透，过大则离披[4]，适中则涵濡尔滋液；清渠之溉稻，过小则枯槁，过多则伤涝，适中则涵养而苺兴[5]。泳者，如鱼之游水，如人之濯足。程子谓鱼跃于渊[6]，活泼泼地；庄子言濠梁观鱼，安知非乐？此鱼水之快也。左太冲有"濯足万里流"之句[7]，苏子瞻有夜卧濯足诗[8]，有浴罢诗，亦人性乐水者之一快也。善读书者，须视书如水，而视此心如花、如稻、如鱼、如濯足，则涵泳二字，庶可得之于意言之表。尔读书易于解说文义，却不甚能深入，可就朱子涵泳体察二语悉心求之。

邹叔明新刊地图甚好，余寄书左季翁，托购致十副，尔收得后，可好藏之。薛晓帆银百两宜璧还。余有复信，可并交季翁也。此嘱。

父涤生字

八月三日

[1]《离娄》：《孟子》中的一篇，分上、下章。

［2］上无道揆，下无法守：语见《孟子离娄上》，意为居上位的人不用义理来度量事物，下面的百姓就无法可依。道，义理；揆，度量；法，制度。

［3］涵泳："涵"，沉浸；"泳"，游于水中。指对文学鉴赏的一种态度和方法，对文学艺术作品的鉴赏应该沉潜其中，反复玩味和推敲，以获得其中之味。

［4］离披：分散下垂。

［5］浡兴：兴起，涌出。

［6］程子：指北宋程颐。

［7］濯足万里流：在长河中洗去脚上的污浊。用来形容一种放任自由的人生态度。   左太冲：即左思，西晋文学家。

［8］苏子瞻：即苏轼，北宋文学家、书画家，字子瞻，号东坡居士。

（二）

字谕纪泽儿：

十九日曾六来营，接尔初七日第五号家信并诗一首，具悉次日入闱[1]，考具皆齐矣。此时计已出闱还家。

……

尔七古诗，气清而词亦稳，余阅之忻慰[2]。凡作诗，最宜讲究声调。余所选抄五古九家，七古六家，声调皆极铿锵，耐人百读不厌。余所未抄者，如左太冲、江文通、陈子昂、柳子厚之五古，鲍明远、高达夫、王摩诘、陆放翁之七古，声调亦清越异常。尔欲作五古七古，须熟读五古七古各数十篇。先之以高声朗诵，以昌其气；继之以密咏恬吟[3]，以玩其味。二者并进，使古人之声调拂拂然若与我之喉舌相习[4]，则下笔为诗时，必有句调凑赴腕下。诗成自读之，亦自觉琅琅可诵，引出一种兴会来[5]。古人云"新诗改罢自长吟"，又云"煅诗未就且长吟"，可见古人惨淡经营之时[6]，亦纯在声调上下工夫。盖有字句之诗，人籁也；无字句之诗，天籁也。解此者，能使天籁人籁凑泊而成，则于诗之道思过半矣。

尔好写字，是一好气习。近日墨色不甚光润，较去年春夏已稍退矣。以后作字，须讲究墨色。古来书家，无不善使墨者，能令一种神光活色浮于纸上，固由临池之勤染翰之多所致[7]，亦缘于墨之新旧浓淡，用墨之轻重疾徐，皆有精意运乎其间，故能使光气常新也。

余生平有三耻：学问各途，皆略涉其涯涘，独天文算学，毫无所知，虽恒星五纬亦不识认[8]，一耻也；每作一事，治一业，辄有始无终，二耻也；少时作字，不能临摹一家之体，遂致屡变而无所成，迟钝而不适于用，近岁在军，因作字太钝，废阁殊多[9]，三耻也。尔若为克家之子，当思雪此三耻。推步算学，纵难通晓，恒星五纬，观认尚易。家中言天文之书，有《十七史》中各《天文志》，及《五礼通考》中所辑《观象授时》一种。每夜认明恒星二三座，不过数月，可毕识矣。凡作一事，无论大小难易，皆宜有始有终。作字时，先求圆匀，次求敏捷。若一日能作楷书一万，少或七八千，愈多愈熟，则手腕毫不费力。将来以之为学，则手抄群书，以之从政，则案无留牍[10]，无穷受用，皆自写字之匀而且捷生出：三者皆足弥吾之缺憾矣。

今年初次下场，或中或不中，无甚关系。榜后即当看《诗经》注疏，以后穷经读史，二者迭进。国朝大儒，如顾、阎、江、戴、段、王数先生之书，亦不可不熟读而深思之。光阴难得，一刻千金。以后写安禀来营[11]，不妨将胸中所见，简编所得，驰骋议论，俾余得以考察尔之进步，不宜太寥寥。此谕。

书于弋阳军中

咸丰八年八月廿日

[1] 入闱：指科举考试时考生或监考人员等进入考场。

[2] 忻慰：欣慰。

[3] 密咏恬吟：恬静地吟咏。

[4] 拂拂然：风吹动的样子。

[5] 兴会：偶有所感而产生的意趣。

[6] 惨淡经营：指在文学创作上费尽心思辛苦地经营筹划。

[7] 染翰：以笔蘸墨。翰，笔。

[8] 五纬：古人把实际观测到的五个行星金木水火土称为五纬。

[9] 废阁：搁置而不实施。

[10] 案无留牍：桌案上没有积压的公文。形容办理公务干练、及时。

[11] 安禀：请安的书信。

【导读】

本文选自《曾国藩家书》，据中国华侨出版社 2001 年版。曾国藩（1811—1872 年），字伯涵，号涤生，湖南湘乡人，道光年间（1821—1850 年）进士。中国近代政治家、战略家、理学家、文学家，湘军的创立者和统帅。"晚清四大名臣"之一，被誉为"中兴名臣"，死后谥文正。著有《曾文正公诗文集》。

第一封信，曾国藩对其长子曾纪泽讲治学的道理和读书方法。他主张读书要"虚心涵泳，切己体察"，即读书要咀嚼品味，感悟体察，灵活掌握，学以致用，值得我们借鉴。

第二封信，主要讲习文作诗的方法。作诗要遵循两个原则：一要讲究声调，二要高声朗读。写字"务须讲求墨色"。最后曾国藩自道平生"三耻"，以激励儿子奋发努力。两封信虽皆有训诫之意，但无训诫之词，语言平实亲切，有说服力和感染力，尤以"三耻"教子，感人至深，堪称中国传统文化持家教子的成功典范。

【研讨】

1. 结合本文如何深刻理解"虚心涵泳，切己体察"？

2. 曾国藩自道平生"三耻"对你有何启发？

3. 从这篇文章你学到了怎样的读书方法？如何在今后的学习中加以利用？

4. 分析曾国藩家书家训在当前形势下的现实意义。

【推荐书目】

1. 唐浩明 . 唐浩明评点曾国藩家书（上、下）. 岳麓书社，2002.

2. 唐浩明评析 . 曾国藩家书（国学经典丛书）. 长江文艺出版社，2015.

读书的艺术

林语堂

读书或书籍的享受素来被视为有修养的生活上的一种雅事，而在一些不大有机会享受这种权利的人们看来，这是一种值得尊重和妒忌的事。当我们把一个不读书者和一个读书者的生活上的差异比较一下，这一点便很容易明白。那个没有养成读书习惯的人，以时间和空间而言，是受着他眼前的世界所禁锢的。他的生活是机械化的，刻板的；他只跟几个朋友和相识者接触谈话，他只看见他周遭所发生的事情。他在这个监狱里是逃不出去的。可是当他拿起一本书的时候，他立刻走进一个不同的世界；如果那是一本好书，他便立刻接触到世界上一个最健谈的人。这个谈话者引导他前进，带他到一个不同的国度或不同的时代，或者对他发泄一些私人的悔恨，或者跟他讨论一些他从来不知道的学问或生活问题。一个古代的作家使读者随一个久远的死者交通；当他读下去的时候，他开始想象那个古代的作家相貌如何，是哪一类的人。孟子和中国最伟大的历史学家司马迁都表现过同样的观念。一个人在十二小时之中，能够在一个不同的世界里生活二小时，完全忘怀眼前的现实环境：这当然是那些禁锢在他们的身体监狱里的人所妒羡的权利。这么一种环境的改变，由心理上的影响说来，是和旅行一样的。

不但如此。读者往往被书籍带进一个思想和反省的境界里去。纵使那是一本关于现实事情的书，亲眼看见那些事情或亲历其境，和在书中读到那些事情，其间也有不同的地方，因为在书本里所叙述的事情往往变成一片景象，而读者也变成一个冷眼旁观的人。所以，最好的读物是那种能够带我们到这种沉思的心境里去的读物，而不是那种仅在报告事情的始末的读物。我认为人们花费大量的时间去阅读报纸，并不是读书，因为一般阅报者大抵只注意到事件发生或经过的情形的报告，完全没有沉思默想的价值。

据我看来，关于读书的目的，宋代的诗人和苏东坡的朋友黄山谷所说的话最妙[1]。他说："士三日不读，则其言无味，其容可憎。"他的意思当然是说，读书使人得到一种优雅和风味，这就是读书的整个目的，而只有抱着这种目的的读书才可以叫作艺术。一人读书的目的并不是要"改进心智"，因为当他开始想要改进心智的时候，一切读书的乐趣便丧失净尽了。他对自己说："我非读莎士比亚的作品不可，我非读索福客俪（Sophocles）的作品不可[2]，我非读伊里奥特博士（Dr. Eliot）的《哈佛世界杰作集》不可，使我能够成为有教育的人。"我敢说那个人永远不能成为有教育的人。他有一天晚上会强迫自己去读莎士比亚的《哈姆雷特》（Hamlet），读毕好象由一个噩梦中醒转来，除了可以说他已经"读"过《哈姆雷特》之外，并没有得到什么益处。一个人如果抱着义务的意识去读书，便不了解读书的艺术。这种具有义务目的的读书法，和一个参议员在演讲之前阅读文件和报告是相同的。这不是读书，而是寻求业务上的报告和消息。

所以，依黄山谷氏的说话，那种以修养个人外表的优雅和谈吐的风味为目的的读书，才是唯一值得嘉许的读书法。这种外表的优雅显然不是指身体上之美。黄氏所说的"面目可憎"，不是指身体上的丑陋。丑陋的脸孔有时也会有动人之美，而美丽的脸孔有时也会令人看来讨厌。我有一个中国朋友，头颅的形状像一颗炸弹，可是看到他却使人欢喜。据我在图画上所看见的西洋作家，脸孔最漂亮的当推吉斯透顿。他的髭须，眼镜，又粗又厚的眉毛，和两眉间的皱纹，合组而成一个恶魔似的容貌。我们只觉得那个头额中有许许多多的思念在转动着，随时会由那对古怪而锐利的眼睛里迸发出来。那就是黄氏所谓美丽的脸孔，一个不是脂粉装扮起来的脸孔，而是纯然由思想的力量创造起来的脸孔。讲到谈吐的风味，那完全要看一个人读书的方法如何。一个人的谈吐有没有"味"，完全要看他的读书方法。如果读者获得书中的"味"，

NOTE

他便会在谈吐中把这种风味表现出来；如果他的谈吐中有风味，他在写作中也免不了会表现出风味来。

所以，我认为风味或嗜好是阅读一切书籍的关键。这种嗜好跟对食物的嗜好一样，必然是有选择性的，属于个人的。吃一个人所喜欢吃的东西终究是最合卫生的吃法，因为他知道吃这些东西在消化方面一定很顺利。读书跟吃东西一样，"在一人吃来是补品，在他人吃来是毒质"。教师不能以其所好强迫学生去读，父母也不能希望子女的嗜好和他们一样。如果读者对他所读的东西感不到趣味，那么所有的时间全都浪费了。袁中郎曰："所不好之书，可让他人读之。"

所以，世间没有什么一个人必读之书。因为我们智能上的趣味象一棵树那样地生长着，或象河水那样地流着。只要有适当的树液，树便会生长起来，只要泉中有新鲜的泉水涌出来，水便会流着。当水流碰到一个花岗岩石时，它便由岩石的旁边绕过去；当水流涌到一片低洼的溪谷时，它便在那边曲曲折折地流着一会儿；当水流涌到一个深山的池塘时，它便恬然停驻在那边；当水流冲下急流时，它便赶快向前涌去。这么一来，虽则它没有费什么气力，也没有一定的目标，可是它终究有一天会到达大海。世上无人人必读的书，只有在某时某地，某种环境，和生命中的某个时期必读的书。我认为读书和婚姻一样，是命运注定的或阴阳注定的。纵使某一本书，如《圣经》之类，是人人必读的，读这种书也有一定的时候。当一个人的思想和经验还没有达到阅读一本杰作的程度时，那本杰作只会留下不好的滋味。孔子曰："五十以学《易》。"便是说，四十五岁时候尚不可读《易经》。孔子在《论语》中的训言的冲淡温和的味道，以及他的成熟的智慧，非到读者自己成熟的时候是不能欣赏的。

且同一本书，同一读者，一时可读出一时之味道来。其景况适如看一名人相片，或读名人文章，未见面时，是一种味道，见了面交谈之后，再看其相片，或读其文章，自有另外一层深切的理会。或是与其人绝交以后，看其照片，读其文章，亦另有一番味道。四十学《易》是一种味道，到五十岁看过更多的人世变故的时候再去学《易》，又是一种味道。所以，一切好书重读起来都可以获得益处和新乐趣。我在大学的时代被学校强迫去读《西行记》（"Westward Ho!"）和《亨利·埃士蒙》（"Henry Esmond"）[3]，可是我在十余岁时候虽能欣赏《西行记》的好处，《亨利·埃士蒙》的真滋味却完全体会不到，后来渐渐回想起来，才疑心该书中的风味一定比我当时所能欣赏的还要丰富得多。

由是可知读书有两方面，一是作者，一是读者。对于所得的实益，读者由他自己的见识和经验所贡献的份量，是和作者自己一样多的。宋儒程伊川先生谈到孔子的《论语》时说[4]："读《论语》，有读了全然无事者；有读了后，其中得一两句喜者；有读了后，知好之者；有读了后，直有不知手之舞之足之蹈之者。"

我认为，一个人发现他最爱好的作家，乃是他的知识发展上最重要的事情。世间确有一些人的心灵是类似的，一个人必须在古今的作家中，寻找一个心灵和他相似的作家。他只有这样才能够获得读书的真益处。一个人必须独立自主去寻出他的老师来，没有人知道谁是你最爱好的作家，也许甚至你自己也不知道。这跟一见倾心一样。人家不能叫读者去爱这个作家或那个作家，可是当读者找到了他所爱好的作家时，他自己就本能地知道了。关于这种发现作家的事情，我们可以提出一些著名的例证。有许多学者似乎生活于不同的时代里，相距多年，然而他们思想的方法和他们的情感却那么相似，使人在一本书里读到他们的文字时，好象看见自己的肖像一样。以中国人的语法说来，我们说这些相似的心灵是同一条灵魂的化身，例如有人说苏东坡是庄子或陶渊明转世的，袁中郎是苏东坡转世的[5]。苏东坡说，当他第一次读庄子的文章时，他觉得他自从幼年时代起似乎就一直在想着同样的事情，抱着同样的观念。当袁中郎有一晚在一本小诗集里，发现一个名叫徐文长的同代无名作家时，他由床上跳起，向他的朋友呼叫起来，他的朋友开始拿那本诗集来读，也叫起来，于是两人叫复读，读复叫，弄得他们的仆人疑惑不解。伊里奥特（George Eliot）说她第一次读到卢骚的作品时[6]，好象受了电流的震击一样。尼采（Nietzsche）对于叔本华（Schopenhauer）也有同样的感觉[7]，可是叔本华是一个乖张易怒的老师，而尼采是一个脾气暴躁的弟子，所以这个弟子后来反叛老师，是很自然的事情。

只有这种读书方法，只有这种发见自己所爱好的作家的读书方法，才有益处可言。象一个男子和他的情人一见倾心一样，什么都没有问题了。她的高度，她的脸孔，她的头发的颜色，她的声调，和她的言笑，都是恰到好处的。一个青年认识这个作家，是不必经他的教师的指导的。这个作家是恰合他的心意的；他的风格，他的趣味，他的观念，他的思想方法，都是恰到好处的。于是读者开始把这个作家所写的东西全都拿来读了，因为他们之间有一种心灵上的联系，所以他把什么东西都吸收进去，毫不费力地消化了。这个作家自会有魔力吸引他，而他也乐自为所吸；过了相当的时候，他自己的声音相貌，一颦一笑，便渐与那个作家相似。这么一来，他真的浸润在他的文学情人的怀抱中，而由这些书籍中获得他的灵魂的食粮。过了几年之后，这种魔力消失了，他对这个情人有点感到厌倦，开始寻找一些新的文学情人；到他已经有过三四个情人，而把他们吃掉之后，他自己也成为一个作家了。有许多读者永不曾堕入情网，正如许多青年男女只会卖弄风情，而不能钟情于一个人。随便那个作家的作品，他们都可以读，一切作家的作品，他们都可以读，他们是不会有甚么成就的。

这么一种读书艺术的观念，把那种视读书为责任或义务的见解完全打破了。在中国，常常有人鼓励学生"苦学"。有一个实行苦学的著名学者，有一次在夜间读书的时候打盹，便拿锥子在股上一刺。又有一个学者在夜间读书的时候，叫一个丫头站在他的旁边，看见他打盹便唤醒他。这真是荒谬的事情。如果一个人把书本排在面前，而在古代智慧的作家向他说话的时候打盹，那么，他应该干脆地上床去睡觉。把大针刺进小腿或叫丫头推醒他，对他都没有一点好处。这么一种人已经失掉一切读书的趣味了。有价值的学者不知道什么叫作"磨练"，也不知道什么叫作"苦学"。他们只是爱好书籍，情不自禁地一直读下去。

这个问题解决之后，读书的时间和地点的问题也可以找到答案。读书没有合宜的时间和地点。一个人有读书的心境时，随便什么地方都可以读书。如果他知道读书的乐趣，他无论在学校内或学校外，都会读书，无论世界有没有学校，也都会读书。他甚至在最优良的学校里也可以读书。曾国藩在一封家书中[8]，谈到他的四弟拟入京读较好的学校时说："苟能发奋自立，则家塾可读书，即旷野之地，热闹之场，亦可读书，负薪牧豕[9]，皆可读书。苟不能发奋自立，则家塾不宜读书，即清净之乡，神仙之境，皆不能读书。"有些人在要读的时候，在书台前装腔作势，埋怨说他们读不下去，因为房间太冷，板凳太硬，或光线太强。也有些作家埋怨说他们写不出东西来，因为蚊子太多，稿纸发光，或马路上的声响太嘈杂。宋代大学者欧阳修说他的好文章都在"三上"得之，即枕上，马上和厕上。有一个清代的著名学者顾千里据说在夏天有"裸体读经"的习惯[10]。在另一方面，一个人不好读书，那么，一年四季都有不读书的正当理由：

春天不是读书天，夏日炎炎最好眠；

等到秋来冬又至，不如等待到来年。

那么，什么是读书的真艺术呢？简单的答案就是有那种心情的时候便拿起书来读。一个人读书必须出其自然，才能够彻底享受读书的乐趣。他可以拿一本《离骚》或奥玛·开俨（Omar Khayyam，波斯诗人）的作品，牵着他的爱人的手到河边去读。如果天上有可爱的白云，那么，让他们读白云而忘掉书本吧，或同时读书本和白云吧。在休憩的时候，吸一筒烟或喝一杯好茶则更妙不过。或许在一个雪夜，坐在炉前，炉上的水壶铿铿作响，身边放一盒淡巴菰[11]，一个人拿了十数本哲学，经济学，诗歌，传记的书，堆在长椅上，然后闲逸地拿起几本来翻一翻，找到一本爱读的书时，便轻轻点起烟来吸着。金圣叹认为雪夜闭户读禁书[12]，是人生最大的乐趣。陈继儒（眉公）描写读书的情调[13]，最为美妙："古人称书画为丛笺软卷，故读书开卷以闲适为尚。"在这种心境中，一个人对什么东西都能够容忍了。此位作家又曰："真学士不以鲁鱼亥豕为意，好旅客登山不以路恶难行为意，看雪景者不以桥不固为意，卜居乡间者不以俗人为意，爱看花者不以酒劣为意。"

关于读书的乐趣，我在中国最伟大的女诗人李清照（易安，1081—1141年）的自传里，找到一段最佳的描写。她的丈夫在太学作学生，每月领到生活费的时候，他们夫妻总立刻跑到相国寺去买碑文水果，回来夫妻相对展玩咀嚼，一面剥水果，一面赏碑帖，或者一面品佳茗，一面校勘各种不同的版本。她在《金石录后序》这篇自传小记里写道：

余性偶强记，每饭罢，坐归来堂烹茶，指堆积书史，言某事在某书某卷第几页第几行，以中否角胜负，为饮茶先后。中即举杯大笑，至茶倾覆怀中，反不得饮而起。

甘心老是乡矣！故虽处忧患困穷而志不屈……于是几案罗列，枕席枕藉，意会心谋，目往神授，乐在声、色、狗、马之上……

这篇小记是她晚年丈夫已死的时候写的。当时她是个孤独的女人，因金兵侵入华北，只好避乱南方，到处漂泊。

[1] 黄山谷：即黄庭坚，北宋书法家、文学家，苏门四学士之一。字鲁直，号山谷道人、涪翁，分宁（今江西省修水县）人。其诗书画号称"三绝"，与当时苏东坡齐名，人称"苏黄"。黄山谷又工文章，擅长诗歌，为江西诗派之宗。著有《山谷集》。

[2] 索福客俪（Sophocles）：古希腊三大悲剧家之一，代表剧作《俄狄浦斯王》。

[3]《西行记》：为英国作家金斯利在1855年写的小说，描写伊丽莎白时代英国的海外扩张故事。《亨利·埃士蒙》：现通译《亨利·埃斯蒙德》，是英国小说家萨克雷1852年写的一部历史小说，以18世纪初英国对外战争和保王党的复辟活动为背景。萨克雷采用了现实主义的创作方法，他刻意模仿18世纪的文体，并对一些历史人物做了忠实的描绘。

[4] 程伊川：即北宋理学家程颐，字正叔，洛阳伊川人，人称伊川先生。与其胞兄程颢共创"洛学"，为理学奠定了基础。

[5] 袁中郎：即明代文学家袁宏道，字中郎，号石公。荆州公安（今属湖北公安）人。袁宏道与其兄袁宗道、弟袁中道均有才名，合称"公安三袁"。在文学上他们反对"文必秦汉，诗必盛唐"的风气，

提出"独抒性灵，不拘格套"的性灵说。

[6] 伊里奥特：现通译乔治·艾略特（George Eliot），英国女作家，与狄更斯和萨克雷齐名。其主要作品有《弗洛斯河上的磨坊》《米德尔马契》等。　　卢骚：即卢梭，法国伟大的启蒙思想家、哲学家、教育家、文学家，是 18 世纪法国大革命的思想先驱，启蒙运动最卓越的代表人物之一。主要著作有《论人类不平等的起源和基础》《社会契约论》《爱弥儿》《忏悔录》《新爱洛漪丝》《植物学通信》等。

[7] 尼采（1844—1900 年）：德国著名哲学家。西方现代哲学的开创者，同时也是卓越的诗人和散文家。他的写作风格独特，经常使用格言和悖论的技巧。主要作品有《悲剧的诞生》《查拉图斯特拉如是说》等。尼采非常欣赏叔本华的哲学理论。　　叔本华（1788—1860 年）：德国哲学家，意志主义的主要代表之一。在人生观上，持悲观主义的观点，主张禁欲忘我。主要作品有《论意志的自由》《论道德的基础》等。

[8] 曾国藩：字伯涵，号涤生，湖南长沙府湘乡市人（现属湖南省娄底市双峰县荷叶镇）。晚清重臣，湘军的创立者和统帅。也是理学家、政治家、书法家、文学家，晚清散文"湘乡派"创立人，著有《曾文正公全集》《曾国藩家书》等。

[9] 负薪牧豕（shǐ）：背着柴火，放养着猪。形容读书环境的恶劣。

[10] 顾千里：即顾广圻（1766—1835 年），清代著名藏书家，号涧蘋，别号思适居士，人称"万卷书生"，江苏元和人。博学多才，其藏书处为"思适斋"。

[11] 淡巴菰：烟草名。清代王士禛《香祖笔记》卷七提到："吕宋国所产烟草，本名淡巴菰，又名金丝薰。"

[12] 金圣叹：明末清初著名的文学家、文学批评家。金圣叹的主要成就在于文学批评，对《水浒传》《西厢记》《左传》等书都有评点。

[13] 陈继儒：明代文学家、书画家。擅墨梅、山水。

【导读】

本文选自林语堂散文集《人生不过如此》，据群言出版社 2011 年版。林语堂（1895—1976 年），原名林和乐，又名林玉堂。福建龙溪人。1919 年赴美进哈佛大学文学系，1922 年转赴德国莱比锡大学研究语言学，次年获博士学位后回国在北京大学任教。曾为《语丝》的主要撰稿人。主编《人世间》《宇宙风》，提倡"以自我为中心，以闲适为格调"的小品文，注重"幽默"和"性灵"。主要作品有《剪拂集》《孔子的智慧》等。

林语堂十分善于运用谈心和说理叙事的方法，在说理过程中，紧紧抓住问题的要害。在本文中，作者抨击了传统死读书的学习方法，大力提倡主动自觉的新型读书观。文章入情入理的叙述分析方法，有一种亲切感人的渗透力。

【研讨】

1. 如何理解"士三日不读，则其言无味，其容可憎"这句话的含义。

2. 你觉得读书的艺术是什么？

【推荐书目】

1. 林语堂 . 生活的艺术 . 江苏文艺出版社，2010.

2. 林语堂 . 京华烟云 . 江苏文艺出版社，2009.

3. 《博览群书》杂志选编 . 读书的艺术——如何阅读和阅读什么 . 九州出版社，2005.

论学问

培　根

读书为学的用途是娱乐、装饰和增长才识。在娱乐上学问的主要的用处是幽居养静；在装饰上学问的用处是辞令；在长才上学问的用处是对于事务的判断和处理。因为富于经验的人善于实行，也许能够对个别的事情一件一件地加以判断；但是最好的有关大体的议论和对事务的计划与布置，乃是从有学问的人来的。在学问上费时过多是偷懒；把学问过于用作装饰是虚假；完全依学问上的规则而断事是书生的怪癖。学问锻炼天性，而其本身又受经验的锻炼；盖人的天赋有如野生的花草，他们需要学问的修剪；而学问的本身，若

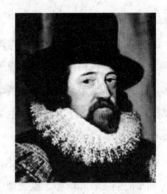

培根像

不受经验的限制，则其所指示的未免过于笼统。多诈的人渺视学问，愚鲁的人羡慕学问，聪明的人运用学问；因为学问的本身并不教人如何用它们；这种运用之道乃是学问以外，学问以上的一种智能，是由观察体会才能得到的。不要为了辩驳而读书，也不要为了信仰与盲从；也不要为了言谈与议论；要以能权衡轻重、审察事理为目的。

有些书可供一尝，有些书可以吞下，有不多的几部书则应当咀嚼消化；这就是说，有些书只要读读他们的一部分就够了，有些书可以全读，但是不必过于细心地读；还有不多的几部书则应当全读，勤读，而且用心地读。有些书也可以请代表去读，并且由别人替我作出节要来；但是这种办法只适于次要的议论和次要的书籍；否则录要的书就和蒸馏的水一样，都是无味的东西。阅读使人充实，会谈使人敏捷，写作与笔记使人精确。因此，如果一个人写得很少，那么他就必须有很好的记性；如果他很少与人会谈，那么他就必须有很敏捷的机智；并且假如他读书读得很少的话，那么他就必须要有很大的狡黠之才，才可以强不知以为知。史鉴使人明智；诗歌使人巧慧；数学使人精细；博物使人深沉；伦理之学使人庄重；逻辑与修辞使人善辩。"学问变化气质"。不特如此，精神上的缺陷没有一种是不能由相当的学问来补救的：就如同肉体上各种的病患都有适当的运动来治疗似的。"地球"有益于结石和肾脏[1]；射箭有益于胸肺；缓步有益于胃；骑马有益于头脑，诸如此类。同此，如果一个人心志不专，他顶好研究数学；因为在数学的证理之中，如果他的精神稍有不专，他就非从头再做不可。如果他的精神不善于辨别异同，那么他最好研究经院学派的著作，因为这一派的学者是条分缕析的人；如果他不善于推此知彼，旁征博引，他顶好研究律师们的案卷。如此看来，精神上各种的缺陷都可以有一种专门的补救之方了。

[1] 地球：即"地滚球"，又译"保龄球"。

【导读】

本文选自《培根论说文集》（英文版原名为《随笔》，出版于 1625 年），据商务印书馆 2009 年版。作者培根（1561—1626 年），英国政治家、哲学家、史学家、作家。培根是哲学史和科学史上划时代的人物，英国 17 世纪杰出的唯物主义哲学家。他强调通过实验去揭示自然

界的秘密，认为"知识就是力量"，在人类思想史上占有极重要地位，马克思曾赞誉他为"英国唯物主义和整个现代实验科学的真正始祖"（《马克思恩格斯全集·神圣家族》第二卷163页）。主要著作有《新工具论》《自然史和实验史概论》《科学推进论》《论说随笔文集》。

《论说随笔文集》是培根在文学方面的主要著作，由58篇短文组成，对英国随笔文体的发展有开创之功。内容涉及广泛的人生问题，文集中每一个题目都是作者人生经验的结晶，从各种角度论述了他对人与社会、人与自己、人与自然的关系的许多独到而精辟的见解，常使人从中获得熏陶指导。文体形式短小，风格活泼，文笔优美，语言凝练，寓意深刻，常以精妙的格言警句提炼概括丰富深刻的人生哲理。

【研讨】

1. 作者采用比喻论证的笔法论述问题，对阐明观点起到怎样的作用？

2. 怎样理解"学问变化气质"？

3. 试用"史鉴使人明智；诗歌使人巧慧；数学使人精细；博物使人深沉；伦理之学使人庄重；逻辑与修辞使人善辩"的句式，概括自己对学习、生活经验的认识和总结。

【推荐书目】

1. 培根论说文集．商务印书馆，2009.

2. 黑格尔．哲学史讲演录．商务印书馆，1997.

NOTE

第九单元　中医采风

扁鹊传

司马迁

扁鹊者[1]，勃海郡郑人也，姓秦氏，名越人。少时为人舍长[2]。舍客长桑君过，扁鹊独奇之，常谨遇之[3]。长桑君亦知扁鹊非常人也。出入十余年，乃呼扁鹊私坐，间与语曰[4]："我有禁方，年老，欲传与公，公毋泄。"扁鹊曰："敬诺[5]。"乃出其怀中药予扁鹊："饮是以上池之水三十日[6]，当知物矣[7]。"乃悉取其禁方书尽与扁鹊。忽然不见，殆非人也。扁鹊以其言饮药三十日，视见垣一方人[8]。以此视病，尽见五脏癥结[9]，特以诊脉为名耳。为医或在齐，或在赵。在赵者名扁鹊。

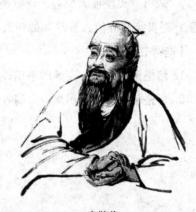

扁鹊像

[1] 扁鹊：本为黄帝时代神医之称，此指东周时名医秦越人。因家于卢国，又称卢医。

[2] 舍长：客馆的主管人。

[3] 谨遇：恭敬地接待。谨，恭敬。遇，接待。

[4] 间（jiàn）：私下。

[5] 敬诺：应答之词，犹言"遵命"。

[6] 上池之水：未沾及地面的水。陶弘景谓竹篱头水及空树穴中水。

[7] 知物：谓见怪异。《史记索隐》："当见鬼物也。"

[8] 垣（yuán）：矮墙。　一方：另外一边。

[9] 癥（zhēng）结：腹中结块。此指疾病所在。

当晋昭公时[1]，诸大夫强而公族弱[2]，赵简子为大夫[3]，专国事[4]。简子疾，五日不知人，大夫皆惧，于是召扁鹊。扁鹊入，视病，出，董安于问扁鹊[5]，扁鹊曰："血脉治也[6]，而何怪[7]？昔秦穆公尝如此，七日而寤。今主君之病与之同，不出三日必间[8]，间必有言也。"居二日半，简子寤。

[1] 晋昭公：春秋时晋国国君，姓姬名夷，前531~前526年在位。

[2] 公族：诸侯或君王的同族。

[3] 赵简子：即赵鞅，又名孟。本姓嬴，因封于赵地，故以赵为姓。简子为其谥号。

［4］专：独掌。

［5］董安于：又作"董安阆"。赵简子的家臣。

［6］治：正常。

［7］而：代词。你。

［8］间（jiàn）：病愈。

　　其后扁鹊过虢[1]。虢太子死，扁鹊至虢宫门下，问中庶子喜方者曰[2]："太子何病，国中治禳过于众事[3]？"中庶子曰："太子病血气不时[4]，交错而不得泄，暴发于外，则为中害。精神不能止邪气，邪气畜积而不得泄，是以阳缓而阴急[5]，故暴蹷而死[6]。"扁鹊曰："其死何如时？"曰："鸡鸣至今[7]。"曰："收乎[8]？"曰："未也，其死未能半日也[9]。""言臣齐勃海秦越人也，家在于郑，未尝得望精光[10]，侍谒于前也。闻太子不幸而死，臣能生之。"中庶子曰："先生得无诞之乎[11]？何以言太子可生也！臣闻上古之时，医有俞跗[12]，治病不以汤液醴洒[13]、镵石挢引[14]、案扤毒熨[15]，一拨见病之应，因五脏之输[16]，乃割皮解肌，诀脉结筋[17]，搦髓脑[18]，揲荒爪幕[19]，湔浣肠胃[20]，漱涤五藏，练精易形[21]。先生之方能若是，则太子可生也；不能若是，而欲生之，曾不可以告咳婴之儿[22]！"终日[23]，扁鹊仰天叹曰："夫子之为方也，若以管窥天[24]，以郄视文[25]。越人之为方也，不待切脉、望色、听声、写形[26]，言病之所在。闻病之阳，论得其阴；闻病之阴，论得其阳。病应见于大表[27]，不出千里，决者至众[28]，不可曲止也[29]。子以吾言为不诚，试入诊太子，当闻其耳鸣而鼻张，循其两股，以至于阴，当尚温也。"中庶子闻扁鹊言，目眩然而不瞚[30]，舌挢然而不下[31]，乃以扁鹊言入报虢君。

［1］虢：周代国名。

［2］中庶子喜方者：爱好医术的中庶子。中庶子，官名，负责诸侯卿大夫的庶子的教育管理。汉以后为太子属官。方，指医卜星相等方术。

［3］治禳（ráng）：举行祈祷。禳，通"攘"，除恶消灾的祭祀。

［4］不时：指（气血运行）没有规律。

［5］阳缓而阴急：阳气衰微，阴邪亢盛。

［6］蹷：通"厥"。气逆上而晕眩倒地。

［7］鸡鸣：丑时，相当于夜晚1~3点。

［8］收：收殓。

［9］能：及。

［10］精光：风仪神采。

［11］得无诞之乎：莫不是欺骗我吧。得无……乎，莫不是……吧？表示推测语气。诞，欺骗。之，我。

［12］俞跗：相传为黄帝时名医。又写作俞拊、俞柎。

［13］醴洒（shī）：酒剂。醴，一种甜酒。洒，通"釃"，指滤过的酒。

［14］镵（chán）石：镵针和砭石。　挢（jiǎo）引：导引。类似气功、体育疗法。挢，举动手脚活动肢体。

［15］案扤（wù）：指按摩。案，通"按"。扤，摇动。　毒熨（wèi）：用药物加热熨贴。毒，指药物。熨，一种热敷疗法。

［16］因：依循。　输：同"腧"。腧穴。

［17］诀：通"决"。疏导。

［18］搦（nuò）：按摩。

［19］揲（shé）荒：按治膏肓。揲，持取。荒，通"肓"，指膏肓。　　爪幕：疏理膈膜。爪，同"抓"，疏理。幕，通"膜"，指横膈膜。

［20］湔浣：洗涤。下文"漱涤"义同此。

［21］练精易形：修炼精气，矫正形体。

［22］曾：简直。　　咳（hái）：小儿笑。

［23］终日：良久。

［24］以管窥天：用竹管看天。喻见识狭隘，看问题片面。

［25］以郄（xì）视文：从缝隙中看图形花纹。郄，"郤"的异体字。郄，通"隙"，缝隙。文，同"纹"。

［26］写形：审察病人体态。

［27］大表：身体的外表。

［28］决者：诊断疾病的方法。

［29］曲：详尽。　　止：语助词。

［30］眩然：眼睛昏花貌。　　瞚：同"瞬"。眨眼。

［31］拆然：翘起貌。

　　虢君闻之大惊，出见扁鹊于中阙[1]，曰："窃闻高义之日久矣，然未尝得拜谒于前也。先生过小国，幸而举之[2]，偏国寡臣幸甚[3]。有先生则活，无先生则弃捐填沟壑[4]，长终而不得反。"言未卒，因嘘唏服臆[5]，魂精泄横[6]，流涕长潸[7]，忽忽承睫[8]，悲不能自止，容貌变更。扁鹊曰："若太子病，所谓尸蹶者也[9]。太子未死也。"扁鹊乃使弟子子阳厉针砥石[10]，以取外三阳五会[11]。有间[12]，太子苏。乃使子豹为五分之熨[13]，以八减之齐和煮之[14]，以更熨两胁下。太子起坐。更适阴阳，但服汤二旬而复故。故天下尽以扁鹊为能生死人。扁鹊曰："越人非能生死人也，此自当生者，越人能使之起耳[15]。"

［1］中阙：犹言"阙中"，指宫门下。阙，建于宫门两侧的高台，中间有道路。

［2］举：此指救治。

［3］寡臣：犹"寡人"。虢君自谦之词。

［4］弃捐填沟壑（hè）："死"的婉言。弃、捐，抛弃。壑，山谷。

［5］因：于是。　　服（bì）臆：心气郁结。又作愊臆、腷臆、愊忆、愊抑等。

［6］魂精：精神。　　泄横：散乱恍惚。

［7］涕：眼泪。　　潸（shān）：流泪。

［8］忽忽：（泪珠）快速滚动貌。　　承睫：（泪珠）挂在睫毛上。

［9］尸蹶：病名。突然昏倒，其状如尸。

［10］厉针砥（dǐ）石：研磨针石。厉，同"砺"。厉、砥，本义皆为磨刀石，此处均指研磨。

［11］外：外表。此指头顶。　　三阳五会：即百会穴。在头顶正中部位。

［12］有间（jiàn）：一会儿。

［13］五分之熨：使药力深入体内五分的药物熨治法。

［14］八减之齐：古方名。齐，同"剂"。

［15］起：病愈。

扁鹊过齐，齐桓侯客之[1]。入朝见，曰："君有疾在腠理，不治将深。"桓侯曰："寡人无疾。"扁鹊出，桓侯谓左右曰："医之好利也，欲以不疾者为功。"后五日，扁鹊复见，曰："君有疾在血脉，不治恐深。"桓侯曰："寡人无疾。"扁鹊出，桓侯不悦。后五日，扁鹊复见，曰："君有疾在肠胃间，不治将深。"桓侯不应。扁鹊出，桓侯不悦。后五日，扁鹊复见，望见桓侯而退走。桓侯使人问其故。扁鹊曰："疾之居腠理也，汤熨之所及也[2]；在血脉，针石之所及也；其在肠胃，酒醪之所及也；其在骨髓，虽司命无奈之何[3]！今在骨髓，臣是以无请也。"后五日，桓侯体病[4]，使人召扁鹊，扁鹊已逃去。桓侯遂死。

[1] 齐桓侯：裴骃《集解》认为是战国时的齐桓公田午，前375～前367年在位。但上距赵简子已一百余年。疑记载有误。《韩非子·喻老》作"蔡桓侯"。

[2] 汤（tàng）熨：热敷。

[3] 司命：古代传说中掌管人生命的神。

[4] 病：病重。

使圣人预知微，能使良医得蚤从事[1]，则疾可已，身可活也。人之所病，病疾多；而医之所病，病道少。故病有六不治：骄恣不论于理，一不治也；轻身重财，二不治也；衣食不能适，三不治也；阴阳并[2]，藏气不定，四不治也；形赢不能服药，五不治也；信巫不信医，六不治也。有此一者，则重难治也[3]。

扁鹊名闻天下。过邯郸，闻贵妇人，即为带下医[4]；过雒阳[5]，闻周人爱老人，即为耳目痹医；来入咸阳，闻秦人爱小儿，即为小儿医：随俗为变。秦太医令李醯自知伎不如扁鹊也[6]，使人刺杀之。至今天下言脉者，由扁鹊也[7]。

[1] 蚤：通"早"。

[2] 阴阳并：气血偏聚。并，偏聚。

[3] 重（zhòng）：很。

[4] 带下医：妇科医生。妇女所患诸病（经带胎产），多属带脉以下，故名。

[5] 雒阳：即洛阳。东周王都所在地，故下文言"周人"。

[6] 伎：通"技"，才能。此指医技。

[7] 由：遵循。

【导读】

本文节选自1959年中华书局校点本《史记·扁鹊仓公列传》。作者司马迁（前145—前86年？），字子长，汉朝夏阳（今陕西韩城西南）人，我国古代杰出的历史学家、文学家。

本文是我国最早的一篇医家传记，文中综合历代传闻，选取典型事迹，记述了扁鹊学医过程与医学成就，塑造了一位传奇式古代神医形象。作者首先采用神话笔法，介绍了扁鹊的学医经过；然后记述了三个典型治病案例，生动地说明扁鹊医术的高超；最后提出"六不治"的治病原则，其中"信巫不信医"为"六不治"之一——这一反对封建迷信的思想，已被载入世界医学史。

【研讨】

1. 文中提出的"六不治"对后世有何影响？

2. 扁鹊行医"随俗为变"对当今中医治病有何启示？

【推荐书目】

1. 司马迁. 史记（全十册，繁体竖排）. 中华书局，1959.

2. 韩兆琦译注. 史记（中华经典藏书）. 中华书局，2007.

3. 徐仁辅. 史记注解辨正. 中华书局，2013.

养生论

嵇 康

世或有谓神仙可以学得，不死可以力致者；或云上寿百二十，古今所同，过此以往，莫非妖妄者[1]。此皆两失其情，请试粗论之。

夫神仙虽不目见，然记籍所载，前史所传，较而论之[2]，其有必矣。似特受异气，禀之自然，非积学所能致也。至于导养得理[3]，以尽性命，上获千余岁，下可数百年[4]，可有之耳。而世皆不精，故莫能得之。

[1] 妖妄：荒诞。

[2] 较：明显。

[3] 导养：摄生养性。

[4] 可：大约。

何以言之？夫服药求汗，或有弗获；而愧情一集，涣然流离[1]。终朝未餐[2]，则嚣然思食[3]；而曾子衔哀[4]，七日不饥。夜分而坐[5]，则低迷思寝[6]；内怀殷忧[7]，则达旦不瞑[8]。劲刷理鬓[9]，醇醴发颜[10]，仅乃得之[11]；壮士之怒，赫然殊观[12]，植发冲冠[13]。由此言之，精神之于形骸，犹国之有君也。神躁于中，而形丧于外，犹君昏于上，国乱于下也。

夫为稼于汤之世[14]，偏有一溉之功者[15]，虽终归于燋烂，必一溉者后枯。然则，一溉之益固不可诬也[16]。而世常谓一怒不足以侵性，一哀不足以伤身，轻而肆之[17]，是犹不识一溉之益，而望嘉谷于旱苗者也。是以君子知形恃神以立，神须形以存；悟生理之易失[18]，知一过之害生。故修性以保神，安心以全身，爱憎不栖于情，忧喜不留于意，泊然无感[19]，而体气和平[20]；又呼吸吐纳，服食养身：使形神相亲，表里俱济也。

夫田种者[21]，一亩十斛[22]，谓之良田，此天下之通称也。不知区种可百余斛[23]。田、种一也，至于树养不同[24]，则功效相悬[25]。谓商无十倍之价[26]，农无百斛之望，此守常而不变者也。

[1] 涣然流离：大汗淋漓的样子。涣，水盛貌。流离，犹淋漓。

[2] 终朝：整个早晨。

[3] 嚣然：饥饿貌。嚣，通"枵"，空虚。

[4] 曾子衔哀：曾子内心怀着哀痛。曾子，孔子弟子。衔，含，怀着。

[5] 夜分：夜半。

[6] 低迷：昏昏沉沉。

[7] 殷忧：深忧。殷，深。

[8] 瞑：闭目。

[9] 劲刷：梳子。

[10] 醇醴发颜：指味厚的酒使颜面红润。

[11] 仅乃：才。

[12] 赫然：盛怒貌。　　殊观：指面色改变。

[13] 植发：使头发直竖。植，使……竖立。

[14] 汤：商代开国国君。传说商汤王时连续七年大旱。

[15] 偏：单独。

[16] 诬：轻视。

[17] 肆：放纵。

[18] 生理：养生之理。

[19] 泊然：淡泊寡欲的样子。

[20] 体气和平：即体平气和。

[21] 田种：散播漫种的粗放型耕作方法。

[22] 斛（hú）：量器名，也作容量单位。古代以十斗为一斛，南宋末改五斗为一斛。

[23] 区种：将作物种在带状低畦或方形浅穴内的一种精细型耕作方法。相传商汤大旱时，伊尹所创。

[24] 树养：种植培管。

[25] 相悬：相差很远。

[26] 价：利润。

　　且豆令人重[1]，榆令人瞑[2]，合欢蠲忿[3]，萱草忘忧[4]，愚智所共知也。薰辛害目[5]，豚鱼不养[6]，常世所识也。虱处头而黑[7]，麝食柏而香[8]，颈处险而瘿[9]，齿居晋而黄[10]。推此而言，凡所食之气，蒸性染身[11]，莫不相应。岂惟蒸之使重而无使轻，害之使暗而无使明，熏之使黄而无使坚，芬之使香而无使延哉[12]？

　　故神农曰"上药养命，中药养性"者，诚知性命之理，因辅养以通也。而世人不察，惟五谷是见，声色是耽，目惑玄黄[13]，耳务淫哇[14]，滋味煎其府藏，醴醪煮其肠胃，香芳腐其骨髓，喜怒悖其正气[15]，思虑销其精神，哀乐殃其平粹[16]。夫以蕞尔之躯[17]，攻之者非一涂[18]；易竭之身，而外内受敌。身非木石，其能久乎？

　　[1] 且：句首助词。　　豆令人重：《神农本草经》："黑大豆，久服，令人身重。"张华《博物志》："食豆三年，则身重，行止难。"

　　[2] 榆令人瞑：《神农本草经》谓其皮、叶能"疗不眠"。

　　[3] 合欢蠲（juān）忿：合欢能消除人的忧忿。合欢，植物名。一名马缨花。《神农本草经》谓："安五脏，和心志，令人欢乐无忧。"蠲，消除。忿，愤怒，怨恨。

　　[4] 萱草：又名"谖草"，俗称金针菜、黄花菜。古人认为食萱草可以使人忘记忧愁，故又名"忘忧草"。有清解烦热，安定五脏的作用。

　　[5] 薰辛：指大蒜。李善注引《养生要》曰："大蒜多食，荤辛害目。"薰，通"荤"。

　　[6] 豚鱼：即河豚。其卵巢、血液、肝脏有剧毒。寇宗奭云："味虽珍美，修治失法，食之

杀人。"

[7]"虱处头"句：《抱朴子·外篇·佚言》："今头虱着人，皆稍变而白，身虱处头，皆渐化而黑。"

[8]"麝食柏"句：陶弘景曰："麝形似獐而小，黑色，常食柏叶……五月得香。"

[9]"颈处险"句：意为生活在山区的人易颈部肿大。《淮南子》："险阻之地多瘿。"瘿，颈项部肿瘤，类似甲状腺肿大一类疾病。险，通"岩"，此指山区。

[10]"齿居晋"句：居住在晋地的人牙齿容易变黄。因晋地产枣，李时珍言："啖枣多，令人齿黄生蜃。"

[11]蒸性染身：陶冶情志，熏染形体。

[12]延（shān）：当作"脠"，《说文》："生肉酱也。"这里指鱼肉类的腥膻气味。

[13]玄黄：泛指各种颜色。语本《周易·坤卦·文言》"天玄而地黄"。

[14]务（mào）：通"瞀"。眩惑。　淫哇：淫靡放荡之乐。

[15]悖（bèi）：扰乱。

[16]平粹：平静纯和的情绪。

[17]蕞（zuì）尔：渺小的样子。

[18]涂：通"途"。途径。

其自用甚者[1]，饮食不节，以生百病；好色不倦，以致乏绝；风寒所灾，百毒所伤，中道夭于众难[2]。世皆知笑悼[3]，谓之不善持生也。至于措身失理[4]，亡之于微，积微成损，积损成衰，从衰得白，从白得老，从老得终，闷若无端[5]。中智以下，谓之自然。纵少觉悟，咸叹恨于所遇之初，而不知慎众险于未兆。是由桓侯抱将死之疾[6]，而怒扁鹊之先见，以觉痛之日，为受病之始也。害成于微，而救之于著，故有无功之治；驰骋常人之域[7]，故有一切之寿[8]。仰观俯察，莫不皆然。以多自证，以同自慰，谓天地之理，尽此而已矣。纵闻养生之事，则断以所见，谓之不然；其次狐疑，虽少庶几[9]，莫知其由；其次自力服药，半年一年，劳而未验，志以厌衰[10]，中路复废。或益之以畎浍[11]，而泄之以尾闾[12]，欲坐望显报者[13]；或抑情忍欲，割弃荣愿，而嗜好常在耳目之前，所希在数十年之后，又恐两失，内怀犹豫，心战于内，物诱于外，交赊相倾[14]，如此复败者。

夫至物微妙，可以理知，难以目识。譬犹豫章生七年[15]，然后可觉耳。今以躁竞之心，涉希静之涂[16]，意速而事迟，望近而应远，故莫能相终。

夫悠悠者既以未效不求[17]，而求者以不专丧业，偏恃者以不兼无功，追术者以小道自溺。凡若此类，故欲之者万无一能成也。

[1] 自用：自以为是，不听劝告。

[2] 中道：生命的中途。

[3] 笑悼：讥笑哀叹。

[4] 措身：养护身体。措，安置。

[5] 闷若无端：糊里糊涂不知其原因。闷若，愚昧貌。若，词尾。端，原因。

[6] 由：通"犹"。

[7] 驰骋：纵马疾驰。此指奔波劳碌。

[8] 一切：一般。

[9] 庶几：希冀养生的精妙。庶，希冀。几，（养生的）精妙。

[10] 以：通"已"。

[11] 畎浍（quǎnkuài）：田间沟渠。这里比喻少。

[12] 尾闾：古代传说中海水所归之处。这里比喻多。

[13] 坐：徒然。

[14] 交：近。指眼前的物质享受。　赊：远。指长远养生效验。　相倾：互相排斥。

[15] 豫章：枕木与樟木。《史记·司马相如列传》张守节《正义》："二木生至七年，枕、章乃可分别。"

[16] 希静：无声。此指清心寡欲的修炼。希，《老子》："听之不闻，名曰希。"

[17] 悠悠：众多。

　　善养生者则不然也，清虚静泰[1]，少私寡欲。知名位之伤德，故忽而不营[2]，非欲而强禁也；识厚味之害性，故弃而弗顾，非贪而后抑也。外物以累心不存[3]，神气以醇白独著[4]。旷然无忧患[5]，寂然无思虑。又守之以一[6]，养之以和，和理日济[7]，同乎大顺[8]。然后蒸以灵芝，润以醴泉[9]，晞以朝阳[10]，绥以五弦[11]，无为自得，体妙心玄，忘欢而后乐足，遗生而后身存[12]。若此以往，庶可与羡门比寿[13]，王乔争年[14]，何为其无有哉！

[1] 清虚静泰：清净虚无，恬静安和。

[2] 营：谋求。

[3] 累心：使心劳累。

[4] 醇白：纯洁。白，一本作"泊"。

[5] 旷然：心胸开朗的样子。

[6] 守之以一：用"道"约束自身。一，指老子学说中的"道"。

[7] 和理：处事和洽得当。

[8] 大顺：指自然的境界。语见《老子》第六十五章。

[9] 醴泉：甘美的泉水。

[10] 晞（xī）：晒。

[11] 绥：安抚。　五弦：五根弦的古琴。此代指音乐。

[12] 遗生：摆脱生命的牵挂和世俗的烦恼。遗，抛弃。

[13] 羡门：即羡门子高，传说中的神仙。事见《史记·秦始皇本纪》。

[14] 王乔：即王子乔，传说中的仙人。一说为周灵王太子，名晋字子晋，喜吹笙作凤鸣声，遇道人浮丘公接引至嵩山修炼，三十余年后乘白鹤升天而去。事见《列仙传》。

【导读】

　　本文选自明嘉靖四年（1525年）黄省曾刻本《嵇中散集》卷三，参校《昭明文选》本。作者嵇康（223—263年），字叔夜，谯郡铚（今安徽宿县西南）人，三国时魏著名思想家、文学家和音乐家。因曾任中散大夫，故世称嵇中散。与阮籍同为"竹林七贤"的领袖人物，后世并称"嵇阮"。嵇康少孤家贫，曾以打铁为生。他聪慧博学，多才多艺，崇尚老庄，恬静寡欲，信奉服食养生之道，又尚奇任侠，刚肠疾恶，锋芒毕露，反对虚伪礼教，不满当时的黑暗统治，终为钟会构陷，被司马昭杀害。今传有《嵇中散集》十卷，鲁迅曾辑校名为《嵇康集》。

NOTE

本文主要论述了导养得理，可以长寿的观点。首先论述了精神对于形体的决定作用；接着论述了神与形互相依存的关系，提出了"服食养身，使形神相亲"的养生方法；再次从反面论述了声色酒食伤体、喜怒哀思伤神而有损人寿；最后提出只有做到"清虚静泰，少私寡欲""守之以一，养之以和"，才能长寿延年。

【研讨】

1. 嵇康写作本文的背景是什么？

2. 本文的养生思想在现代还有何价值？如何继承古人在养生学方面提出的理论方法？

【推荐书目】

1. 戴明扬. 嵇康集校注. 人民文学出版社，1962.

2. 夏明钊. 嵇康集译注. 黑龙江人民出版社，1987.

杏林故事三则

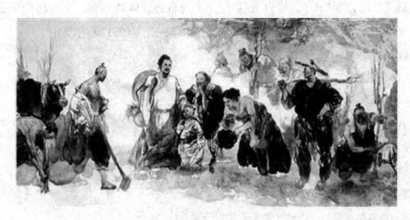

杏林董奉

（一）壶　翁

费长房者，汝南人也[1]，曾为市掾[2]。市中有老翁卖药，悬一壶于肆头[3]，及市罢，辄跳入壶中，市人莫之见，唯长房于楼上睹之，异焉。因往再拜，奉酒脯。翁知长房之意其神也，谓之曰："子明日可更来。"长房旦日复诣翁[4]，翁乃与俱入壶中。惟见玉堂严丽[5]，旨酒甘肴[6]，盈衍其中[7]，共饮毕而出。翁约不听与人言之[8]。复乃就楼上候长房曰："我神仙之人，以过见责，今事毕当去，子宁能相随乎[9]？楼下有少酒，与卿为别。"长房使人取之，不能胜。又令十人扛之，犹不举。翁闻，笑而下楼，以一指提之而上。视其器如一升许，而二人饮之，终日不尽。长房遂欲求道，随从入深山。翁抚之曰："子可教也。"遂能医疗众病。

[1] 汝南：郡名，在今河南上蔡西南。

[2] 市掾：管理市场的属官。

[3] 肆：店铺。

[4] 旦日：第二天。

[5] 玉堂：玉饰的殿堂。　　严丽：庄严华丽。

[6] 旨酒：美酒。

[7] 盈衍：充满。

[8] 听：随便。

[9] 宁：还。

（二）杏　林

奉居山不种田。日为人治病，亦不取钱。重病愈者，使栽杏五株，轻者一株，如此数年，得十万余株，郁然成林。乃使山中百禽群兽游戏其下，卒不生草，常如芸治也[1]。后杏子大熟，于林中作一草仓，示时人曰："欲买杏者，不须报奉，但将谷一器置仓中，即自往取一器杏去。"常有人置谷来少而取杏去多者，林中群虎出吼逐之，大怖，急挈杏走，路傍倾覆，至家量杏，一如谷多少。或有人偷杏者，虎逐之到家，啮至死。家人知其偷杏，乃送还奉，叩头谢过，乃却使活。奉每年货杏得谷，旋以赈救贫乏[2]，供给行旅不逮者[3]，岁二万余斛。解县令有女为精邪所魅[4]，医疗不效，乃投奉治之，若得女愈，当以侍巾栉[5]。奉然之，即召得一白鼍[6]，长数丈，陆行诣病者门，奉使侍者斩之，女病即愈，奉遂纳女为妻。久无儿息，奉每出行，妻不能独住，乃乞一女养之，年十余岁。奉一日耸身入云中去，妻与女犹存其宅，卖杏取给，有欺之者，虎还逐之。奉在人间三百余年乃去，颜状如三十时人也。

[1] 芸：通"耘"。除草。

[2] 旋：随即。

[3] 行旅不逮者：谓旅行在外而缺少食物之人。逮，及。

[4] 解县：今山西临猗县。

[5] 侍巾栉：古代以服侍夫君饮食起居为妻妾本分，故用作为人妻妾的谦词。

[6] 鼍（tuó）：一名鼍龙，又名猪婆龙，即扬子鳄。

（三）橘　井

苏仙公者[1]，桂阳人也[2]。汉文帝时得道。先生早丧所怙[3]，乡中以仁孝闻。先生曾持一竹杖，时人谓曰："苏生竹杖固是龙也。"数岁之后，先生洒扫门庭，修饰墙宇。友人曰："有何邀迎？"答曰："仙侣当降。"俄顷之间，乃见天西北隅紫云氤氲[4]，有数十白鹤飞翔其中，翩翩然降于苏氏之门，皆化为少年。仪形端美，如十八九岁人，怡然轻举。先生敛容逢迎。乃跪白母曰："某受命当仙，被召有期，仪卫已至，当违色养[5]。"即便拜辞，母子嘘唏[6]。母曰："汝去之后，使我如何存活？"先生曰："明年天下疾疫，庭中井水檐边橘树可以代养。井水一升，橘叶一枚，可疗一人。兼封一柜留之，有所缺乏，可以扣柜言之，所须当至，慎勿开也！"言毕，即出门。踟蹰顾望，耸身入云。紫云捧足，群鹤翱翔，遂升云汉而去[7]。自后有白鹤来止郡城东北楼上，人或挟弹弹之，鹤以爪攫楼板似漆书云[8]："城郭是，人民非，三百甲子一来归[9]，吾是苏君弹何为？"

[1] 苏仙公：名耽，字子元。

[2] 桂阳：指桂阳郡，西汉置，辖今湘南粤北十一县。治所在今湖南郴州。

[3] 怙：指父亲。

[4] 氤氲：弥漫。

[5] 色养：谓孝养父母。《论语·为政》："子夏问孝。子曰：'色难。'"朱熹《集注》："色难，谓事亲之际，惟色为难也。"

[6] 嘘唏：悲哭，抽噎。

[7] 云汉：银河。此指云霄。

[8] 攫：抓挠。　漆书：以漆书写的文字。相传在孔子住宅的壁中发现的古文经书，以漆为之，故名。

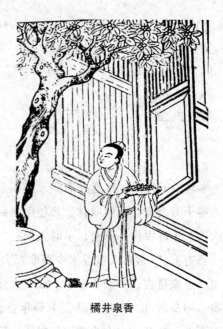

橘井泉香

[9] 甲子：干支纪年六十组干支轮一周称一个甲子，共六十年。此指一年。

【导读】

本文第一则"壶翁"，选自《后汉书》卷八十二下《方术列传第七十二》，据中华书局1965年版排印。第二则"杏林"，选自《古今图书集成·医部全录·医术名流列传》，据图书集成书局光绪甲申（1884年）铅印本排印。第三则"橘井"，选自《太平广记·卷十三·神仙十三》，据中华书局1961年版排印。文题为编者所加。三则故事虽均出晋·葛洪《神仙传》，但原书错讹较多，故选《后汉书》《古今图书集成》和《太平广记》。作者葛洪（284—364年），东晋道教学者、著名炼丹家、医药学家。字稚川，自号抱朴子，晋丹阳郡句容（今江苏句容县）人。著有《抱朴子》《肘后方》等。

本文第一则《壶翁》，记载卖药老翁神异之术，为后世医林"悬壶济世"之所本。第二则《杏林》，记载三国名医董奉高尚医德，成为医林称为杏林的由来。第三则《橘井》记叙苏仙公用橘井水治疫病故事，后人常以橘井泉香喻仙丹妙药。三则故事，亦真亦幻，既似历史传记，又似小说人物，具有情节复杂、生动传神的传奇色彩。

【研讨】

1. 怎样看待道教炼丹术？

2. 谈谈你对文中人物的看法？

【推荐书目】

1. 丁福保. 道藏精华录·神仙传（全五册）. 北京图书馆出版社，2005.

2. 胡守为. 神仙传校释. 中华书局，2010.

大医精诚

孙思邈

张湛曰[1]："夫经方之难精[2]，由来尚矣[3]。"今病有内同而外异[4]，亦有内异而外同，故五脏六腑之盈虚，血脉荣卫之通塞[5]，固非耳目之所察，必先诊候以审之。而寸口关尺，有浮沉弦紧之乱；俞穴流注[6]，有高下浅深之差；肌肤筋骨，有厚薄刚柔之异。唯用心精微者，始可与言于兹矣。今以至精至微之事[7]，求之于至粗至浅之思，其不殆哉！若盈而益之，虚而损之，通而彻之，塞而壅之，寒而冷之，热而温之，是重加其疾，而望其生，吾见其死矣。故医方卜筮，艺能之难精者也，既非神授，何以得其幽微？世有愚者，读方三年，便谓天下无病可治；及治病三年，乃知天下无方可用。故学者必须博极医源，精勤不倦，不得道听途说，而言医道已了[8]，深自误哉！

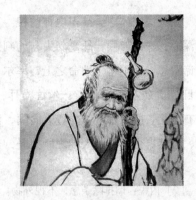

孙思邈像

[1] 张湛：字处度，东晋学者，通晓养生之术，撰有《养生要集》十卷和《延生秘录》十二卷，均佚。今有《列子注》八卷传世。

[2] 经方：后世一般指《内经》《伤寒杂病论》等著作中的方剂。此泛指医道。

[3] 尚：久远。

[4] 今：语首助词。犹夫。

[5] 荣：通"营"，指营气。

[6] 俞：通"腧"。腧穴。　　流注：指经络气血运行灌注。

[7] 今：如果。

[8] 了：穷尽。

凡大医治病，必当安神定志，无欲无求，先发大慈恻隐之心，誓愿普救含灵之苦[1]。若有疾厄来求救者，不得问其贵贱贫富，长幼妍蚩[2]，怨亲善友[3]，华夷愚智[4]，普同一等，皆如至亲之想；亦不得瞻前顾后，自虑吉凶，护惜身命。见彼苦恼，若己有之，深心凄怆，勿避险巇、昼夜、寒暑、饥渴、疲劳[5]，一心赴救，无作功夫形迹之心[6]。如此可为苍生大医，反此则是含灵巨贼。自古名贤治病，多用生命以济危急[7]，虽曰贱畜贵人，至于爱命，人畜一也。损彼益己，物情同患[8]，况于人乎！夫杀生求生，去生更远。吾今此方所以不用生命为药者，良由此也。其虻虫、水蛭之属，市有先死者，则市而用之[9]，不在此例。只如鸡卵一物，以其混沌未分，必有大段要急之处[10]，不得已隐忍而用之[11]。能不用者，斯为大哲，亦所不及也。其有患疮痍、下痢，臭秽不可瞻视，人所恶见者，但发惭愧凄怜忧恤之意，不得起一念蒂芥之心[12]，是吾之志也。

[1] 含灵：人类。古时认为人为万物之灵。也称"含类""含生""含情"。

[2] 妍蚩（chī）：美丑。妍，姣美。蚩，同"媸"，丑陋。

[3] 怨亲善友：怨恨的、亲近的、一般的、友好的人。

[4] 华夷：华，指汉族。夷，古代对异族的称呼。

[5] 险巇（xī）：艰险崎岖。

[6] 作：产生。　　功夫：同"工夫"，时间。此指耽搁时间。　　形迹：客套。此指婉言推托。

[7] 生命：指活物。

[8] 患：厌恨。

[9] 市：购买。

[10] 大段：犹言十分。

[11] 隐忍：克制忍耐。

[12] 蒂芥：又作"芥蒂"。细小的梗塞物。此喻郁积在胸中的怨恨或不快。

夫大医之体[1]，欲得澄神内视[2]，望之俨然[3]，宽裕汪汪[4]，不皎不昧[5]。省病诊疾，至意深心；详察形候，纤毫勿失；处判针药，无得参差[6]。虽曰病宜速救，要须临事不惑，唯当审谛覃思[7]，不得于性命之上，率尔自逞俊快[8]，邀射名誉[9]，甚不仁矣！又到病家，纵绮罗满目[10]，勿左右顾眄[11]；丝竹凑耳，无得似有所娱；珍羞迭荐[12]，食如无味；醽醁兼陈[13]，看有若无。所以尔者，夫壹人向隅，满堂不乐[14]，而况病人苦楚，不离斯须？而医者安然欢娱，傲然自得，兹乃人神之所共耻，至人之所不为。斯盖医之本意也。

[1] 体：风度。

[2] 内视：谓排除杂念，不视外物。

[3] 俨然：庄重貌。

[4] 宽裕：气度宽宏。　汪汪：水宽广貌。此喻心胸宽阔。

[5] 不皎不昧：谓不卑不亢。

[6] 参差：此指差错。

[7] 审谛：仔细观察。　覃思：深思。

[8] 率尔：轻率貌。　俊快：洒脱迅捷。

[9] 邀射：谋取。

[10] 绮罗：华贵的丝织品。此代指贵妇、美女。

[11] 顾眄（miǎn）：指左右顾盼。顾，回视。眄，斜视。

[12] 迭荐：轮流奉上。迭，交替。荐，进献。

[13] 醽醁（línglù）：古代美酒名。　兼陈：同时陈列。

[14] "夫壹人"二句：语本西汉·刘向《说苑·贵德》。隅，角落。

夫为医之法，不得多语调笑，谈谑喧哗[1]，道说是非，议论人物，炫耀声名，訾毁诸医，自矜己德[2]。偶然治差一病，则昂头戴面[3]，而有自许之貌，谓天下无双，此医人之膏肓也[4]。

老君曰[5]："人行阳德[6]，人自报之；人行阴德[7]，鬼神报之。人行阳恶，人自报之；人行阴恶，鬼神害之。"寻此贰途，阴阳报施[8]，岂诬也哉[9]？所以医人不得恃己所长，专心经略财物[10]，但作救苦之心，于冥运道中[11]，自感多福者耳。又不得以彼富贵，处以珍贵之药，令彼难求，自炫功能，谅非忠恕之道[12]。志存救济[13]，故亦曲碎论之[14]，学者不可耻言之鄙俚也[15]。

[1] 谈谑：谈笑。谑，开玩笑。

[2] 矜：夸耀。

[3] 戴面：仰面。

[4] 膏肓：此喻难以除去的恶习。

[5] 老君：即老子。

[6] 阳德：指公开有德于人的行为。

[7] 阴德：指暗中有德于人的行为。

[8] 阴阳报施：即上文阳施则有阳报，阴施则有阴报。

[9] 诬：欺骗。

[10] 经略：谋取。

［11］冥运道：指冥界。

［12］谅：确实。　忠恕：儒家道德规范。忠，谓尽心为人。恕，谓推己及人。

［13］救济：救世济民。

［14］曲碎：琐碎。

［15］鄙俚：粗俗。

【导读】

本文选自《备急千金要方》卷一，据人民卫生出版社 1955 年影印宋刊本。作者孙思邈（581—682 年），京兆华原（今陕西耀县）人，唐代著名医学家。他精通诸子百家与佛教经典，擅长医药，长期在民间行医。并根据自己丰富的临证经验和前人的医学成就，撰写了《备急千金要方》和《千金翼方》各三十卷。《备急千金要方》简称《千金要方》或《千金方》，作者认为，"人命至重，有贵千金，一方济之，德逾于此"，故以"千金"名其书。该书分 233 门，载方论 5300 首，涉及妇、儿、内、外等各科疾病诊治的原则和方法。

本文论述大医必须具备的两个修养：一是"精"，即医技要精湛；二是"诚"，即品德要高尚。作者从"心""体""法"三个方面对医生提出要求。文章用大量篇幅强调医德的重要性。语言流畅，情感真切，饱含了作者对为医者的殷切期望和对病人的慈悲情怀，具有深刻的教育意义。

【研讨】

1. 试分析本文是从哪些方面论述医德修养，又是如何论述的。

2. 本文反映了作者怎样的为医态度？对我们有何启发？

【推荐书目】

1. 孙思邈 . 备急千金要方 . 人民卫生出版社，1955.

2. 宋祁 . 新唐书・孙思邈传 . 中华书局点校本，1975.

医学小品四则

（一）　不服药胜中医

叶梦得

世言"不服药胜中医[1]"，此语虽不可通行，然疾无甚苦，与其为庸医妄投药反败之，不得为无益也。吾阅是多矣。其次有好服食，不量己所宜，但见他人得效，从而试之，亦或无益而反有害。魏、晋间尚服寒食散[2]，通谓之服散。此有数方，孙真人并载之《千金方》中[3]。而皇甫谧服之，遂为废人。自言性与之忤，违错节度，隆冬裸袒食冰，当暑甚至悲恚欲自杀，此岂可不慎哉！王子敬有帖云[4]："服散发者亦是数见。"言服者而不闻有甚利，其为害之甚，乃有如谧，此好服食之弊也。吾少不多服药，中岁以后，或有劝之少留意者，往既不耐烦，过江后亦复难得药材[5]。每记《素问》"劳佚有常，饮食有节"八言[6]，似胜服药也。

　　［1］中医：中等水平的医生。

　　［2］寒食散：古代药剂名，又称五石散。主要由紫石英、白石英、赤石脂、钟乳石、硫黄 5 种矿石

组成。此散含有毒性，往往有服后残废致死的。

[3] 孙真人：即孙思邈。真人，道教称修真得道的人。

[4] 王子敬：即王献之（344—386年），东晋书法家，字子敬，会稽山阴（今浙江绍兴）人。官至中书令，故世称"王大令"，为羲之第七子。

[5] 过江：指北宋亡后，南宋高宗渡江而南，建都临安。

[6] "劳佚有常"二句：语本《素问·上古天真论》"食饮有节，起居有常"。佚，通"逸"。

（二） 不为良相则为良医

吴 曾

范文正公微时[1]，尝诣灵祠求祷曰[2]："他时得位相乎[3]？"不许[4]。复祷之曰："不然，愿为良医。"亦不许。既而叹曰："夫不能利泽生民，非大丈夫平生之志。"

他日，有人谓公曰："大丈夫之志于相，理则当然；良医之技，君何愿焉[5]？无乃失之卑邪[6]？"

公曰："嗟乎！岂为是哉[7]？古人有云：'常善救人，故无弃人；常善救物，故无弃物[8]。'且大丈夫之于学也，固欲遇神圣之君，得行其道，思天下匹夫匹妇有不被其泽者，若己推而内之沟中[9]，能及小大生民者，固惟相为然；既不可得矣，夫能行救人利物之心者，莫如良医。"

果能为良医也，上以疗君亲之疾，下以救贫贱之厄，中以保身长全。在下而能及小大生民者，舍夫良医，则未之有也。

[1] 范文正：即范仲淹（989—1052年），字希文，谥号文正。　微时：微贱之时，即未显贵时。

[2] 灵祠：即神祠。

[3] 位相：居相位。

[4] 许：应允。

[5] 愿：倾慕。

[6] 无乃失之卑邪：恐怕失于卑下吧。无乃，表示委婉的反问，略同于"恐怕"。

[7] 岂为是哉：难道是这样吗。

[8] "常善救人"四句：意思是，有道的人总是善于做到人尽其才，所以没有被遗弃的人；总是善于做到物尽其用，所以没有被遗弃的物。语出《老子》第二十七章。

[9] 沟中：喻指野死之处。

（三） 赵三翁日灸奇法

洪 迈

赵三翁者，名进，字从先，中牟县白沙镇人[1]。本黄河埽兵[2]，逃役亡命，遇孙思邈于枣林，授以道要。久之，孙舍去，令只去县境淳泽村，曰："切勿离此，非天子诏不可往，俟我再来，与汝同归。"

宣和壬寅岁[3]，年一百八矣。果被召，见馆于葆真宫[4]。顷之，丐归[5]，诏问所欲，对曰："臣本隶兵籍[6]，未有放停公凭[7]，愿得给赐，它无所欲也。"即日有旨，开封尹盛章给与之[8]，遂放浪自如[9]。于技术无所不通，能役使鬼神，知未来事。为人嘘呵按摩[10]，疾痛立愈。

保义郎顿公苦冷疾二年[11]，至于骨立[12]。一日，正灼艾而翁来，询其病源，顿以实告。翁令撤去。时方盛暑，俾就屋开三天窗，于日光下射，使顿仰卧，揉艾遍铺腹上，约十数斤，乘日光灸之。移时，热透脐腹不可忍；俄，腹中雷鸣下泄，口鼻间皆浓艾气，乃止。明日，复为之。如是一月，疾良已。仍令满百二十日。自是宿疴如洗[13]，壮健似少年时。

翁曰："此孙真人秘诀也。世人但知灼艾而不知点穴，又不审虚实楚痛，耗损气力。日者，太阳真火。艾既遍腹且久，徐徐照射，入腹之功极大，但五、六、七月为上；若秋冬间，当以厚艾铺腹，蒙以绵衣，熨斗盛灰火漫熨之，以闻浓艾气为度，亦其次也。"其术出奇，而中理皆类此。

[1] 中牟：县名。在今河南省郑州市东部、黄河南部。

[2] 黄河埽（sào）兵：守卫黄河堤岸的士兵。埽，埽材做成的挡水建筑物，泛指堤岸。

[3] 宣和壬寅：即宋徽宗宣和四年，1122 年。

[4] 见馆于葆真宫：被安置在葆真宫居住。见，被。馆，留宿。葆，通"保"。

[5] 丐：乞求。

[6] 隶兵籍：名字被列入埽兵的名册。隶，隶属。籍，名册。

[7] 放停公凭：放回停止兵役的公文凭证。

[8] 开封尹：开封府的行政长官。尹，官名。多为主管之官。

[9] 放浪：浪游。 自如：谓活动不受阻碍。

[10] 嘘呵：轻轻吹气。

[11] 保义郎：官名。北宋徽宗时复位武职官阶，分五十三阶，保义郎为第五十阶，旧称为右班殿直。

[12] 骨立：形容人消瘦到极点。

[13] 宿疴：旧病。

（四） 叶天士妄言巧治

青城子

有某公子，年方二十，家素富，父为某省制军[1]。是秋登贤书[2]，贺者盈门。公子忽两目红肿，痛不可忍，日夜咆哮，延叶天士诊之[3]。天士曰："目疾不足虑，当即自愈。可虑者，七日内足心必生痈，毒一发则不可治矣。"天士平日决死生如烛照，不差累黍[4]，及闻是言，不觉悲惧交集，再三恳其拯救。天士曰："此时不暇服药，且先以方散毒，如七日内不发，方可再议药也。"当求其方。曰："息心静坐，以自己左手，擦右足心三百六十遍，又以右手，擦左足心三百六十遍，每日如此七次，俟七日后再来施治。"如方至七日，延天士至，曰："目疾果如先生言已愈矣，未审痈毒能不发否[5]？"天士笑曰："前言发毒者，妄也。公子富贵双全，事事如意，所惧者死耳。惟以死动之，则他念俱寂，一心注足矣。手擦足心，则火下行，目疾自愈，不然心益燥，目益痛，虽日服灵丹，庸有效乎[6]？"公子笑而厚酬之。

[1] 制军：明清时总督的别称。又称"制台"。

[2] 登贤书：谓考试得中。贤书，考试中式的名榜。

[3] 叶天士：叶桂，字天士，号香岩。江苏吴县人。清代著名医家。温病学奠基人之一。著有《温热论》《临证指南医案》《叶案存真》等，均由其门人编辑整理而成。

[4] 累（lěi）黍：累列或累积黍粒。比喻数量、差距非常微小。

[5] 审：清楚。

[6] 庸：怎么。

【导读】

本文第一则选自文渊阁《四库全书》影印本《避暑录话》卷下。第二则选自文渊阁《四库全书》影印本《能改斋漫录》卷十三。第三则选自江苏广陵古籍刻印社 1983 年重刊影印《笔记小说大观》本《夷坚志》卷十九。第四则选自江苏广陵古籍刻印社 1983 年重刊影印《笔记小说大观》本《志异续编》卷四。标题为编者所加。

本文第一则作者叶梦得（1077—1148 年），字少蕴，号肖翁、石林居士，苏州吴县（今属江苏）人，南宋文学家。撰有《避暑录话》二卷。文章以俗语"不服药胜中医"为题，指出庸医妄投药物的危害，直斥服食之弊，当为警世之言。第二则作者吴曾，字虎臣，崇仁（今属江西）人，南宋文学家。著有《能改斋漫录》十八卷。文章记叙范仲淹以良相良医为抱负，将经世与济民相统一，其精神难能可贵。第三则作者洪迈（1123—1202 年），字景卢，别号野处，鄱阳县人，南宋文学家、学者。著有《夷坚志》。文章记述了赵三翁日灸法之神奇效果。第四则作者青城子，事迹不详。著有《志异续编》四卷。文章记述清代名医叶天士以静心搓足而治愈目疾之事，看似匪夷所思，实为中医"情治"法之运用。

【研讨】

1. 你对"不服药胜中医"的说法如何看待？

2. 由"不为良相，则为良医"，谈谈你对医生价值的认识。

【推荐书目】

1. 宋·吴曾. 能改斋漫录（宋元笔记丛书）. 上海古籍出版社，1979.

2. 宋·叶梦得. 石林避暑录话. 上海书店出版社，1990.

3. 笔记小说大观. 广陵书社，2007.

医俗亭记
吴　宽

余少婴俗病[1]，汤熨针石，咸罔奏功，而年日益久，病日益深，殆由腠理肌肤以达于骨髓，而为废人矣。客有过余，诵苏长公《竹》诗[2]，至"士俗不可医"之句，瞿然惊曰[3]："余病其痼也耶？何长公之诗云尔也[4]？"既[5]，自解曰："士俗坐无竹耳[6]。使有竹，安知其俗之不可医哉？"则求竹以居之。

而家之东偏[7]，隙地仅半亩[8]，墙角萧然有竹数十箇[9]。于是日使僮奴壅且沃之[10]，以须其盛[11]。越明年，挺然百余，其密如簹[12]，而竹盛矣。复自喜曰："余病其起也耶？"因构小亭其中。食饮于是，坐卧于是，啸歌于是，起而行于是，倚而息于是，倾耳注目，举手投足，无不在于是。其藉此以医吾之俗何如耶？吾量之隘俗也[13]，竹之虚心有容足以医之；吾行之曲俗也，竹之直立不挠足以医之[14]；吾宅心流而无制[15]，竹之通而节足以医之[16]；吾待物混而无别[17]，竹之理而析足以医之。竹之干云霄而直上[18]，足以医吾志之卑；竹之历冰雪而愈茂，足以医吾节之变。其潇洒而可爱也，足以医吾之凝滞[19]；其为筒、为简、为箭、为笙、为箫、为簠簋也[20]，足以医吾陋劣而无用。盖逾年，而吾之病十已去二三矣。久之，安知其体不飘然而轻举，其意不释然而无累[21]，其心不充然而有得哉？

古之俞跗、秦越人辈，竹奚以让为[22]？然而，是竹也，不苦口，不瞑眩[23]，不湔浣肠胃，不漱涤五脏。长公不余秘而授之。余用之，既有功绪矣[24]。使人人皆用之，天下庶几无俗病与？

明年余将北去京师[25]。京师地不宜竹。余恐去竹日远而病复作也[26]，既以名其亭，复书此为记。迟他日归亭中[27]，愿俾病根悉去之，不识是竹尚纳我否[28]？

［1］婴：染上。　　俗病：这里指庸俗之病，人格方面的毛病。

［2］苏长公：指北宋文学家苏轼。长公，长兄之称。　　竹诗：此诗题为《于潜僧绿筠轩》。诗云："可使食无肉，不可居无竹。无肉令人瘦，无竹令人俗。人瘦尚可肥，士俗不可医。傍人笑此言，似高还似痴。若对此君仍大嚼，世间那有扬州鹤。"

［3］瞿（jù）然：吃惊的样子。

［4］云尔：如此说。

［5］既：不久。

［6］坐：因为。

［7］东偏：东边。

［8］仅（jìn）：将近。

［9］萧然：冷落貌。　　箇（gè）：竹一枝为箇。引申为量词，犹枚。

［10］壅：用土壤或肥料培在植物根部。　　沃：浇水。

［11］须：等待。

［12］箦（zé）：用竹片编成的床席。也泛指竹席。

［13］量：器量，度量。　　隘：狭隘。

［14］挠：弯曲。

［15］宅心：居心。　　流：放纵。

［16］通而节：谓中空而有节。

［17］待物：对待他人。

［18］干：干犯。此谓上冲。

［19］凝滞：思想行为拘泥不化。

［20］筒（tǒng）：竹筒。　　簠簋（fǔguǐ）：古代祭祀用器。簠用以盛稻粱，簋用以盛黍稷。

［21］释然：消散貌。　　累：牵挂。

［22］竹奚以让为：为什么不用竹子治病呢？奚，何。让，辞让。

［23］瞑眩：头晕目眩。《尚书·说命上》有"若药弗瞑眩，厥疾弗瘳"句，故云。

［24］功绪：功效。同义词复用。

［25］京师：京都。此指北京。

［26］去：离开。

［27］迟（zhì）：等待。

［28］识：知道。

【导读】

本文选自《家藏集》卷三十一，据上海古籍出版社 1987 年重印台湾商务印书馆影印文渊阁《钦定四库全书》本。作者吴宽（1435—1504 年），字原博，号匏庵，长洲（今江苏苏州）人，明代文学家、书法家。累官至礼部尚书兼翰林院学士，卒谥文定。其诗深厚醲郁，为文颇有典则，兼工书法。《家藏集》又称《匏翁家藏集》，凡七十八卷，其中诗三十卷，文四十七卷，补遗一卷。

本文以竹为喻，通过自己种竹构亭医治俗病的经过，从竹子的虚心有容、直立不挠、通而节、理而析等方面赞美了竹子高贵的品质和医治俗病的奇效，表达了作者希望自己成为品格高尚的人和希望天下人都用竹子医治俗病的愿望，善用比喻，平和雅淡是本文突出艺术特色。

【研讨】

1. 作者所谓"俗病"指什么？据本文，作者有哪些"俗病"？
2. 谈谈当今社会有哪些"俗病"？你有哪些医治的方法？

【推荐书目】

明·吴宽. 家藏集（四库明人文集丛刊）. 上海古籍出版社，1991.

用药如用兵论

徐大椿

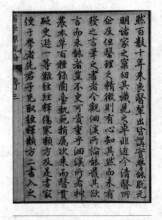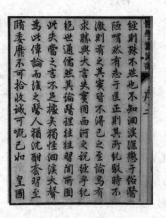

《医学源流论》书影

圣人之所以全民生也，五谷为养[1]，五果为助[2]，五畜为益[3]，五菜为充[4]，而毒药则以之攻邪[5]。故虽甘草、人参，误用致害，皆毒药之类也。古人好服食者[6]，必有奇疾[7]，犹之好战胜者，必有奇殃。是故兵之设也以除暴，不得已而后兴；药之设也以攻疾，亦不得已而后用。其道同也。

故病之为患也，小则耗精，大则伤命，隐然一敌国也[8]。以草木之偏性，攻藏府之偏胜，必能知彼知己，多方以制之，而后无丧身殒命之忧。是故传经之邪[9]，而先夺其未至，则所以断敌之要道也；横暴之疾，而急保其未病，则所以守我之岩疆也[10]。挟宿食而病者，先除其食，则敌之资粮已焚；合旧疾而发者，必防其并，则敌之内应既绝。辨经络而无泛用之药[11]，此之谓向导之师；因寒热而有反用之方[12]，此之谓行间之术[13]。一病而分治之，则用寡可以胜众，使前后不相救，而势自衰；数病而合治之，则并力捣其中坚，使离散无所统，而众悉溃。病方进，则不治其太甚，固守元气，所以老其师；病方衰，则必穷其所之，更益精锐，所以捣其穴。

若夫虚邪之体，攻不可过，本和平之药，而以峻药补之：衰敝之日，不可穷民力也。实邪之伤，攻不可缓，用峻厉之药，而以常药和之：富强之国，可以振威武也。然而，选材必当，器械必良，克期不愆[14]，布阵有方，此又不可更仆数也[15]。孙武子十三篇[16]，治病之法尽之矣。

[1] 五谷：五种谷物。说法不一。《素问·脏气法时论》王冰注认为是粳米、小豆、麦、大豆、黄黍。今从王冰说。

[2] 五果：指5种果品：枣、李、栗、杏、桃。

[3] 五畜：指5种牲畜：牛、犬、猪、羊、鸡。

[4] 五菜：指5种蔬菜：葵、韭、藿、薤、葱。

[5] 毒药：这里指祛邪治病之药。

[6] 服食：指服食丹药和草木药以求长生的养生方法。

[7] 奇：大。

[8] 隐然：危重貌。这里指严重的样子。

[9] 传经之邪：按六经即太阳经→阳明经→少阳经→太阴经→少阴经→厥阴经顺传的病邪。

[10] 岩疆：险要的疆域。岩，通"险"。

[11] 辨经络：指辨别药物的归经，即某药对某些脏腑经络的病变所产生的治疗作用。

[12] 反用：即反治。指和常规相反的治法。当疾病出现假象，或大寒证、大热证对正治法产生格拒现象时所采用的治法。又称从治。

[13] 行间：离间。《孙子》有《用间篇》。这里指用寒性药治假寒证、热性药治假热证。两寒或两热本应相亲，而使之相仇，故曰"行间"。

[14] 克期：约定或限定期限。　愆（qiān）：失误。

[15] 不可更仆数：即"更仆难数"。形容事物繁多，数不胜数。《礼记·儒行》："遽数之不能终其物，悉数之乃留，更仆未可终也。"

[16] 孙武子十三篇：指《孙子兵法》。春秋时齐国孙武著，共13篇。又称《孙子》《孙武兵法》。

【导读】

本文选自《医学源流论》卷上，据光绪丁未（1907年）清和月医学社本。作者徐大椿（1693—1771年），一名大业，字灵胎，晚号洄溪老人，江苏吴江人，清代著名医家。博学多才，擅长诗文，通晓音律、水利，尤精医道。行医五十余年，经验丰富，著述颇多。主要著作有《难经经释》《医学源流论》《兰台轨范》《医贯砭》《慎疾刍言》等。《医学源流论》是一部医学论文集，共93篇，分上、下两卷。主要阐述医学源流的利弊得失以及理法方药的临床应用。

本文论用药如用兵，着重强调医生应谨慎用药，辨证施治。作者首先说明，用药与用兵，皆不得已而为之，其道相同；接着从夺其未至、保其未病、除其宿食、防疾合并、辨经用药、反用之方、一病分治、数病合治、病进保元、病衰除根等方面，说明治病之术，皆合用兵之法；最后以治国为喻，指出应根据病人的体质情况而确定使用药物的原则。通篇运用类比的手法，篇幅短小，说理透彻，层次分明。

NOTE

【研讨】

1. 作者提出的"用药如用兵"的观点对医生临床用药有怎样的指导意义?

2. 本文在行文写作上有何特点?

【推荐书目】

1. 魏·曹操,等注.孙子十家注(诸子集成卷六).上海书店,1986.

2. 刘洋.明清名医全书大成——徐灵胎医学全书.中国中医药出版社,1999.

第十单元　文学通论

第一章　中国古代文学史概述

第一节　先秦两汉魏晋南北朝文学

中国上古文学主要表现为诗歌和神话两种口头文学形式。原始诗歌主要与劳动和巫术活动有关。现存最早的原始抒情诗当属作于禹时的《候人歌》。尽管该诗只有一句"候人兮猗"，却可称之为中国情歌之祖。原始神话反映了人类童年时代对自身及周围环境的理解与想象，比如夸父逐日、女娲补天、盘古开天辟地等神话故事，正是中华民族早期文明智慧的结晶。这些故事主要保存在《山海经》《淮南子》《三五历记》《穆天子传》等古文献当中。

先秦时期出现了我国第一部诗歌总集——《诗经》。《诗经》原名《诗》或《诗三百》，收录了西周初年至春秋中叶约五六百年间的诗歌305首，按音乐标准分为风、雅、颂三部分。在内容上，《诗经》真切地反映了当时各个阶层的社会生活和思想感情。在艺术上，《诗经》句式以四言为主，篇章上重章叠句，音调流畅，语言朴素，常用赋、比、兴的手法来表情达意。《诗经》开启了我国诗歌创作的现实主义精神和"风雅""比兴"的优良传统，影响深远。

战国后期，在楚国产生了具有南方文化特色的新诗体——楚辞。楚辞体诗歌句式以六言、七言为主，长短参差，灵活多变，多用语气词"兮"字，洋溢着缠绵悱恻的情感和神奇瑰丽的想象。西汉末年，刘向将伟大的爱国主义诗人屈原创作的《离骚》《九歌》《九章》《天问》等25篇楚辞体诗歌，以及宋玉等人的作品辑录成书，定名为《楚辞》，是为我国第二部诗歌总集。楚辞的出现，标志着中国诗歌从民间集体歌唱发展到诗人独立创作的更高阶段。古代文学史上第一篇抒情长诗《离骚》，作为楚辞艺术的巅峰之作，在文学史上与《诗经》并称"风骚"，垂范于后世。

古代散文是伴随着史官记事而出现的，这些记录历史的散文被称为历史散文。中国最早的历史散文集是《尚书》。《尚书》即上古之书，是一部古代历史文献汇编，今存28篇，包括虞、夏、商、周之书。春秋末期，文化下移，私人开始编修史书，出现了《春秋》《左传》《国语》《战国策》等各具特色的史书。《春秋》为鲁国的编年史，相传孔子曾对它加以修订。其记事极为简略，常常通过含蓄微妙的用语和行文寄寓褒贬，裁定是非。这种写法被称为"微言大义"。《左传》原名《左氏春秋》，作者左丘明，汉儒认为《左传》为解释《春秋》的作品，但实际上《左传》是独立的编年体史书。《国语》是国别体史书，分八国语，以记言为

NOTE

主。《战国策》是一部战国时期的史料汇编，按国别分为十二国策，主要记载当时谋臣策士的言行。这些史书当中的优秀篇章，情节曲折，人物生动，剪裁得体，成为后代散文家学习的典范。

与历史散文相辉映的是诸子散文。春秋战国时期，列国纷争，游说之士蜂起。在百家争鸣的政治文化环境下，产生了一大批政治家和思想家，他们写作了大量论说散文，史称诸子散文。诸子散文各具特色，并且在篇章形式上逐渐走向成熟。《论语》是一部记载孔子及其弟子言行的语录体散文集，简洁凝练，生动隽永。《墨子》记录墨子及其后学的思想，初具论文规模，平实质朴，逻辑缜密。《老子》用格言警句的形式直接阐发主旨，精警凝练，玄妙精深。《孟子》用相对独立完整的篇章和对话论辩说理，犀利畅达，气势强劲。《庄子》散文已形成完整的篇章结构，它以意出尘外的想象、汪洋恣肆的文章形式和异彩纷呈的寓言故事探讨人生问题，达到了哲理与诗意的交融，在诸子散文中最富文学性。淳厚富赡、富有学术性的《荀子》和峻峭透辟、富有政治性的《韩非子》则在体式和技巧方面达到高度成熟。

秦代实行文化专制政策，焚书坑儒，二世而亡，只有李斯的《谏逐客书》堪称这一时期少有的优秀散文篇章。

两汉是大一统的鼎盛帝国，需要用文学来歌舞升平，于是一种以铺写帝王和都市生活为主的文学样式——赋便应运而生。赋是两汉最流行的文体，是一代文学的标志。汉赋经过了骚体赋、大赋、抒情小赋几个发展阶段。汉初贾谊等人的赋尚未脱楚辞形迹，被称为骚体赋。枚乘的《七发》奠定了汉代大赋的形式格局，武帝时期司马相如的《子虚赋》《上林赋》代表了大赋的最高成就，之后扬雄、班固、张衡等也创作了风靡一时的大赋作品。汉大赋风格铺张奢华，多以歌功颂德为宗旨。东汉张衡的《归田赋》突破旧的传统，开创了抒情小赋的先河。两汉文学中最有价值的是乐府诗。乐府，原指国家音乐机构，后代将乐府所收集与编辑的可以配乐演唱的歌辞也称为乐府。汉乐府民歌继承《诗经》民歌"饥者歌其食，劳者歌其事"的现实主义传统，多"感于哀乐，缘事而发"，通俗而深刻地反映了两汉社会生活的各个方面。在艺术上，汉乐府长于叙事铺陈，句式以杂言和五言为主，体现了诗歌艺术的新发展，标志着古代叙事诗的完全成熟。《孔雀东南飞》是我国诗歌史上第一篇思想性和艺术性高度统一的长篇叙事诗，是汉乐府叙事诗发展的高峰。汉代文人在乐府民歌影响下试作五言诗，班固的《咏史》诗是现存最早的文人五言诗。东汉末年产生的《古诗十九首》是一组无名氏文人创作的抒情短诗，标志着文人五言诗的成熟。

两汉散文创作的成就很高。西汉初贾谊和晁错的政论散文思想敏锐，直言时弊，文采飞扬。西汉后期至东汉的散文虽有骈偶化的发展倾向，但尚能保存汉初关注现实的文风。代表两汉散文最高成就的是司马迁的《史记》。《史记》开创了纪传体这种以人物为中心的史书编写体例。它不虚美、不隐恶的实录精神在史学史上广受称道。从文学的角度看，司马迁以饱满的情感和丰富的历史知识，塑造了一大批出身不同、性格各异的人物形象，使之成为我国传记文学的典范。可以与《史记》相提并论的是班固的《汉书》。《汉书》记事详赡，自有精彩之处，但班固恪守儒家思想准则记史，显得拘泥和保守，成就稍逊于《史记》。

魏晋南北朝时期，文学日益摆脱经学的影响而获得独立的发展，开始进入文学的自觉时代，主要文学成就是诗歌。建安时期，以曹操、曹丕、曹植父子为核心，加上孔融、王粲、刘桢、陈琳、徐幹、阮瑀、应场等所谓"建安七子"组成的邺下文人集团，创造了"建安文学"

的辉煌。他们的创作反映了动乱的时代，加之政治理想的高扬、对人生短暂的哀叹、浓郁的悲剧色彩，以及强烈的个性，形成了鲜明的时代风格，被后人称为"建安风骨"，并成为反对淫靡柔弱诗风的一面旗帜。邺下文人集团中，人称"建安之杰"的曹植文学成就最高，他将诗歌推进了"五言腾涌"的时代。正始时期，政治上的高压和玄学的兴起深深影响了诗歌的创作，主要表现为理性色彩的加强和表现手法的深隐。"竹林七贤"是正始时期的代表诗人群体，其中阮籍之遥深、嵇康之清俊皆继承了建安文学的优秀传统，并形成自己独特的抒情方式。阮籍的82首《咏怀诗》是我国第一部规模较大、内容丰富的个人抒情五言组诗，进一步推动了五言古诗的发展。西晋太康时期诗歌繁荣，诗人有"三张二陆两潘一左"之称，但多数作品流于形式主义，唯左思的诗歌骨力遒劲，承传建安文学的精神。其《咏史》8首借咏史来抒怀，情调高亢，笔力矫健，有"左思风力"之称。西晋末年，在士族清谈玄理的风气下，产生了玄言诗。东晋玄佛合流，更助长了玄言诗的发展，以至其占据东晋诗坛达百年之久。晋宋之交，陶渊明以其田园诗、谢灵运以其山水诗各自为诗坛开出一片新领域。陶渊明开创的田园诗在日常生活中发掘出诗意，将汉魏古朴的诗风带入更纯熟的境地，并将"自然"提升为美的至境，代表了整个魏晋南北朝时期诗歌创作的最高成就，对后世文学的发展产生了巨大的影响；谢灵运诗以山水为主要描写对象，完成了由玄言诗向山水诗的转变。其后齐代谢朓的山水诗写得清新圆熟，与谢灵运并称为"大小谢"。另外，刘宋时期的鲍照擅用七言古体和乐府抒发愤世嫉俗之情，风格俊逸豪放，为唐代七言歌行的发展铺平了道路。齐代永明体诗歌将"四声八病"的理论运用到诗歌中，为日后格律诗的发展奠定了基础。

南北朝的对峙和文化发展的不平衡，导致南北朝文风的不同，这主要体现在民歌上。南朝民歌清丽婉转，代表作是《西洲曲》；北朝民歌粗犷刚健，代表作是《木兰诗》。在文人创作上，北朝的诗歌模仿南朝的痕迹非常明显。梁代末年，庾信由南入北，他以刚健之笔写乡关之思，融合南北诗风，成为南北朝文学的集大成者。

从我国古代小说体裁的形成和发展来说，魏晋南北朝是一个重要阶段，出现了志怪小说和轶事小说。其中晋·干宝的《搜神记》和南朝刘宋时刘义庆的《世说新语》最值得重视。《世说新语》记载了自汉至晋上层士族人物的轶事言谈，写人气韵生动，记言简约精妙，实开后世笔记小说之先声。

由于文学意识的渐趋自觉，这一时期出现了探讨文学观念、分析创作过程、批评作家作品的文学论著，如曹丕的《典论·论文》、陆机的《文赋》、刘勰的《文心雕龙》、钟嵘的《诗品》。其中，后两部在我国文学理论发展史上堪称划时代的巨著。

第二节　隋唐五代文学

隋代统治者认识到六朝时期政治的腐败和文化的颓靡有一定的内在联系，遂以行政手段提倡务实文学，于是出现了一些刚健质朴的作品。但六朝以来长期形成的华艳绮丽文风积重难返，又构成了隋代文学的另一面。

大唐王朝国力空前强盛，再加上朝廷在各方面采取了较为开放的政策，中外文化交流频繁。同时，唐朝确立了以诗赋取士的科举制度，打破了魏晋以来门阀对仕途的垄断，使大批有才华的寒门子弟脱颖而出，最终创造了唐代文学的空前繁荣。有唐一代作家作品数量之多、成就之高、影响之大都是前所未有的。

唐代诗歌堪称一代文学之标志，中国古典诗歌的顶峰。诗体完备，流派各异，成就卓著，初、盛、中、晚各期都名家辈出。《全唐诗》收录诗人 2000 家，诗作近 5 万首，而当时之数应该远不止此。

初唐时期，宫廷诗歌承齐梁余风，流行靡丽软艳的"上官体"诗。"初唐四杰"王勃、杨炯、卢照邻、骆宾王和稍后的陈子昂，上承汉魏风骨，力扫齐梁宫体诗颓风，使唐诗开始由宫廷走向社会，由靡靡之音变为清新健康的歌唱。同时，宋之问和沈佺期在诗歌的形式上也进行了大胆探索，他们共同为唐诗的发展铺平了道路。

唐玄宗开元、天宝年间史称盛唐，诗坛可谓硕果累累。以王维、孟浩然等人为代表的山水田园诗派，上承陶、谢而别开生面，将山水田园诗推向高峰。以高适、岑参等人为代表的边塞诗人，诗风刚健，韵味深长，唱出盛唐强音。李白、杜甫的出现更如日月经天。李白史称"诗仙"，其诗擅用想象和夸张，风格豪放飘逸。其诗歌代表作《将进酒》《行路难》《蜀道难》等，无不显示出诗人独特的情感色调和艺术个性。杜甫史称"诗圣"，他将自身命运与家国社会紧紧联系起来，用诗歌实录了唐王朝由盛转衰过程中一系列重大的事件，抒发其忧国忧民之心，风格沉郁顿挫，因此杜诗又被称为"诗史"。李、杜分别以其独特的风格和极高的成就将浪漫主义和现实主义发展到极致，成为彪炳千秋的伟大诗人。

"安史之乱"以后，唐代进入中期，国力衰退，但文学却以不同的面貌表现出新的繁荣，注重现实的倾向更加鲜明，风格更趋多样。在诗歌领域，中唐诗歌主要分为以下几派：其一是以白居易为首的"元白诗派"，包括元稹、张籍、王建等人，以浅近通俗为特色，倡导新乐府运动，提出"文章合为时而著，歌诗合为事而作"，以其明白如话的新乐府诗积极反映民生疾苦，与现实紧密相连。白居易诗歌创作的成就是多方面的，其《长恨歌》和《琵琶行》堪称古代叙事诗中的杰作。其二是以韩愈、孟郊为代表的"韩孟诗派"，包括贾岛、姚合、刘叉等人，他们作诗力避平俗而求生硬奇险，开后世宋诗风气。"诗鬼"李贺也可算入此派而独具特色，其诗冷艳深幽，恢奇诡谲，启迪了晚唐的李商隐。其三是以韦应物、刘长卿为主的大历诗人和柳宗元，这一派诗人的创作以山水诗为主，以清丽淡远为特色。其中韦应物和柳宗元并称"韦柳"。还有一些较多继承盛唐之风的诗人，如李益、卢纶、刘禹锡，其诗或悲凉，或豪放，颇具个性。

到了晚唐，随着李唐王朝走向没落，诗歌气格染上了浓厚的衰亡感伤色彩。最有成就的诗人是杜牧和李商隐，世称"小李杜"。杜牧长于写七绝，其咏史、怀古诗俊爽高绝，写景诗清丽流转。李商隐的七律沉博艳丽，其中包括大量优秀的政治诗和咏怀诗，而尤以爱情诗独擅胜场。其主要特色是构思缜密，情志深婉，长于用典，工于锤炼，可惜部分作品未免有晦涩难解之病。

唐文一如唐诗，在文学史上享有崇高地位。《全唐文》1000 卷，收录了 3000 多人 18400 余篇文章（包括骈散两体），可谓硕果累累。从大的方面看，唐代的骈文与古文（散文）处于不断消长变化之中。唐初近百年间，骈体占主要地位，至陈子昂首倡复古大旗。中唐是散文的辉煌时期，古文运动蓬勃兴起，先有李华、萧颖士、元结、独孤及等人导气于前，强调以道为本，以经为源，取法三代两汉，可惜太重说教而流于枯燥。至韩愈、柳宗元出，提出文以明道，使散文成为干预政治、反映现实的实用文体，而且以复古为创新，不仅吸收秦汉各家散体文之所长，而且充分借鉴六朝骈文的成就；不仅完备了古文理论，而且创造了大量优秀散文作品，将古文运动推向高潮。散体文终于压倒了盛行八代的骈体文，主导文坛，韩愈、柳宗元也成为继司马迁之后最优秀的散文家。韩、柳之后，散体文的写作走向低潮。晚唐古文虽有杜牧的雄奇超迈，有皮日休、陆龟蒙、罗隐等人的犀利精悍，但由于政治及文学发展的内部原因，骈文又逐渐恢复了统治地位。李商隐为晚唐骈文家之巨擘。

唐代的小说也取得了长足发展，出现了"传奇"这一小说体式。唐传奇源于六朝志怪，中唐以后走向繁荣，内容涉及爱情、侠义、历史传说等。其中，《霍小玉传》《李娃传》等优秀作品塑造了生动鲜明的形象，情节引人入胜，对后世小说的发展影响颇大。

随着燕乐的流行，唐代还兴起了一种新诗体——词。词源于民间，起自初唐，中唐之后文人填词者渐多。文学史上第一个大力作词的人是晚唐温庭筠。他创作了大量言情之词，风格秾丽精工，确立了词体规范。另有韦庄词以清丽疏朗见长，与温庭筠并称"温韦"。五代时，西蜀和南唐成为词的创作中心，西蜀词人群被称为"花间词派"，因他们的词作合编为《花间集》（西蜀赵崇祚编）而得名。《花间集》为我国第一部文人词集，尊温庭筠为鼻祖，词作内容不脱冶游宴乐、男女情爱，风格绮靡柔艳。与之相比，南唐词较注重抒发真情实感，格调较高。代表人物主要有李璟、李煜父子和冯延巳三人。特别是南唐后主李煜亡国之后的词作，以强烈的抒情性、鲜明的形象性、朴素自然而又精练隽永的语言，抒写人生际遇和真实性情，使词由应歌的艳曲向抒怀言志的方向发展，影响深远。正如王国维所评："词至李后主而眼界始大，感慨遂深，遂变伶工之词而为士大夫之词。"

第三节　宋辽金元文学

宋代文运昌盛，诗、文、词等各体文学出现了全面的繁荣。

宋诗处于唐诗极盛之后，继承和创新成为其发展中的焦点。宋初分别出现了香山体、晚唐体和西昆体诗人。他们分别效法唐代的白居易、贾（岛）姚（合）和李商隐的诗歌风格。后有梅尧臣、苏舜钦等人重视诗歌的社会和政治内容，追求质朴豪健的诗风。北宋诗文革新运动的领袖人物是欧阳修，影响最大的两位诗人是苏轼和黄庭坚。苏轼诗说理、抒情自由奔放，更进一步发展了宋诗好议论、散文化的倾向，但由于他以丰富的生活阅历和深厚的艺术修养写诗，又基本上避免了宋诗尖新生硬和枯燥乏味这两个主要缺点，成为最受后代欢迎的北宋诗人。黄庭坚注重诗歌语言的借鉴和创造，主张"点铁成金""夺胎换骨""无一字无来处"，风格瘦硬生新。其诗法颇得当时效仿，后来在诗人吕本中的推尊下，渐渐形成所谓"江西诗派"，使宋诗进一步形式化的方向发展。

北宋的覆亡重新激起诗人关怀现实的热忱，爱国抗敌成为南宋诗歌最重要的主题。陆游是南宋最伟大的爱国诗人，他存诗9300余首，一以贯之地表现了至死不渝的爱国壮志。此外，杨万里的诗多写自然景物，清新活泼；范成大的诗善写田园风情，颇有生活情趣。他们各自形成了鲜明的创作个性。南宋后期还出现了"永嘉四灵"和江湖诗人，他们试图突破宋诗传统，但诗格较浮弱。到宋末，文天祥、汪元量等人再度为国家民族慷慨悲歌，留下了一批诗史性作

NOTE

品。辽、金、元三朝最杰出的诗人是金代的元好问。其诗内容丰富，笔力遒劲，"沉挚悲凉，自成声调"（赵翼语），其成就足与两宋优秀作家相媲美。

宋文创作依然在骈散消长与交融中发展。宋初柳开、石介等人提倡古文，却走向了险怪奇涩的"太学体"。其后在杨亿等人的率导下，骈文继续风行。至欧阳修主持文坛，奖掖苏轼等人，方将北宋诗文革新运动真正导向健康的发展道路，迎来了散文创作的黄金时代。欧阳修在文风上既反对浮华又反对险涩，主张重道以充文，并在创作中身体力行，形成了一种富于情韵、平易畅达的艺术风格。在欧阳修的提携指引下，王安石、曾巩、苏洵、苏轼、苏辙皆为一时俊彦，其文风格各具。其中，苏轼的散文众体兼备，自由挥洒，如行云流水，姿态横生，代表了诗文革新运动的最高成就。他的《前赤壁赋》《后赤壁赋》兼有辞赋的体格和散文的气韵，形象性与哲理性紧密结合，水乳交融，是宋代文赋的代表作。欧、王、曾、三苏加上唐代的韩、柳，被后世尊崇为"唐宋八大家"，他们的作品一直是后人学习古代散文的楷模。此外，由于两宋理学盛行，在重道轻文观念的指导下，理学家写了很多言简意赅的讲学之文及语录体作品，代表人物有周敦颐、程颢、程颐、朱熹等。

词发展到宋代，进入了鼎盛时期，成为一代文学的主要标志。据《全宋词》所载，作品有 2 万余首，词人 1400 余位。宋初晏殊、欧阳修等人继承花间余绪，以令词为主，表现优游诗酒的闲雅生活。此外，晏殊之子晏几道，在词中表达其真诚专注的感情，格调清纯感伤。范仲淹以边塞生活及情怀入词，为词坛创出了境界开阔、格调苍凉之作，但未形成气候。词到柳永，出现了第一次革新。柳永扩大词的题材，表现与都市生活有关的内容，将市民阶层的艺术趣味引入词中，并大量创作慢词。柳词以写男女离别相思和羁旅之愁见长，多用铺叙白描之法，层次分明，语言通俗，在当时市民中传唱极盛。其后，苏轼再次开拓词的题材，肆力打破诗词界限，把艺术的笔触伸向了广阔的现实生活和个人极其丰富的内心世界，提高了词的意境，丰富了词的表现手法，使词成为独立的抒情诗体，开创了豪放词派。他用词来写景，抒情，怀古，感旧，记游，甚至说理谈禅，达到了"无意不可入，无事不可言"的境界。北宋后期词坛主流又复归婉约，代表人物为秦观、贺铸、周邦彦。秦词柔婉清丽，情辞兼胜，被奉为婉约派正宗。贺词笔调多变，刚柔相济。周邦彦集北宋婉约词之大成，其词在内容上沿袭柳永词，基本不脱男女恋情和羁愁旅思等传统内容，但他精通音律，善作慢词，章法多变，技巧丰富，以思力取胜，词风典丽精工，对南宋格律派、风雅派词人影响极大。

在南北宋之交，我国古代最优秀的女词人李清照继承婉约词风而能有所发展。易安词集雅俗为一体，精于修辞，造语工巧，而又铺叙自然，擅用口语，令、慢均工。前期词多写闺情相思，表情达意清俊、真切乃至大胆；南渡以后的词作，如《声声慢》（寻寻觅觅），则将身世之感和家国之思融为一体，创造出缠绵、沉郁、凄婉、劲直兼而有之的风格，充满张力。南宋之初的词人大多亲历靖康之变，故将感时伤乱、爱国抗金作为词的一大主题，突破了北宋末年的平庸浮靡，表现了鲜明的时代特征。著名的有张元幹、张孝祥、陈与义、朱敦儒等，他们上承苏轼一脉，下启辛派词风，是两者之间的重要过渡。

南宋最伟大的爱国词人当推辛弃疾。辛弃疾作为生于金国统治区的宋人而归正南宋朝廷，虽有将相之才和报国之志，却屡受朝廷的猜忌以及妥协苟安政策的羁绊，壮志难酬，郁愤深积，只得将满腔情怀寄之于词，使宋词的思想境界和精神面貌达到了空前的高度。他继承东坡词的豪放风格而加以发展，将经、史、子、集之语熔铸入词而一如己出，深于寄托，用词作完整表现了一个封建英雄的慷慨悲歌，可谓豪放词派的最杰出代表。同时辛词又能融婉约和豪放于一体，人称"色笑如花，肝肠如火"，把词的艺术提高到一个新的境界。在辛弃疾的影响下，陈亮、刘过和稍后的刘克庄、刘辰翁等人形成了一个阵容强大的辛派爱国词人群体。南宋另有一些词人主要继承周邦彦一脉，走上了尚风雅、主格律的创作道路。成就较大的主要有姜夔和吴文英。姜夔词以纪游、咏物、怀人为主要内容，意境清空，格调骚雅，音律严整，在艺术上冠绝一时，在其影响下形成了格律词派。吴文英词也注重音律，讲求雅致，但不同于姜夔的清空杳渺。吴词风格绵密艳丽，人称"七宝楼台"，一枝独秀。由宋入元的重要词家尚有张炎、周密、王沂孙等，他们多以词作寄托亡国之思、身世之感，情调哀怨衰飒。

宋代的通俗文学也得到了发展。在唐代讲唱文学基础上演化产生的话本，成为后世演义小说和白话小说的滥觞。其中的名篇如《碾玉观音》《错斩崔宁》。宋代的南戏是产生在永嘉一带的地方戏曲，与北方的杂剧并称。

辽代文学受唐宋两代文学影响较大，成就不多。金代出现了大诗人元好问，在诗、词领域皆有一流作品。在戏曲领域，金代的诸宫调也值得重视，如董解元的《西厢记诸宫调》，在结构安排、叙事手段和人物心理刻画方面达到较高的艺术水平，成为元代王实甫写作《西厢记》杂剧的基础。

元代文学以戏曲著称。元杂剧以它高度的社会历史价值、独特的艺术风格和形式体制，开辟了我国戏曲文学的黄金时代。元杂剧的奠基人和前期剧坛领袖当属关汉卿。他创作的公案剧、爱情剧、历史剧，如《窦娥冤》《救风尘》《单刀会》等，善于将现实主义精神和理想主义色彩融成一体，当行本色，雅俗共赏，是元杂剧中的第一流作品。王实甫的《西厢记》，通过崔莺莺和张君瑞的爱情纠葛，精心表现了人物之间的性格冲突和内心活动，唱出了"愿普天下有情的都成了眷属"的美好愿望，表达了追求美好爱情生活的理想，是元杂剧中一颗璀璨夺目的艺术明珠。重要的杂剧作家还有白朴、马致远、郑光祖等，著名的杂剧还有《梧桐雨》《汉宫秋》《倩女离魂》等。元末杂剧衰微，南戏又复盛行，出现了像高明《琵琶记》这样的杰作。南戏的兴盛为明清传奇奠定了基础。

一般所说的元曲是杂剧与散曲的合称。散曲是元代新出现的抒情诗体，最早是配合当时流行曲调清唱的，后来也逐渐案头化。散曲有小令和套数两种，小令是单支曲子，又叫"叶儿"，套数由两支以上属同一宫调的曲子依次联缀而成。散曲作品具有浓厚的市民通俗文学色彩，内容十分广泛，以歌唱山林隐逸和描写男女风情之作最多，也有少数作品接触到当时重大的社会问题，反映人民的疾苦。元代前期的散曲作家以关汉卿和马致远为代表。关汉卿的《南吕·一枝花》（不伏老）套曲质朴自然，诙谐泼辣；马致远的《天净沙·秋思》情景交融，堪称"秋思之祖"。元代后期散曲的代表作家是张可久和乔吉，他们抛离了散曲的本色，而趋于雅正典丽，与词很难区别。此外，白朴、睢景臣、张养浩、贯云石、徐再思等散曲作家也留下了不少优秀之作。与杂剧、散曲的成就相比，元代正统诗文相对衰落，没有出现特别杰出的作家和作品。

第四节 明清文学

明代城市经济高度发展，资本主义萌芽已经出现，市民势力不断增长，适应市民文化娱乐

NOTE

需要的小说、戏曲等通俗文学特别昌盛，而正统诗文则不免相形见绌。

明代出现了一种由宋元讲史话本发展而来的小说形式——长篇章回小说。其开山之作为明初罗贯中的《三国志通俗演义》。这部作品在史书《三国志》和民间流传的三国故事的基础上整理加工而成，以"拥刘反曹"为基本思想倾向，所谓"七分史实，三分虚构"。它以宏大的结构和曲折的情节，展现了东汉末年和整个三国时期各封建统治集团之间政治、军事、外交斗争的历史画卷，成功塑造了诸葛亮等许多鲜明生动的历史人物形象。明代另一部长篇巨著是施耐庵和罗贯中的《水浒传》。小说艺术地表现了北宋末年以宋江等36人为首的一场波澜壮阔的农民起义，并突出了"官逼民反"的进步主题。不少人物写得个性鲜明，活跃生动。

明中叶以后，长篇小说创作进入高潮。讲史小说、神魔小说、世情小说、公案小说各有佳作问世，留传至今的尚有五六十部之多。其中如吴承恩所写的神魔小说《西游记》，围绕唐僧师徒取经的艰难历程展开故事，通过刻画形象，尤其是人、神、兽合一的孙悟空，表现古代人民对美好理想的不懈追求，以及与困难和邪恶做斗争的大无畏精神。兰陵笑笑生写的《金瓶梅》，直接取材于明代社会生活，以家庭生活为中心，结合社交、官场等几个方面写出了集官僚、恶霸和商人于一身的西门庆的种种丑恶行径，深刻折射了统治阶级的罪恶和糜烂，开创了世情小说一派，在古代小说中具有开创性的意义。但其中有些色情描写有损于作品的审美价值。

明代短篇小说的主要形式是拟话本。这是一种文人模仿民间话本而创作的案头文学，是艺术上很成熟的白话小说。著名的拟话本结集有冯梦龙的《喻世明言》《警世通言》和《醒世恒言》，以及凌蒙初的《初刻拍案惊奇》《二刻拍案惊奇》，合称"三言""二拍"。"三言"的编写者冯梦龙，受心学思想影响，尚通俗，主"情真"，着重对明代社会市民阶层中的商人、手工业者和妓女的生活及心态进行描绘，其中最精彩的篇章如《杜十娘怒沉百宝箱》《卖油郎独占花魁》等，均带有一定的人文主义特点。

在戏曲领域，明传奇取代了杂剧的主导地位。明后期，传奇创作出现了新的高潮，涌现出许多名家、名作，甚至还出现了主音律的吴江派（代表人物沈璟）与主才情的临川派（代表人物汤显祖）之争。汤显祖是明代戏剧家的杰出代表。他的爱情剧《牡丹亭》通过杜丽娘和柳梦梅生离死合的爱情波折，歌颂了女主人公为情而死，又为情而生的感人之情，揭示了反封建礼教的主题，体现了个性解放的时代精神。细腻的性格描写、优美动人的曲辞、瑰奇的艺术境界，使该剧成为明代戏曲的顶尖之作。此外，李开先的《宝剑记》、梁辰鱼的《浣纱记》和相传为王世贞所作的《鸣凤记》等也是明代重要的传奇作品。明代杂剧也不乏优秀之作，如康海的《中山狼》和徐渭的《四声猿》（包括《渔阳弄》《雌木兰》《女状元》《翠乡梦》四部杂剧）。

明代诗文成就不及小说和戏曲，但先后出现了不少流派，概括起来主要是拟古主义与反拟古主义力量的相互消长。明初刘基、宋濂、高启的作品较有社会现实内容。而后以杨士奇、杨荣、杨溥等为首的"台阁体"诗派继起，统治文坛几十年之久。针对"台阁体"歌功颂德、空廓浮泛的文风，以李梦阳、何景明为首的"前七子"，以及以李攀龙、王世贞为首的"后七子"，以复古相号召，提出"文必秦汉，诗必盛唐"的主张，但其末流陷于刻意模拟，盲目尊古，了无生气。鉴于前、后七子的流弊，王慎中、唐顺之、茅坤、归有光等自觉提倡学习唐宋古文，人称"唐宋派"。"唐宋派"中文学成就最高的是归有光。接着以"三袁"（袁宗道、袁宏道、袁中道）兄弟为代表的"公安派"提出了"独抒性灵，不拘格套"的主张，擅长写作抒情小品、游记和尺牍，但其末流显得浮浅油滑。继而有钟惺、谭元春为首的"竟陵派"出来纠弊，崇尚"幽深孤峭"，别具一格，可惜趣味比较偏狭。经过以上各派作家的多方探索，晚明小品文特盛，且颇见光彩，代表作家有张岱等。明末在民族矛盾和阶级矛盾日益尖锐的时代气氛中，出现了复社、几社领袖们的爱国诗文，以陈子龙、夏完淳为代表作家。

清代是中国最后一个封建王朝。中国古代文学史以道光二十年（1840 年）鸦片战争为下限，以后便进入近代文学阶段。清代是中国古代文学全面复兴但又很难超越前代的时代。小说、戏曲继明代之后又取得了巨大的成就，诗、词、散文、骈文领域作家众多，流派林立，成就斐然。

清代文学成就最大的当属小说，曹雪芹的《红楼梦》是中国古代小说艺术的顶峰。《红楼梦》以贾、史、王、薛四大家族由盛而衰的过程为背景，以贾宝玉、林黛玉的爱情悲剧为中心，通过对日常生活琐事和人物内心活动的精微深刻的描写，塑造了一大批栩栩如生、呼之欲出的典型形象，成为表现封建社会、封建家庭各种生活和各种人物的百科全书。另一部长篇巨著是吴敬梓的《儒林外史》。小说以散点透视的独特结构，显示了封建社会和儒林的种种病态，严峻批判了科举制度，并彰显了对理想生活的追求。《儒林外史》作为我国文学史上少有的讽刺杰作，对晚清谴责小说有极大影响。清后期李汝珍的《镜花缘》，反映了作者在妇女问题上的民主性见解，但思想价值和艺术成就都显得逊色。就文言短篇小说而言，最优秀的是清初蒲松龄所编写的短篇小说集《聊斋志异》。《聊斋志异》继承并大大发展了六朝志怪小说、唐宋传奇小说以来的艺术传统，借用大量精彩感人的鬼狐花妖故事，曲折地反映现实，抨击时弊，歌唱爱情；情节变幻离奇，引人入胜；人物形象个性鲜明，跃然纸上，又极富人情味。此外，纪昀的《阅微草堂笔记》、袁枚的《新齐谐》等也是聊可一观的笔记小说。

清代戏曲创作也有重要的收获，洪昇的《长生殿》和孔尚任的《桃花扇》为其中的不朽之作。《长生殿》一剧，对唐明皇、杨贵妃爱情悲剧这一流传日久的题材进行了改造，注入了更为丰富的社会生活内容，情节动人，富于抒情气氛，在艺术上极见功力。《桃花扇》以明末名士侯方域与名妓李香君的离合之情为主线，展现南明一代的兴亡历史，表达了对封建社会江河日下的忧虑哀伤，做到了艺术真实与历史真实的较好统一。

清代的诗、词、散文、骈文，虽然总的成就未能超越前代，但是名家迭出，流派众多，也不可轻视。明末清初的遗民诗人黄宗羲、顾炎武、王夫之等，以深厚的功力表现了强烈的民族思想和不同程度的民主思想，诗风悲壮沉郁。而屈节仕清的钱谦益、吴伟业在诗歌上也取得了独特的成就。而后王士禛成为诗坛领袖，倡导"神韵说"，强调淡远的意境和含蓄的语言。清中叶以后，在清廷的政治压迫下，学界考据之风大盛。诗坛在其影响下，亦走向远离现实、重视形式和以学为诗的道路。沈德潜的"格调说"、翁方纲的"肌理说"大旨不外乎此。唯郑燮的反映民情之作、袁枚的直抒性情之作和黄景仁的抒写哀怨之作能不被时风所染，较有特色。词至清代又呈"中兴"气象。清初词坛，陈维崧效法苏、辛之豪放，开"阳羡词派"。朱彝尊推崇姜、张之清空，开"浙西词派"。纳兰性德善作小令，长于白描，其词逼近南唐李煜，自成一家。清中叶以后，以张惠言、周济为代表的"常州词派"强调词的比兴意义和社会作用，其影响直达近代。

散文方面，清初重要作家有魏禧、侯方域、汪琬等，被称为"国初三大家"。清中叶出现了最著名的散文流派——"桐城派",代表人物为方苞、刘大櫆、姚鼐。其讲究古文"义法",以"清真雅正"风格为宗,提倡唐宋八大家文体,影响直至"五四"时期。另一个散文流派"阳湖派",以恽敬、张惠言为代表,实是"桐城派"的一个支流。清代骈文也呈复兴之势,足以和散文抗衡,较有成就的作家有陈维崧、袁枚、洪亮吉、汪中等。

清代的文学理论研究也具有集大成的特点。从宋元开始出现的诗话、词话,在这一时期又产生了许多具有全面性、系统性和多样性特点的著作。小说理论和戏曲理论也成绩卓著。清代文学理论成果是我国古典文学领域中一份具有民族特色的遗产,值得我们重视和发掘。

1840年,鸦片战争爆发,中国文学进入阵痛阶段,逐步向新文学过渡。

【研讨】

1. 什么是"建安风骨"?"建安风骨"对后代有何影响?

2. 如何理解盛唐气象?

3. 纵观整个中国古代文学史,中国古代各种文学体裁的产生和发展与民间文学有怎样的关系?

4. 中国古典小说主要有哪几种体式?分别说出其出现的朝代及代表作。

【推荐书目】

1. 袁行霈,罗宗强. 中国文学史. 高等教育出版社,2005.

2. 郭预衡. 中国古代文学史长编. 首都师范大学出版社,2000.

3. 罗宗强,陈洪. 中国古代文学作品选. 高等教育出版社,2004.

第二章　诗词曲格律常识

我国古人在创作诗词曲时都遵循一定的格律。所谓格律,是指创作诗词曲时所依照的格式和韵律,包括诗词曲的字数、句式、押韵、平仄、对仗等规律。

第一节　诗　律

一、诗的类型

诗是我国古代运用最广的一种文学样式,门类众多,体式纷繁。

1. 以字数分　以诗句的字数言,诗可分为四言诗、五言诗、六言诗、七言诗、杂言诗等。其中,四言诗以《诗经》为代表,六言诗以《楚辞》为代表。

2. 以体裁分　以体裁言,诗有楚辞体、乐府体、歌行体、律体等。其中,楚辞体打破了《诗经》四言体诗的格式,在同一诗篇中,句式长短不齐,富于变化,而以六言一句最为常见。同时诗中大量运用语气词"兮"来表达语气,如屈原所作《离骚》。乐府体是指产生于汉魏时代可配乐演唱的民间歌谣和文人诗。歌行体是指汉魏以后由乐府发展而来的一种古体诗，其音节、格律一般比较自由，语言通俗流畅，形式采用五言、七言、杂言的古体，富于变化。

3. 以格律分　以格律言，诗又可分为古体诗和近体诗两大类。

唐代人将从《诗经》到南北朝的庾信所写的诗统称为古体诗，或称之为古诗、古风。古体诗与近体诗并非单以产生年代作界定依据，因为唐宋以后，许多诗人也常常会写作古体诗。古体诗是依照古代的诗体来写的，形式比较自由，不受格律的束缚，通常不讲究平仄和对仗，押韵也较宽松，每首诗的篇式、句数等均无严格的规定。

近体诗又称今体诗，是在唐代成熟定型的一种格律诗，由唐代人在汉魏六朝的五言诗、七言诗基础上加以改进发展而创造出来。近体诗是唐代以后最基本的诗体之一，也是自唐至清科举考试的重要应制文体之一，在句数、字数、平仄、对仗、押韵诸方面均有着一系列较为严格的规定和要求。

以格律而分的古体诗和近体诗是唐代以后的主要诗体。古体诗除押韵以外，几乎不受任何格律的束缚。

二、近体诗的篇式句数

近体诗以篇式句数言，可分为绝句、律诗和排律（又称长律）三类；以每句字数言，一般有五言和七言两种。

绝句每首四句，律诗一般每首八句，排律每首至少十句。它们均两句为一联，其句数必须是偶数。律诗第一、二句称为首联，第三、四句称为颔联，第五、六句称为颈联，第七、八句称为尾联。每联的上句称为出句，下句称为对句。超过八句的律诗称为排律或长律。

唐宋以来流行的体式有五言绝句、七言绝句、五言律诗、七言律诗和五言排律。

五言绝句简称为五绝，每首四句，每句五字，全诗共二十字，如骆宾王所作《于易水送人》。七言绝句简称为七绝，每首四句，每句七字，全诗共二十八字，如刘禹锡所作《乌衣巷》。五言律诗简称为五律，每首八句，每句五字，全诗共四十字，如王维所作《辋川闲居赠裴秀才迪》。七言律诗简称为七律，每首八句，每句七字，全诗共五十六字，如柳宗元所作《登柳州城楼寄漳汀封连四州》。五言排律简称为五排，全篇至少十句五十字，如王维《送秘书晁监还日本国》。

三、诗的押韵

所谓押韵，就是把同韵的两个或更多的字放在同一位置上，一般总是放在句子末尾，所以又叫韵脚。押韵的目的是为了声韵的谐和。因为把同类的乐音放在同一位置上进行重复，就构成了一种声音回环的美。

古体诗押韵一般比较宽松，既可以押平声韵，也可以押仄声韵，平、上、去、入四个声韵均可以押，只是不同声调一般不可以相押，但上声韵和去声韵偶然可以相押，并且在同一首诗中还可以换韵。如李白的《宣州谢朓楼饯别校书叔云》。此外，古体诗押韵比近体诗宽，邻近的韵可以通押。如杜甫所作《自京赴奉先县咏怀五百字》诗，全诗共一百句，押了五十个韵，其中质部用了八韵，物部用了一韵，月部用了十三韵，曷部用了八韵，黠部用了两韵，屑部用了十八韵。质、物、月、曷、黠、屑六个入声邻韵通为一韵，全诗一韵到底。

NOTE

　　律诗要严格依照韵书押韵。古人通常使用官方颁布的专门指导押韵的书，如《唐韵》《广韵》《礼部韵略》《诗韵集成》《诗韵合璧》等，以金·王文郁撰写的《新刊韵略》最为流行，即世人所谓《平水韵》，也称《诗韵》。该书共有 106 韵，平声 30 韵，上声 29 韵，去声 30 韵，入声 17 韵。

　　近体诗押韵的位置是固定的，律诗是第二、四、六、八句押韵，绝句是第二、四句押韵。在汉语拼音中，a、o、e 前面可以有韵头 i、u、ü，押韵时，不同韵头的字也算是同韵字，也可以押韵。

　　无论是律诗还是绝句，首句可以用韵，也可以不用韵。一般而言，五绝、五律的首句以不押韵者为多，七绝、七律的首句以押韵者为多。近体诗用韵的要求很严格，一般只押平声韵，且必须一韵到底，邻韵一般不许通押。如《听弹琴》首句不押韵，《乌衣巷》《西塞山怀古》首句押韵。《听弹琴》押的是平声寒韵，《乌衣巷》《西塞山怀古》分别押的是平声麻韵、平声尤韵。

四、诗的平仄

　　平仄是近体诗最重要的格律因素，讲究平仄是近体诗的一个本质特征。平仄在诗歌中的作用是构成一种节奏，创造出一种声律之美。平，是指中古音四声中的平声；仄，是指中古音四声中的上声、去声和入声。近体诗的平仄规则主要有两点。

　　1. 平仄在本句中是交替的　即要以平仄相间的原理调配每句诗中各个字的声调，使得每句诗中每间隔两个字或者三个字更替平仄。

　　近体诗的五言句平仄排列有 4 种基本格式：①Ⓩ仄仄平平仄。②平平Ⓩ仄仄平。③Ⓟ平平平仄仄。④Ⓩ仄仄平平（加○字为可平可仄，下同）。

　　七言句平仄排列也有 4 种基本格式：①Ⓟ平Ⓩ仄平平仄。②Ⓩ仄平平Ⓩ仄平。③Ⓩ仄Ⓟ平平仄仄。④Ⓟ平Ⓩ仄仄平平。

　　上述 8 种基本格式，是近体诗单句平仄的一般规则，各种类型的绝句和律诗均由这些基本格式组配而成。

　　2. 平仄在对句中是对立的　即要以黏对循环的原理组接每首诗中的各个单句。

　　"对"是指处于偶数位置上的诗句（对句），其平仄格式必须与它的上一句（出句）对立，就是平对仄，仄对平。

　　五律的"对"只有两副对联的形式，即：①仄仄平平仄，平平仄仄平。②平平平仄仄，仄仄仄平平。

　　七律的"对"也只有两副对联的形式，即：①平平仄仄平平仄，仄仄平平仄仄平。②仄仄平平平仄仄，平平仄仄仄平平。

　　假如首句用韵，那么五律的首联就成为仄仄仄平平，平平仄仄平；或：平平仄仄平，仄仄仄平平。

　　七律的首联就成为平平仄仄仄平平，仄仄平平仄仄平；或：仄仄平平仄仄平，平平仄仄仄平平。

　　写诗时违反了对的平仄原则，称为"失对"。

　　"黏"是指后联出句第二字的平仄必须跟前联对句第二字相一致，即第三句跟第二句相黏，第五句跟第四句相黏，第七句跟第六句相黏，就是平黏平，仄黏仄。如五绝第二句是"平平仄仄平"，那么第三句应该为"平平平仄仄"，七律第四句是"平平仄仄仄平平"，那么第五句必须为"平平仄仄平平仄"，写诗时如果违反了这一规则，称为"失黏"。黏对的作用是使声调多样化。如果不黏，前后两联的平仄就雷同；如果不对，上下两句的平仄又雷同。黏对的格律要求，在盛唐以前并不严格，到中唐以后，渐渐严格起来，以至到宋代把"失黏""失对"看成是诗家之大忌。

此外，律诗还要避免孤平，讲究拗救。

古体诗的平仄并没有任何规定，汉魏六朝诗的平仄完全是自由的，唐代以后古体诗受到律诗的影响，平仄上才有了一些讲究，由此，古体诗可分为两种，一种是纯粹的古风，一种是入律的古风。纯粹的古风的平仄基本上是自由的，只是唐代以后有些诗人在写古风的时候，为了有意避免律句，以使古体诗尽可能与律诗的形式相区别，在无形中就造成了一种风气，形成了古体诗句子的某些特点，如三平调、不黏不对等。入律的古风则与纯粹的古风完全相反，它尽可能地采用律句。它与律诗的不同主要在于句数不定、平仄韵交替、常常四句一换韵等方面，而且这种情况一般只存在于七言古风中。如李白所作《宣州谢朓楼饯别校书叔云》诗共十二句，平声尤韵和入声月韵交替，四句一换韵。

五、诗的对仗

1. 对仗的条件　对仗也是近体诗的格律要求之一。近体诗要求必须对仗的有律诗和排律，绝句则四句中可不对仗，也可有一联对仗，也可有两联对仗，完全由诗人随意决定。构成对仗的条件除了平仄之外，主要有两个：①要求一联中的出句与对句句法结构一致，要求处于同一位置上的词语词性相当。②要求一联中的词类也要相对，因为词的分类是近体诗对仗的基础。

2. 对仗的运用　古代诗人在应用对仗时所分的词类与今天语法上所分的词类大同小异。古人在近体诗中用于对仗的词类大约可分为名词、动词、形容词、数词（数目字）、颜色词、方位词、副词、虚词、代词九类。古人运用对仗时，还特别注意名词的义类。《学对歌诀》中名词的义类分 24 类。

（1）天文　天对地，地对天，日月对山川。

（2）地理　溪对谷，水对山，峻岭对狂澜。

（3）时令　朝对暮，夏对春，五戊对三更。

（4）宫室　楼对阁，院对宫，栋宇对垣墙。

（5）国号　今对古，汉对唐，五帝对三皇。

（6）姓名　韩对赵，吕对申，张耳对李膺。

（7）身体　心对口，面对身，皓齿对朱唇。

（8）衣帛　襦对袜，帛对巾，束带对垂绅。

（9）文史　经对史，赋对诗，传记对歌辞。

（10）珍宝　犀对象，玉对金，宝瑟对银筝。

（11）器皿　书对画，碗对觥，砚匣对棋枰。

（12）食馔　茶对酒，饭对羹，美酿对香粳。

（13）果品　柑对橘，榧对菱，圆眼对榄仁。

（14）蔬菜　蘁对菽，藻对萍，挏笋对采芹。

（15）羴食　酥对脆，粿对糇，米果对麻球。

（16）茶酒　斟对酌，盏对瓶，酒谱对茶经。

（17）草木　松对柏，柳对花，紫蕚对红葩。

（18）药石　丸对散，灸对针，百合对山棱。

（19）鸟兽　麟对凤，鹭对莺，马走对牛鸣。

（20）水介　虾对蟹，鲫对鳊，双鲤对三鳝。

（21）虫名　虫对豸，蚓对蝇，蛤蚧对蜈蜒。

（22）声色　声对色，艳对香，月影对星光。

（23）方隅　南对北，上对中，后阁对前宫。

（24）分别　中对外，后对前，日下对云边。

其他还有讲动词、形容词、文言虚词等对仗的。

此外，近体诗对仗中用到连绵词时，还必须依其所属词类相对，一般必须是相同词性的连绵词相对，即名词性连绵词与名词性连绵词相对，形容词性连绵词与形容词性连绵词相对，动词性连绵词与动词性连绵词相对。如鸳鸯对鹦鹉，逶迤对磅礴，踊跃对踌躇。在近体诗的对仗中，常见的类型是工对，即同类的词相对。另外，还有流水对、错对等特殊的对仗。

作为格律要求，律诗对仗的常规是中间两联用对仗，首联和尾联可不用对仗。近体诗的对仗，一般避免用同字相对。

古体诗的对仗是极其自由的，一般而言是不讲究对仗；如有些地方用了对仗，也只是出于修辞上的需要，而不是格律的要求。

第二节　词　律

词是随着隋唐燕乐的兴盛流行，由音乐与诗歌结合而形成的一种新型格律诗。古代的词都合乐歌唱，故唐五代时，词多称为曲、曲子、曲词或曲子词，入宋以后才习称为词。词体萌芽于隋唐之际（一说萌芽于南朝），形成于唐代，盛行于宋代。词的句子长短不齐，故也称为长短句，又有诗余、乐府、乐章、琴趣、歌曲、语业等别称。

一、词牌与词谱

1. 词牌　词牌是词的格式的名称，是填词用的曲调名。

词是配乐歌唱的，所以每首词都有一个词调，每个词调都有一个名称，如"江城子""水调歌头"等。词调本来是指写词时所依据的乐谱，后来随着词与音乐关系的逐渐疏远直至最终脱离，词调就仅仅作为一首词的字句、声律、押韵等方面固定格式的一种标志罢了。唐宋时代，词调大致来源于民间音乐（如"摸鱼儿"为内地渔夫的歌曲）、边地或外域音乐（如"苏幕遮"本是从古高昌，即今天的新疆吐鲁番传来的"浑脱舞"舞曲。"浑脱"为"囊袋"之意。据说，跳舞时舞者用油囊装水，互相泼洒，故唐代人又称之为"泼寒胡戏"。表演者为了不使冷水浇到头脸，就戴一种涂了油的帽子，高昌语叫"苏幕遮"，因而乐曲和后来依照乐曲填出的词也就被称为"苏幕遮"了)、乐工歌伎创制或改制(如"雨霖铃"为唐玄宗避安禄山叛乱入蜀,在叛乱平息后自蜀返京途中,闻雨淋銮铃,因思念杨玉环而令乐工张野狐撰为曲名)、词人创制(如"渔歌子"由张志和创制)、国家音乐机构或词曲家依据古曲、大曲改制而成(如"水调歌头"是摘取唐大曲《水调歌》的开头一段改制而成,"破阵子""八声甘州"是摘取大型舞曲《破阵乐》《甘州》的部分章节改制而成)。词调很多,每种词调都有不同的名称,这便是词牌。词牌的来源大致有三种情况。

(1)本来是乐曲的名称,如"苏幕遮"是浑脱舞曲名。

(2)原曲题已失,最初填词者没有留下词题,人们只是摘取词文中的几个字作为题目,后人沿用为词牌,如"贺新郎"又名"贺新凉",是因苏轼词中有"晚凉新浴"句而得名,后人将"凉"误作"郎",于是就成为"贺新郎";后人又因苏轼词中有"乳燕飞华屋"句而将"贺新郎"改称为"乳燕飞"。此词调后来还因叶梦得有"谁为我,唱金缕"而改称为"金缕曲"。

(3)本来就是词的题目,如"渔歌子"首见于唐·张志和词,咏的是打鱼,歌唱渔夫生活,故以之为名。

就大多数词作来说,词题和词牌一般没有任何关系,如"浪淘沙"完全可以不讲浪和沙,李煜所作《浪淘沙》即是,词牌不过是词谱的代号罢了。

2. 词谱 词谱是集合词调各种体式,经过分类编排,给填词者作依据的书。它是将前人每一种词调作品的句法和平仄分别加以概括而建立起来的各种词调的格式。填词时,作者考虑的是某个词调是否适合自己表达的需要,至于其原有名称的含义和原来词曲的内容则基本不管。每个词调都有其所限定的句数、字数、句式、声韵,即所谓"调有定句,句有定字,字有定声"。如"浪淘沙"词调,正规格式为五十四字,分上、下两片,各有五句,均为五四七七四句式,上、下两片各四句用韵,且用平韵。

宋代以后的人作词时,有时为了既保留原词牌,又标明自己创作的内容和背景,往往会在词牌下面再加上词题或小序。如苏轼所作《江城子》词中"密州出猎"即为词题,辛弃疾所作《摸鱼儿》词中"淳熙己亥,自湖北漕移湖南,同官王正之置酒小山亭,为赋"即为小序。

词牌的名称不同,其格律也就不一样。词牌名目众多,格律纷繁,如清代康熙年间王奕清等人奉敕编写的《钦定词谱》收有唐宋元词826调,2306体,因此对其规律很难进行抽象的概括,要具体了解某一词牌的格律要求,最简捷的方法便是翻检词谱。现有词谱中,搜罗比较完备的有清人万树编著的《词律》和王奕清等人编撰的《钦定词谱》,比较简明实用的是今人龙榆生所编的《唐宋词格律》。

二、词的篇制

1. 小令、中调和长调 词的篇制有短有长,差异很大。根据词的篇制长短,可将所有的词调分为小令、中调和长调三类。五十八字以内为小令,五十九字至九十字为中调,九十一字以上为长调。陆游的《诉衷情》(当年万里觅封侯)为小令,苏轼的《江城子》(密州出猎)为中调,辛弃疾的《摸鱼儿》(淳熙己亥)为长调。

这种分类并不很科学,且太拘泥、太绝对化,曾遭清人万树《词律》批驳。事实上,还存在同一词调不同字数的体式,如"满江红"词调就有八十九字体、九十一字体,无法归属,但又因其自有举说便利之处，所以自明清以来沿用至今。

2. 单调、双调、三叠和四叠　从分段看，词有单调、双调、三叠、四叠的区别。词的一段叫作阕或者片。单调的词只有一段，往往就是一首小令，如张志和的《渔歌子》（西塞山前白鹭飞）。双调的词在词中最常见，它们一般分为前、后（或上、下）两阕。第一段称为前阕、前片或上阕、上片，第二段称为后阕、后片或下阕、下片。两阕的字数相等或基本相等，如李煜的《浪淘沙》（帘外雨潺潺）共五十四字，上、下片各二十七字，两阕的字数相等。李之仪的《卜算子》（我住长江头）共五十五字，上片二十二字，下片二十三字，两阕的字数仅差一字，基本相等。两阕的字数不相等的大多数是前后阕起首的两三句字数不同或平仄不同，如张孝祥的《水调歌头》（泛湘江）。双调词下片的首句叫过片，如其与上片首句句式相同，称为重头；如其与上片首句句式不同，称为换头。双调的词有的是小令，如李之仪的《卜算子》（我住长江头）；有的是中调，如苏轼的《江城子》（密州出猎）；有的是长调，如辛弃疾的《摸鱼儿》（淳熙己亥）。三叠、四叠的词都是长调，较为少见。词调中还存在同调异名和同调异体两种情况。如"卜算子"又名"缺月挂疏桐""百尺楼""楚天遥""眉峰碧""黄鹤洞中仙"；"江城子"既有单调的，也有双调的。

三、词的押韵

古人填词并没有特别规定的词韵。所谓词韵，基本上也就是诗韵，只是词韵比诗韵更宽些、更自由些而已。清人戈载的《词林正韵》将词韵分为十九部，其中平、上、去三声分为十四部，入声分为五部，与古体诗的宽韵相差无几。

每个词调都有其独特的押韵规定：有些词调必须一韵到底，中间不换韵。一韵到底用平韵的如"浪淘沙""江城子"等，一韵到底用仄韵的如"卜算子""醉花阴"等。有的在仄声韵中，同韵部的上声韵和去声韵常常通押，但入声韵的独立性很强，一般单独使用。上声韵和去声韵通押的如"摸鱼儿""贺新郎"等，入声韵独用的如"雨霖铃""忆秦娥"等。还有些词调规定要平仄互押，或者平仄换韵。实际上，词的押韵比近体诗更为复杂，要详尽了解，必须翻检词谱。

四、词的平仄与句式

词句基本上是律句，最明显的律句是七言律句和五言律句，但词句常常是不黏不对的。词句中最短的是一字句，最长的是十一字句。实际上一字句和二字句均很少见，较为常见的是三字句、四字句、五字句、六字句和七字句。

三字句平仄格式大多是截取五言律句或七言律句的后三字，有平平仄、平仄仄、仄平平等格式。四字句一般是用七言律句的上四字，有平平仄仄、仄仄平平等格式。五字句很常见，一般为律句，有仄仄平平仄、平平平仄仄、仄仄仄平平等格式。六字句是四字句的扩展，是在四字句上面加两个字，在平起的四字句前加仄仄，在仄起的四字句前加平平。六字句有仄仄平平仄仄、平平仄仄平平等格式。七字句也很常见，一般也多是律句，七字句有平平仄仄仄平平、仄仄平平仄仄等格式。八个字以上的句子均可以看作是七字以下两句复合而成。无论平仄格式还是节奏，它们均合二为一，只是意思是连贯而下的。八字句最常见的是上三下五两句的复合。九字句最常见的是上三下六的复合，也有上四下五等句子的复合。十字句很少见，一般是上三下七的复合。十一字句更少，常见的有上六下五、上四下七等格式。

词句中还存在一字豆现象。一字豆是词的句法特点之一，豆即逗，为句中稍作的停顿。一字豆最常出现在四字句前面，构成五字句（上一下四），如"算只有殷勤"（辛弃疾《摸鱼儿》）。一字豆大多数是虚词，如但、正、又、渐、更、甚、且、纵等，也有些是去声的动词，如对、望、看、念、算、料、想、恨、怕、问等。

五、词的对仗

词的对仗不像近体诗那样严格，对仗的位置也不那么固定。词的对仗和律诗的对仗大致有三方面不同：①词的对仗不限于平仄相对，即不一定要平对仄、仄对平。②词的对仗允许同字相对，如"我住长江头，君住长江尾"（李之仪《卜算子》），"住长江"三字为同字相对。③词的对仗很少有固定位置，这是因为词是长短句，必须相连的两句字数相同，才有配对的可能。一般而言，作为每阕的起首两句，如果字数相等，一般都用对仗，如"碧云天，黄叶地"（范仲淹《苏幕遮》）。

词韵、词的平仄和对仗都是从律诗的基础上加以变化而来的，诗律研究透了，词律的掌握也就容易了。

第三节　曲　律

曲是配合音乐的长短句，在元代，一般称之为词和乐府，是宋末元初兴起于民间、元明时期盛行于文坛的一种诗体。曲有南曲、北曲之别。

一、南曲与北曲

1. 南曲　南曲是宋元时期南方戏曲、散曲所用各种曲调的统称，与北曲相对，大多数源于唐宋大曲、宋词和南方民间的曲调，盛行于元明。用韵以南方（今江浙一带）语音为标准，有平、上、去、入四声，明中叶以后也兼从《中原音韵》。

2. 北曲　北曲是宋元时期北方戏曲、散曲所用各种曲调的统称，与南曲相对，大都源于唐宋大曲、宋词和北方民间的曲调，并吸收了金元音乐，盛行于元代。用韵以《中原音韵》为标准，无入声字。元杂剧都用北曲。北曲是元曲的正宗，并且影响深远。

北曲最初流行于河北一带，元以后逐渐推向全国。北曲有杂剧和散曲之分。

（1）杂剧　是一种带有科（动作）、白（道白），并有人物故事、分折分场的歌剧。散曲和词的性质相近，它没有科白，不用来在舞台上表演故事，只用来清唱。研究曲律，主要是研究戏曲的唱词部分和歌者文人的散曲。

（2）散曲　有小令和套数两种形式。

①小令：在元代又叫"叶儿"，它是单独的一支曲子，相当于一首单调的词，如《醉太平》（讥贪小利者）。

②套数：是由两个以上同一宫调的曲子按照一定的规则联缀起来的套曲。套数结构复杂，它吸收了宋大曲、转踏、诸宫调等联套的方法，将同一宫调的许多曲子联缀起来歌唱。各套

曲子的联缀有着一定的顺序，一般用一两支小曲开端，用"煞调""尾声"结束。中间选用的调数可多可少，少者三四调，多者可联缀二三十调，如睢景臣所作〔般涉调〕《哨遍》（高祖还乡）。

杂剧只有套数，没有小令，一个套数称为一折，全剧通常分为四折，有时还要再加上一个或用在全剧之首起介绍剧情、人物作用或用在两折之间起转折、过渡作用的楔子。各种曲体对于宫调曲牌的选用有一定的限制，有些曲调只用于小令，如"山坡羊"；有些曲调只用于套数，如"端正好"；有些曲调小令和套数通用，如"塞鸿秋"等。

二、曲调与曲牌

曲作为一种文体，是合乐歌唱的诗，每一首曲都有一定的乐谱，即"曲调"。每种曲调都有一个名称，即"曲牌"。每一种曲牌，曲调、唱法一定，字数、句法、平仄等也都有基本定法，可据以填写新曲词。曲牌大都来自民间，也有一部分由词发展而来，故曲牌名有的与词牌名相同（如"念奴娇"），有的与词牌名名称相同但格律迥异（如"卖花声"）。也有一些专供演奏的曲牌，大多只有曲调而无曲词。

每种曲调都隶属于一定的宫调。北曲共有六宫十一调。

六宫：正宫、中吕宫、道宫、南吕宫、仙吕宫、黄钟宫。

十一调：大石调、双调、小石调、歇指调、商调、越调、般涉调、高平调、宫调、角调、商角调。

元代杂剧实际上只有正宫、中吕宫、南吕宫、仙吕宫、黄钟宫五宫和大石调、双调、商调、越调四调，合起来称为九宫。如张鸣善所作《水仙子》属于双调，无名氏所作《醉太平》属于正宫，睢景臣所作《哨遍》属于般涉调等。也有一些曲调调名相同，但却分属不同的宫调，音律也完全不同，如〔双调〕《水仙子》既不同于〔黄钟宫〕《水仙子》，也不同于〔商调〕《水仙子》。杂剧的套数里有时可以借宫，即借用属于其他宫调的曲调入套，而散曲的套数则不可借宫，如《哨遍》全用般涉调。曲跟词有单调、双调、三叠、四叠不同，它一般都是单调，如果作曲的人意犹未尽，可以将前调重复一遍，再写么（yāo）篇。么篇的字句有时比前调稍有增损。

三、曲的押韵

曲有曲韵，曲的用韵有明确而独立的严密体系。曲韵与诗韵、词韵不同，元曲作家是根据当时的实际语音来用韵的，元代北曲所用的基本上是当时北方的口头语言。元人周德清根据当时的北曲写成的《中原音韵》一书，是我国最早的一部曲韵韵书。其声韵系统建立在元代北方口语音系基础之上，反映了当时北方的实际语音系统，是一部供北曲作家作曲押韵、审音辨字的工具书。为了适应曲韵平、上、去三声通押的需要，这本韵书将"平水韵"的106韵归并为19个韵部。不过，它不按声调分韵部，一个韵部内包括当时各声调的字。但凡入声字就分派入平、上、去三声，同时又将平声分为阴平、阳平二声。每韵部用两个字作标目。如：

1. 东钟；2. 江阳；3. 支思；4. 齐微；5. 鱼模；6. 皆来；7. 真文；8. 寒山；9. 桓欢；10. 先天；11. 萧豪；12. 歌戈；13. 家麻；14. 车遮；15. 庚青；16. 尤侯；17. 侵寻；18. 监咸；19. 廉纤。

北曲的用韵特点：①同韵部平、上、去三声通押，也就是平仄通押。曲韵以平仄通押为常规，平仄不通押很少见到。②无论小令还是套数，曲韵一般都是一韵到底，中间不换韵。③不忌重韵。所谓重韵，就是在一首曲子里出现相同的韵脚字。曲还可以有赘韵。所谓赘韵，是在不必用韵的地方用韵。

北曲的声调与今天的普通话一样，分为阴平声、阳平声、上声和去声四声，没有入声，因为当时北方话中入声可能已经消失，归入平、上、去三声中了。北曲的声调中把平声分为阴平和阳平，把中古的一部分上声字如"户"等归并到去声，均与今天的普通话相一致。不同的是入声字的归属，如入声字"国"，普通话归入阳平，北曲中则属于上声字，因此若要确切知道某一入声字在元曲中归入某声调，须查《中原音韵》一书。

北曲对上声和去声的分别很严，因为上声和去声虽然同属仄声，但在元曲里上声韵比较接近平声韵，押韵字的上声和平声有些可以互易，该用上声韵的地方偶然可以用平声韵，该用平声韵的地方偶然可以用上声韵。去声的独立性很强，在某些地方，尤其是用于韵脚的地方，该用上声的不能用去声，反之亦然，而且该用去声韵的地方一般也不可以用平声韵。

曲韵虽以平仄通押为常规，但并非每个韵脚均可平可仄。何处押平声，何处押仄声，完全取决于曲调的规定。有些曲调，最后一句不但平仄固定，甚至其中某个字该用上声、某个字该用去声也有讲究。

四、曲句中的衬字与对仗

1. 衬字 曲句可用衬字，这也是曲律的特点之一。衬字是在规定的字数以外所添加的字。衬字一般不占乐曲的节拍、音调，而是有节奏地、快速轻匀地一带而过。衬字只能加在句首或句中，不能加在句尾。加在句首的，可以是实词，也可以是虚词；加在句中的，以虚词为多，但不限于虚词。衬字不拘平仄，不拘多少，一句之中，衬字可以多至一二十字，但以六七字最为常见。一般而言，句首衬字三四字左右，句中衬字则少些。一般的情况是小令衬字少，套数衬字多，散曲衬字少，剧曲衬字多。套数中用衬字较多者，如睢景臣所作〔般涉调〕《哨遍》（高祖还乡）里的尾声。

衬字还必须注意与曲调字句的增损相区别。衬字是曲调正文以外的字，一般不占音节；增损则是曲句和正文本身的增损，所增损的字句直接与曲调密切相关，增则占据节拍，损则出现拖腔，如同词的"又一体"，即词的同调异体现象。这种情况在曲谱上称为不同的格。这方面的知识，可参看清人李玄玉编订的《北词广正谱》和近人吴梅所编的《南北词简谱》，这两本书中衬字均用小字。

2. 对仗 曲的对仗与词的对仗相似，不像律诗那么严格，也没有规定何曲何处必须对仗。曲的对仗一般用在相邻两句字数相同的情况下，用了对仗以后，曲文语句就显得饱满而富有气势。

【研讨】

1. 何谓古体诗？何谓近体诗？

2. 何谓词牌？举例说明词牌的由来。

3. 何谓北曲？举例说明之。

NOTE

【推荐书目】

1. 王力 . 诗词格律 . 中华书局，1977.
2. 夏承焘，吴熊和 . 读词常识 . 中华书局，1981.
3. 刘致中，侯镜昶 . 读曲常识 . 上海古籍出版社，1985.
4. 兰少成，陈振寰 . 诗词曲格律与欣赏 . 广西师范大学出版社，1989.

第三章　中国古代文论选导读

所谓"中国古代文论"，即中国古代文学理论与文学批评的简称。概言之，就是中国古人在古代的历史条件下对文学问题所进行的思考和评论。长期以来，我们习惯于用西方文论的价值体系与话语系统评价和解读中国的文学作品，中国古代文论却处于"失语"状态，这无疑是一种损失。学习、研究和运用古代文论，不仅有助于更好地理解中国古代文学作品乃至为所有文学作品提供另一种解读视角，而且还可借此进入古人的心灵世界，把握古人的人生旨趣和生存智慧，帮助我们探寻或建构更加平衡的生存方式。

中国古代文论话语体系像一条源远流长又支派纷呈的大河。就其思想旨趣而言，可以分为三个子系统：一是以儒家思想为底里的工具主义文论系统，包括孔子的"兴观群怨"说、荀子的"诗言志"说，乃至唐宋"文以载道"说等；二是以老庄及佛家为依托的审美主义文论系统，提倡在文学创作与欣赏当中体验一种超越的精神品格，标举"自然""淡远""神韵"等范畴；三是以文本分析为核心的诗文评话语系统，主要包括文体论、创作技法论以及诗文发展源流论等。

第一节　先秦两汉魏晋南北朝文论

一、先秦文论

先秦时期是中国古代文论的发生期。由于文学本身尚未成为自觉的精神生产，所以还没有成熟的文论，值得关注的文论观点主要在两大方面。

1. 儒家的工具主义文论观　从孔子开始，儒家思想家就从政治与教化的角度看待诗书礼乐，从孔子到孟子再到荀子又有一个发展过程。首先是孔子对《诗经》的价值提出了"兴观群怨"说，认为"不学诗，无以言"，并以"思无邪"作为凌驾于所有价值之上的道德评价，这些无不以修身或政治功能为标准来看待《诗经》。其次是孟子提出的"以意逆志"说和"知人论世"说，从阐释学的角度构建儒家道德人格境界。再次是荀子重新阐释了"诗言志"说，认为《诗》所表达的是圣人的意旨，并把"和"作为诗乐的功能，这实际上是将诗歌作为社会政治教化的手段。

NOTE

2. 道家文化的诗性特征　从价值取向上看，老庄等道家思想的代表人物否认文学艺术存在的必要性，但道家文化精神本身却含有极其丰富的艺术与审美特征。老庄对"妙""虚静"和"自然"的推崇、庄子对"游""化"的描述及"言不尽意"论，不仅深刻地影响了中国古代诗歌、绘画和书法的艺术特色，还对中国古代文论的价值评判和言说方式产生了深远的影响。

二、两汉文论

两汉文论是在先秦文论基础上的进一步深化。汉初道家文艺思想比较活跃，淮南王刘安主编《淮南子》，在继承道家文艺观的基础上，兼取百家，在一定程度上避免了道家的消极思想。如认为美的本质是形与神、文与质的统一，既注重无、神、虚、意的重要性，也不否定有、形、实、言的必要性。这些文艺思想启示了魏晋玄学的文艺观和美学。到了汉武帝时期，儒家思想在官方取得了独尊地位，汉代文论思想也就被笼罩在经学语境当中。《礼记·乐记》和《毛诗序》可谓代表汉代儒家文艺思想的纲领性著作。

《礼记·乐记》认为，音乐是王道政治的重要组成部分，音乐的功用在于通过"治心"达到教化人们改恶从善的目的。由于诗歌与音乐的关系，这一理论同样适用于诗歌。

《毛诗序》直接提出了诗歌的创作要"发乎情，止乎礼义"，以"经夫妇，成孝敬，厚人伦，美教化，移风俗"。

董仲舒将六经与天道联系在一起，为后代明道、宗经、征圣文学观的先声。刘向的《别录》、刘歆的《七略》和班固的《汉书·艺文志》从文体上将文章（文）与文学（学）区分开，加强了对文章文学性的认识。此外，司马迁对"发愤著书"的提倡，班固、王充等人对文章真实性的强调都对后世产生了广泛影响。

三、魏晋南北朝文论

魏晋南北朝时期被称为"文学的自觉时代"。在此期间，文学创作脱离了政教，回归自身，取得了空前的繁荣。在文学和玄学思潮的影响下，文学理论批评得到长足发展，其成果涉及文学本体论（对文学的性质、意义和价值的反思和揭示）、文体论、创作论、文学发展观、鉴赏论和批评论等几大方面，出现了曹丕的《典论·论文》、陆机的《文赋》、刘勰的《文心雕龙》和钟嵘的《诗品》等一批影响深远的文学理论批评专著。

1. 曹丕的《典论·论文》　《典论·论文》创作于建安时期，是我国最早的一篇文学理论批评专论。在本体论上，提出"文以气为主"，并把文章看作"经国之大业，不朽之盛事"，集中表现了建安作家的文学自觉精神。在文体论上，他分文体为"四科八类"，并提出"诗赋欲丽"的文学标准。

2. 西晋陆机的《文赋》　《文赋》是中国文学批评史上第一篇完整而系统的文学理论论文。该文以赋的形式，生动描述了作家创作的过程，尤其重视艺术想象的作用。在文体论上，所论文体增至十种，并指出"诗缘情而绮靡""赋体物而浏亮"等新标准。

3. 刘勰的《文心雕龙》　《文心雕龙》创作于南朝齐代，共50篇，包括总论、文体论、创作论、批评论四大部分，是一部体大思精的文学理论批评巨著，对有关文学创作和批评的一系列重大问题，提出了精湛透辟的见解。①它初步建立了以历史观点审视和批评文学的文学史观，十分重视文学自身发展的规律，系统论述了其继承与变革关系。②将文体分为33类，对

NOTE

各种主要文体的源流及作家、作品一一评说，而以诗赋为讨论的重点。③比较全面地阐明了文学作品内容与形式的关系，提出了质文并重的主张。④总结创作过程中各个环节的经验，对夸张、用典等文学技巧也有精辟见解。⑤初步建立了文学批评的方法论。《文心雕龙》虽有其偏颇之处，但作为文学理论批评的集大成之作，对后世的文学创作与理论、批评产生了巨大而深远的影响。

4. 钟嵘的《诗品》　《诗品》完成于南朝梁代，是我国第一部论诗专著。该书评论了自汉至梁五言诗作者100余人，分为上、中、下三品，并在序言中指陈诗歌的性质、作用，略论五言诗的发展历程及其艺术特征。钟嵘认为，诗的本质在于"吟咏情性"，将"滋味"作为五言诗的审美特征。他还对传统的"赋、比、兴"进行新的阐释，力倡内在风力与外在丹采的结合。此外，他从历史发展的角度及作家、作品的风格特点着眼，重视历代诗人之间的源流关系。虽然很多观点不尽客观，但他启示了划分艺术流派的线索，为风格流变研究开辟了新的途径。

除了以上四部代表作外，挚虞的《文章流别论》和李充的《翰林论》的文体论，萧纲、萧子显等人提出的"缘情说"，以及沈约等永明诗人提出的"四声八病"说等，都是这一时期值得关注的文论成果。

第二节　隋唐五代宋辽金元文论

一、隋代文论

隋代文论的主要表现是出于政治舆论的需要而激烈批判六朝绮靡文风，可惜由于完全抛弃魏晋以来的文学审美观念而陷入形而上学，但还是为后来唐代声讨六朝文风起到了先驱作用。

二、唐代文论

唐代以其广阔的疆域和强盛的国力创造了空前开放和多元的文化格局。其文学创作和文学理论批评是在儒、释、道三教思想的共同影响下发展起来的。首先是在佛教的影响下，唐人将佛禅的概念和理论引入诗歌理论，如王昌龄的《诗格》以"境"论诗，提出"诗有三境"之说。其次是儒学的影响依然深远，陈子昂对六朝文风的清算，以韩愈为首的中唐古文运动、以白居易为首的新乐府运动，都强调作家以道德为根本，文章以载道、明道乃至批判现实为价值取向，无一不是儒家工具主义文论的后嗣。再次是道教的影响，主要表现在审美旨趣方面，比如李白在美学风格上"清水出芙蓉，天然去雕饰"的主张与道家的崇尚自然是一致的。唐末司空图的诗学思想则表现出杂糅三家的取向。此外，唐代文论还有一条线索特别值得注意，那就是中唐以后出现的文学"解构"思潮，即有意拆解既定的话语模式，主张在文学创作中另辟蹊径，对传统的审美标准进行大胆反叛，其中以韩愈等人提出的尚奇与从俗的言论最为典型。

唐代从理论上较为系统地提出文学见解的主要有皎然、韩愈、白居易和司空图。

皎然的《诗式》偏重于研究诗歌的艺术规律，先总论诗法，再划分五格，并举诗例加以评述。皎然标举"天真"和"中道"的艺术准则，论诗以"取境"为中心，以"证性"来比喻品诗，开"以禅喻诗"之风，对"境界"说的发展产生了很大影响。

韩愈的文学主张散见于《原道》《答李翊书》《送孟东野序》等文章。除了"文道合一"的复古主义文章论以及尚奇、从俗的解构主义诗文主张，韩愈还提出了"不平则鸣"的理论，上承司马迁"发愤著书"说，下启宋代欧阳修"诗穷而后工"及明代李贽"不愤不作"说。

白居易的文论思想主要见于《与元九书》。除了谈到诗歌产生的根源，他还强调诗歌对现实的批判，并倡导诗歌形式的通俗化。

晚唐司空图的诗学思想主要见于两部著作：一是《与李生论诗书》。文中提出了"味外之旨"说（即提倡中和之美）和"思与境谐"说（即情景交融）。二是《诗品》。它以四言韵语的形式，描述并评价了 24 种诗歌风格。这种诉诸感性意象的评论方法，以及从审美感受的角度解释诗歌艺术特质的见解，对后世产生了重大影响。

三、宋代文论

宋代儒、释、道三教在互相学习借鉴中发展，呈现出合流的面貌，并产生了新的学术思潮——理学。受理学精神的影响，宋代文论呈现出三个特点。

一是自觉建立以道义自任的文学人格。宋人论诗文往往文道并举，评论文人首重道德人格，其次才是文章。北宋诗文革新运动在文学形式上主张恢复古代散文的传统，其思想底里则是韩愈"文道合一"论的继承与发扬。

二是追求超然自得的精神，既肯定作者独立自主的人格精神，又追求自然超逸的艺术境界。这以苏轼诗论为代表。

三是尚意重理的精神。如黄庭坚提出文章"以理为主"；苏轼认为"不得意不可以明事，此作文之要也"；刘攽也指出"诗以意为主，文词次之"。在这种文学思想的影响下，宋代出现了大量议论诗法及诗人短长的"诗话"。

在释（禅）、道的冲击下，宋代文论又呈现出明显的审美主义倾向。

表现之一是对艺术至境的追求成为主流。比如，北宋诗文革新的领导人物欧阳修、苏轼等人都十分重视文学的审美特征。黄庭坚的"夺胎换骨""点铁成金"之说，实际上是在唐诗高峰之下，对如何活用前人诗歌语言和意蕴的艺术探索。此外，杨万里的"风味"说、姜夔的"四高妙"说、李清照的"词别是一家"说，都是从不同角度对诗歌审美情趣与艺术境界的追求。

表现之二是宋人更加广泛地运用禅宗话语以表述独特的审美理想。比如用"参""悟"来论诗谈文，以"空""静"来定位诗歌语言（见苏轼《送参寥师》诗）。真正运用禅宗的思想和语言全面论述诗学主张的是南宋严羽，他在《沧浪诗话》中以禅喻诗，提倡"妙悟"（直觉顿悟的艺术思维方式）和"兴趣"（词、理、情自然融汇的意境和含蓄空灵的韵味）之说，建构了一套体现禅宗文化特色的诗学体系，将宋代审美主义文论推向高潮。

四、金元文论

金元时期的文学思想主要继承自宋代，表现出对宋代思想文化的反思，以及重构与融合的倾向。金代的王若虚和元好问是这一时期最重要的诗文理论家。

第三节 明清近代文论

一、明代文论

明代前期的文学理论批评主要集中在诗文领域，以复古为主调，少有实质性建树。至中晚期则出现了3种主要倾向：第一是市民阶层的崛起和文人的世俗化，开启了"俗"的审美风尚；第二是阳明心学的影响，带动了文学中的启蒙思潮；第三是新的文学样式戏剧和小说创作的繁荣，使得相应的理论批评获得了空前发展。

这三大倾向交织在一起，其中核心为文学启蒙思潮，而李贽和汤显祖就是弄潮的舵手。李贽提出"童心说"，呼吁文学应该表现人的自然本性，力主作家对性情的自由倾吐，反对一切虚饰矫情，并在文学史观上提出适时尚变的观点。汤显祖提出"至情说"，将情作为文学艺术表现的根本以及原动力，同时强调作家的艺术意趣和灵感。这些理论完全突破了"文以载道"的传统藩篱。

在晚明文学革新思潮中，提出系统的文学理论观点并开创诗文新风的是公安派作家，其代表人物为袁宏道。公安派打出"独抒性灵，不拘格套"的旗帜，提倡革新与创造，反对因袭模拟，崇尚自然、新奇的审美趣味，力求摆脱知识义理的束缚，有力地扫荡了文坛的泥古风气。但由于矫枉过正，其理论片面性也越来越突出，引起竟陵派的批判。后者追求"深幽孤峭"的境界，并提倡积学以涵养艺术灵感。

随着戏曲创作的繁荣，明代戏曲理论批评也取得了很大发展，其探讨的焦点主要围绕四个方面：①在戏剧本体论上的情韵与音律之争，即戏曲创作是以情感为主还是以韵律为主。②在戏剧语言论上的文词与本色之争，即戏剧语言的雅俗之争。③在戏剧表演论上的探讨。④在戏剧结构论上对关目与主脑（即情节和线索）的论述。

明代小说理论的贡献主要表现在对历史小说的批评、李贽对《水浒传》的评点，以及世情小说理论的发展等方面。其中，李贽将《水浒传》评为"发愤之作"，继承了司马迁"发愤著书"和韩愈"不平则鸣"等观点，引导小说创作走上批判现实的道路。

二、清代文论

清代文论与整个清代文化一样，也表现出集大成的特点，故被称为中国古代文学批评的"结穴"。

1. 诗歌理论方面 清初三大思想家——黄宗羲、顾炎武、王夫之抱着亡国之痛反思明代文风之误，批判应酬文字，提倡文学回归现实社会，并全面总结了诗歌创作的普遍规律。康雍乾嘉时期，受程朱理学和考据之学的影响，文论的关注点转向文学的内部，出现很多诗论大家。叶燮的《原诗》系统阐述了诗歌的本原与发展、诗歌创作主客关系及思维规律等问题，在理论的系统性上大大超越了前代。王士禛标举"神韵"，把司空图所谓"不著一字，尽得风流"作为诗歌的最高追求，表现出唯美主义倾向。沈德潜的"格调说"，主张诗歌要"温柔敦厚""关系人伦"。翁方纲的"肌理说"提出"为学必以考据为准，为诗必以肌理为准"，走上了以学为诗的道路。作为格调说和肌理说的反对派，袁枚提出"性灵说"，力倡诗主性情，可谓明代公安派的余响。

2. 古文写作方面　在文论领域最具影响力的当属桐城派，他们主张作文要义理、考据、词章合一，还提出了神、理、气、味等范畴，全面总结了古文写作的思想原则、艺术规律，构建了完整的古文理论体系，但由于其思想和理论上的保守性，渐渐成为文人写作的桎梏，乃至其后遭到多方批评。

3. 古典词学方面　清代也是古典词学的成熟期，出现了三大词派。阳羡派领袖陈维崧认为词可以像诗一样表现真性情，亦可"存经存史"。浙西词派朱彝尊和厉鹗倡导淳雅清空，主张诗词有别。常州派张惠言和周济，将比兴寄托的诗学传统引入词学，把词推上"与诗赋之流同类"的正宗地位。

4. 戏曲、小说方面　在戏曲、小说领域，明清之际的金圣叹把《西厢记》《水浒传》与《庄子》《离骚》《史记》、杜诗并列为"才子书"，从而提高其地位，还从人物塑造、结构布局、文学语言等方面论述了中国古典小说创作的特点与规律，代表着中国古代小说理论的较高水平。在戏曲理论和批评方面，清代出现了大量曲话、曲论，而理论贡献当首推李渔的《闲情偶寄》。李渔博采众长，结合实践，对古代戏曲理论作了较系统的总结，构造了完备、丰富且具有民族特色的戏曲理论体系。

三、近代文论

近代文论是清末民初传统文学观念向现代文学思想和理论的过渡，总体表现为三条主线。①传统诗文观念的衰变和总结，以刘熙载《艺概》为代表。②经世文潮的发展经历了从龚自珍、魏源到康有为、梁启超的发展过程。③小说和戏曲理论的发展主要见于梁启超、王国维等人的论著。其中梁启超先后提出"诗界革命""文界革命""小说界革命"和"戏剧改良"等口号，倡导革新，期望在语言与形式上与传统决裂，其主导思想依然属于工具主义文论。

与此同时，纯文学的观念也逐渐呈现，直到"五四"新文学运动时期正式确立。其中做出突出贡献的是王国维。王氏学贯中西，其文论思想吸取了当时最新的西方哲学思想，以《红楼梦评论》《人间词话》和《宋元戏曲考》等著作创造了现代文学批评的典范，突出了纯文学的观念和文学的自律性，成为现代文论思想的源头之一。

第四节　中国古代文论作品选读

《〈毛诗·关雎〉序》（节选）

《关雎》，后妃之德也，风之始也，所以风天下而正夫妇也。故用之乡人焉，用之邦国焉。风，风也，教也；风以动之，教以化之。

诗者，志之所之也，在心为志，发言为诗。情动于中，而形于言。言之不足，故嗟叹之；嗟叹之不足，故永歌之；永歌之不足，不知手之舞之、足之蹈之也。

情发于声，声成文谓之音。治世之音安以乐，其政和；乱世之音怨以怒，其政乖；亡国之音哀以思，其民困。故正得失，动天地，感鬼神，莫近于诗。先王以是经夫妇，成孝敬，厚人伦，美教化，移风俗。

（选自《十三经注疏·毛诗正义》，阮元刻，中华书局，2009）

《典论·论文》（节选）
曹　丕

常人贵远贱近，向声背实，又患暗于自见，谓己为贤。夫文，本同而末异，盖奏、议宜雅，书、论宜理，铭、诔尚实，诗、赋欲丽。此四科不同，故能之者偏也；唯通才能备其体。文以气为主，气之清浊有体，不可力强而致。譬诸音乐，曲度虽均，节奏同检，至于引气不齐，巧拙有素，虽在父兄，不能以移子弟。

盖文章，经国之大业，不朽之盛事。年寿有时而尽，荣乐止乎其身，二者必至之常期，未若文章之无穷。是以古之作者，寄身于翰墨，见意于篇籍，不假良史之辞，不托飞驰之势，而声名自传于后。

（选自《文选》，萧统编著，中华书局，1997）

《文赋》（节选）
陆　机

其始也，皆收视反听，耽思傍讯，精骛八极，心游万仞。其致也，情曈昽而弥鲜，物昭晰而互进，倾群言之沥液，漱六艺之芳润，浮天渊以安流，濯下泉而潜浸。于是沉辞怫悦，若游鱼衔钩而出重渊之深；浮藻联翩，若翰鸟缨缴而坠曾云之峻。收百世之阙文，采千载之遗韵。谢朝华于已披，启夕秀于未振。观古今于须臾，抚四海于一瞬。

诗缘情而绮靡，赋体物而浏亮，碑披文以相质，诔缠绵而凄怆，铭博约而温润，箴顿挫而清壮，颂优游以彬蔚，论精微而朗畅，奏平彻以闲雅，说炜晔而谲诳。虽区分之在兹，亦禁邪而制放。要辞达而理举，故无取乎冗长。

若夫应感之会，通塞之纪，来不可遏，去不可止。藏若景灭，行犹响起。方天机之骏利，夫何纷而不理？思风发于胸臆，言泉流于唇齿。纷葳蕤以馺遝，唯毫素之所拟。文徽徽以溢目，音泠泠而盈耳。及其六情底滞，志往神留，兀若枯木，豁若涸流。揽营魂以探赜，顿精爽而自求。理翳翳而愈伏，思乙乙其若抽。是以或竭情而多悔，或率意而寡尤。虽兹物之在我，非余力之所戮。故时抚空怀而自惋，吾未识夫开塞之所由。

（选自《文选》，萧统编著，中华书局，1997）

《文心雕龙·神思第二十六》
刘　勰

古人云："形在江海之上，心存魏阙之下。"神思之谓也。文之思也，其神远矣。故寂然凝虑，思接千载，悄焉动容，视通万里；吟咏之间，吐纳珠玉之声，眉睫之前，卷舒风云之色；其思理之致乎？故思理为妙，神与物游，神居胸臆，而志气统其关键；物沿耳目，而辞令管其枢机。枢机方通，则物无隐貌；关键将塞，则神有遁心。是以陶钧文思，贵在虚静，疏瀹五藏，澡雪精神；积学以储宝，酌理以富才，研阅以穷照，驯致以绎辞；然后使玄解之宰，寻声律而定墨；独照之匠，窥意象而运斤：此盖驭文之首术，谋篇之大端。

夫神思方运，万涂竞萌，规矩虚位，刻镂无形；登山则情满于山，观海则意溢于海，我才之多少，将与风云而并驱矣。方其搦翰，气倍辞前；暨乎篇成，半折心始。何则？意翻空而易奇，言征实而难巧也。是以意授于思，言授于意，密则无际，疏则千里；或理在方寸，而求之域表，或义在咫尺，而思隔山河：是以秉心养术，无务苦虑；含章司契，不必劳情也。

人之禀才，迟速异分；文之制体，大小殊功：相如含笔而腐毫，扬雄辍翰而惊梦，桓谭疾感于苦思，王充气竭于沉虑，张衡研京以十年，左思练都以一纪。虽有巨文，亦思之缓也。淮南崇朝而赋骚，枚皋应诏而成赋，子建援牍如口诵，仲宣举笔似宿构，阮禹据鞍而制书，祢衡当食而草奏，虽有短篇，亦思之速也。若夫骏发之士，心总要术，敏在虑前，应机立断；覃思之人，情饶歧路，鉴在疑后，研虑方定：机敏故造次而成功，虑疑故愈久而致绩。难易虽殊，并资博练；若学浅而空迟，才疏而徒速，以斯成器，未之前闻。是以临篇缀虑，必有二患：理郁者苦贫，辞溺者伤乱。然则博见为馈贫之粮，贯一为拯乱之药，博而能一，亦有助乎心力矣。

若情数诡杂，体变迁贸，拙辞或孕于巧义，庸事或萌于新意，视布于麻，虽云未贵，杼轴献功，焕然乃珍。至于思表纤旨，文外曲致，言所不追，笔固知止；至精而后阐其妙，至变而后通其数，伊挚不能言鼎，轮扁不能语斤，其微矣乎！

赞曰：神用象通，情变所孕。物以貌求，心以理应。刻镂声律，萌芽比兴。结虑司契，垂帷制胜。

（选自《文心雕龙注释》，周振甫注，人民文学出版社，1981）

《诗品》（节选）

司空图

一、雄浑

大用外腓，真体内充。返虚入浑，积健为雄。具备万物，横绝太空。荒荒油云，寥寥长风。超以象外，得其环中。持之非强，来之无穷。

二、冲淡

素处以默，妙机其微。饮之太和，独鹤与飞。犹之惠风，荏苒在衣。阅音修篁，美曰载归。遇之匪深，即之愈希。脱有形似，握手已违。

三、纤秾

采采流水，蓬蓬远春。窈窕深谷，时见美人。碧桃满树，风日水滨。柳荫路曲，流莺比邻。乘之愈往，识之愈真。如将不尽，与古为新。

六、典雅

玉壶买春，赏雨茆屋。坐中佳士，左右修竹。白云初晴，幽鸟相逐。眠琴绿阴，上有飞瀑。落花无言，人淡如菊。书之岁华，其曰可读。

七、洗炼

如矿出金，如铅出银。超心炼冶，绝爱缁磷。空潭泻春，古镜照神。体素储洁，乘月返真。载瞻星气，载歌幽人。流水今日，明月前身。

十、自然

俯拾即是，不取诸邻。俱道适往，著手成春。如逢花开，如瞻岁新。真与不夺，强得易贫。幽人空山，过雨采蘋。薄言情悟，悠悠天钩。

十一、含蓄

不著一字，尽得风流。语不涉己，若不堪忧。是有真宰，与之沉浮。如渌满酒，花时返秋。悠悠空尘，忽忽海沤。浅深聚散，万取一收。

十九、悲慨

大风卷水，林木为摧。适苦欲死，招憩不来。百岁如流，富贵冷灰。大道日丧，若为雄才。壮士拂剑，浩然弥哀。萧萧落叶，漏雨苍苔。

（选自《诗品集解》，郭绍虞编注，人民文学出版社，1963）

《沧浪诗话·诗辩》（节选）

严 羽

诗之法有五：曰体制，曰格力，曰气象，曰兴趣，曰音节。

诗之品有九：曰高，曰古，曰深，曰远，曰长，曰雄浑，曰飘逸，曰悲壮，曰凄婉。其用工有三：曰起结，曰句法，曰字眼。其大概有二：曰优游不迫，曰沉着痛快。

诗之极致有一：曰入神。诗而入神，至矣，尽矣，蔑以加矣！惟李杜得之。他人得之盖寡也。

论诗如论禅，汉魏晋与盛唐之诗则第一义也。大历以还之诗，则小乘禅也，已落第二义矣。晚唐之诗，则声闻、辟支果也。学汉魏晋与盛唐诗者，临济下也。学大历以还之诗者，曹洞下也。大抵禅道惟在妙悟，诗道亦在妙悟。且孟襄阳学力下韩退之远甚，而其诗独出退之之上者，一味妙悟而已。惟悟乃为当行，乃为本色。然悟有浅深，有分限，有透彻之悟，有但得一知半解之悟。汉魏尚矣，不假悟也。谢灵运至盛唐诸公，透彻之悟也。他虽有悟者，皆非第一义也。

夫诗有别材，非关书也；诗有别趣，非关理也。然非多读书，多穷理，则不能极其至。所谓不涉理路、不落言筌者，上也。诗者，吟咏情性也。盛唐诗人惟在兴趣，羚羊挂角，无迹可求。故其妙处莹彻玲珑，不可凑泊，如空中之音、相中之色、水中之月、镜中之象，言有尽而意无穷。近代诸公作奇特解会，遂以文字为诗，以才学为诗，以议论为诗。夫岂不工？终非古人之诗也。

（选自《沧浪诗话校释》，郭绍虞校释，人民文学出版社，1961）

《童心说》（节选）

李 贽

夫童心者，真心也。若以童心为不可，是以真心为不可也。夫童心者，绝假纯真，最初一念之本心也。若失却童心，便失却真心；失却真心，便失却真人。人而非真，全不复有初矣。

天下之至文，未有不出于童心焉者也。苟童心常存，则道理不行，闻见不立，无时不文，无人不文，无一样创制体格文字而非文者。诗何必古《选》？文何必先秦？降而为六朝，变而为近体，又变而为传奇，变而为院本，为杂剧，为《西厢曲》，为《水浒传》，为今之举子业，大贤言圣人之道皆古今至文，不可得而时势先后论也。故吾因是而有感于童心者之自文也，更说什么六经，更说什么《语》《孟》乎！

（选自《焚书·续焚书》，李贽著，中华书局，2011）

《闲情偶寄·词曲部·立主脑》（节选）

李 渔

古人作文一篇，定有一篇之主脑。主脑非他，即作者立言之本意也。传奇亦然。一本戏中有无数人名，究竟俱属陪宾；原其初心，止为一人而设。即此一人之身，自始至终，离合悲欢，中具无限情由、无穷关目，究竟俱属衍文；原其初心，又止为一事而设。此一人一事，即作传奇之主脑也。然必此一人一事果然奇特，实在可传而后传之，则不愧传奇之目，而其人其事与作者姓名皆千古矣！

（选自《闲情偶寄》，李渔著，江居荣、卢寿荣校注，上海古籍出版社，2000）

《人间词话》（节选）

王国维

词以境界为最上。有境界则自成高格，自有名句。五代、北宋之词所以独绝者在此。

有有我之境，有无我之境。"泪眼问花花不语，乱红飞过秋千去""可堪孤馆闭春寒，杜鹃声里斜阳暮"，有我之境也。"采菊东篱下，悠然见南山""寒波澹澹起，白鸟悠悠下"，无我之境也。有我之境，以我观物，故物皆著我之色彩。无我之境，以物观物，故不知何者为我，何者为物。古人为词，写有我之境者为多，然未始不能写无我之境，此在豪杰之士能自树立耳。

无我之境，人惟于静中得之。有我之境，于由动之静时得之。故一优美，一宏壮也。

境非独谓景物也。喜怒哀乐亦人心中之一境界。故能写真景物、真感情者，谓之有境界。否则谓之无境界。

客观之诗人不可不多阅世，阅世愈深则材料愈丰富愈变化，《水浒传》《红楼梦》之作者是也。主观之诗人不必多阅世，阅世愈浅则性情愈真，李后主是也。

诗人对宇宙人生，须入乎其内，又须出乎其外。入乎其内，故能写之。出乎其外，故能观之。入乎其内，故有生气；出乎其外，故有高致。美成能入而不出。白石以降，于此二事皆未梦见。

诗人必有轻视外物之意，故能以奴仆命风月。又必有重视外物之意，故能与花鸟同忧乐。

（选自《人间词话》，王国维著，中华书局，2009）

【研讨】

1. 从文论史的角度，谈谈魏晋南北朝时期为什么被称为"文学的自觉时代"？

2. 结合司空图《诗品》的原文，谈谈这种文学评论的方式具有哪些特点？对形成中国古代文论的独特面貌有哪些影响？

3. 理学与宋、元、明、清四代文学理论和批评有哪些关系？

4. 如何理解王国维在《人间词话》中所说的"境界"？

【推荐书目】

1. 李壮鹰，李春青. 中国古代文论教程. 高等教育出版社，2005.

2. 李壮鹰. 中华古文论选注（上、下册）. 百花文艺出版社，1991.

NOTE

第四章 本科生科技论文写作

毕业论文是大学生毕业前，按照教学计划的要求，在有经验的教师指导下独立撰写的学术论文。毕业论文是高校学生取得毕业文凭的重要环节，也是衡量毕业生学习成果的重要依据，同时还是大学生从事科学研究的最初体验。毕业论文写作的目的是学生在教师的指导下，主动获得分析问题和解决问题的能力，从而得到实际锻炼，提高自身能力。

第一节 论文的选题

所谓选题，顾名思义，就是选择毕业论文所要研究论证的问题。对于一篇论文来说，这是第一步，也是十分关键的一步。一个正确又合适的选题，不仅可以让论文的写作事半功倍，还可弥补知识储备的不足，有针对性和高效率地获取知识，加深对问题的理解。

一、遵循的原则

1. 实用性原则 选择科学而又实用的论题是论文选题的首要原则。撰写论文一个很重要的目的就是要把研究领域中的探索结果表述出来，从而揭示客观规律，推动社会发展。论文选题首先要注重它的现实意义，如有关国计民生的重大问题、日常生活中不断出现的新问题、学术领域中有待填补的空白和亟待解决的问题等。论文作者通过运用自己所学的理论知识，对这些问题进行分析和研究，提出见解，探讨解决问题的方法。选题的过程不仅能使作者所学的知识得到一次实际应用，还能提高分析问题和解决问题的能力。

选择现实性较强的题目时，要考虑它有无理论和认识上的价值，是否具有普遍性意义。有些题目即使不一定与现实直接挂钩，无法立刻解决某些实际问题，但如果它能代表某种发展趋势，或对现实具有借鉴作用，也是有意义的。

2. 创新性原则 论文是科学研究中发现新问题、提出新见解的重要载体，是新理论的推广者。毕业论文的成功与否、质量高低、价值大小很大程度上都取决于文章是否有新意。一篇好的论文，必须具有新的发现和新的见解，或能为解决科学技术、生产生活中的实际问题提供答案；或能为本专业学科增加知识积累，传播新的理论。在写作论文时，必须具有创新性，这是论文的价值所在，也是科学研究的固有特性。怎样才算有新意，严济慈在他的《治学方法谈》中指出："首先，题目必须在茫茫未知的科学领域独树一帜；其次，解决这个问题没有现成的方法，必须是独出心裁设想出来的；最后，体现这个方法，用来解决问题的工具，即仪器或设备，必须是自己创造的，而不是用钱可以从什么地方买来的。"

选择创新性的论题，通常可从三方面入手：①选择从材料到论证方法均全新的论题，即通常所讲的"禁区"。②运用新的材料去审视旧的论题，得出新的观点和结论。③根据时代现状，从新的角度阐释已有的论题，从而发现新规律，取得新突破。

3. 可行性原则　选择论题时要充分估计自己的知识储备和分析问题的能力，选择大小恰当、难易适中的论题。

（1）在专业范围或联系所学专业进行选题　这样可以充分发挥自己的专业特长。扎实的专业基础是写好毕业论文的必要前提，只有结合专业选定论文题目，才能扬长避短，写好论文。强调选题在专业范围之内，并不排斥与其他专业的联系，而是发挥自己的专业优势，使论文更深刻。

（2）选题时需考虑个人兴趣。感兴趣的选题，在收集数据乃至整个写作过程中都会充满快乐感，激发写作灵感。

（3）考虑数据或数据来源是否充足。数据是毕业论文写作的基石，没有资料，要写好论文就好比是"无米之炊"，即使勉强去写，也只能是蜻蜓点水，没有分量。

（4）考虑选题的难易度，把握"适中"的原则。选题时既要有"知难而进"的勇气，又要根据自己的实际水平"量力而行"。盲目动笔往往会陷入中途无法继续的尴尬境地，不仅浪费时间，还会耗费大量精力。如果所选题目过于浅显，不仅难以写出反映真实水平的论文，也达不到通过撰写论文提高自己的目的。

二、选题方法

选择好的论题，需要掌握一些具体的方法。

1. 浏览捕捉法　这种方法是通过对占有文献数据快速地、大量地阅读，在比较中来确定题目。当作者对某一方面的问题进行了深入的学习和研究后，一定会有所体会，有所发现，选题就是水到渠成的事了。所以广泛收集资料、占有材料是选题的第一步。通过查阅文献数据，可以详细地了解本学科的研究历史与现状，弄清楚本学科的研究已经进行到了什么程度，有哪些问题尚未得到解决，哪些问题存在争议以及争议的焦点是什么，当对这些问题都了然于心时，就不难确定自己的研究方向了。

浏览捕捉法通常分三个步骤。

（1）大量浏览数据，养成做笔录的习惯，随时记下对自己影响深刻的观点和论据，特别是对突然来临、转瞬即逝的灵感要做好记录。

（2）对这些成果和文献数据进行积极的加工，也就是对它们进行分类、排序和组合。这包括系统介绍有关论题发展概况的数据、对某一问题研究情况的资料、对同一论题不同观点的资料等。

（3）把浏览数据时所产生的想法和数据加以比较，找出自己的观点哪些与前人研究相同，哪些是以往研究中没有的，哪些是可以在已占有数据的基础上进一步深化和发挥的，经过几番思考和筛选，就易萌生自己的研究方向，选题的目标就会渐渐明晰。

2. 追溯验证法　这是一种先提出设想，然后通过寻找数据加以验证的选题方法。这种设想是作者根据平时积累初步建立的研究方向和选题范围，但是否可行尚无法确定，需进一步论证。论证的方法通常有几种。

（1）看自己的"设想"他人是否谈到　如果自己的想法与他人一样，就应立即改变，另作选题；如果是部分相同，则应转变方向，或在没有重复的地方进行研究。

（2）看自己的"设想"是否对以往的研究有补充作用　如果这种想法他人很少论及或从未有人论及，自己又可通过各种论证对这一问题做出较圆满的回答，就可以将这种设想确定下来，作为论文的选题。

（3）看自己的"设想"是否可行　确定选题不能仅追求它的新颖，还要考虑是否有足够的资料和能力论证这个"设想"。"设想"不是"空想"，必须以客观事实为依据。

3. 社会调查法　撰写毕业论文的目的是能将理论运用于实践，为社会服务，所以从选题开始就应以社会需要为出发点，注重社会调研，从社会中汲取第一手资料，通过统计、研究和分析，上升到理论研究阶段，最终确立选题，真正做到选题来源于社会，又服务于社会。

第二节　写作步骤

撰写科技论文，并不需要将所学的全部知识展示出来，也不必刻意追求需要展开全面论述的大问题，相反，哪怕是一个很小的问题，只要能灵活运用所掌握的知识，进行深入挖掘和研究，针对一些特定的科研题目多读书，多积累，多思考，就不难形成自己的观点，写出高质量的论文。一篇论文的写作大致可分为选题、构思、提纲、起草和修改几个步骤。

一、选题

论文写作，选题是关键的一环，决定着论文的效果和成败。论文的选题应该是在占有大量资料的基础上，通过不断调查研究和反复思考确定下来的、具有较高学术价值和实用价值的论题，最好是选择自己最擅长的、经验最丰富、心得体会最深刻的题材。

二、构思

选题确定后，论点的确立、论据的运用和论证的方法等在动笔前要反复推敲，使论文的全部内容在脑海中形成大概的写作线索。可以说，从确定论文选题到数据收集的过程中，作者心目中就已经有了一些粗糙的感性印象，或者说有了几根"粗线条"，只要对自己已掌握的材料进行认真研究、分析，就一定能够找出材料与你的选题之间的种种联系，即规律性的东西。

三、提纲

提纲是论文写作的设计图，是全文的骨架，起着疏通思路、安排材料、形成结构的作用。作者在写作时，通过对材料的反复分析和研究，思想很容易会产生一个个飞跃，即从感性认识上升到理性认识，这时候，可以根据以往在脑海中形成的较为有条理的纲目，按照论文的格式列出各个章节的标题，论点、论据、论证的层次，应用数据及文献数据等，力求做到层次分明、布局合理、重点突出、前后呼应。

四、起草

论点和提纲确定后就可以正式写作了。即使此时论文的最终题目还没有完全定下来，也无关紧要，因为在写作过程中随时都可能会有"灵感"产生；即使论文写完后再确定标题，也犹未为晚。写作中需注意论点、论据和论证的高度统一，以及语言风格和内容的逻辑性，根据提纲所安排的内容、顺序，将所写的内容全部写出来，初稿宁多勿少，然后检查有无重要遗漏。

五、修改

论文初稿完成后必须进行检查修改。检查的内容主要有论文的结构层次是否严谨，论据是否恰当，遣词造句是否得当，格式、标点是否准确等。修改的方式通常有两种：一是"趁热打铁"，二是"冷却处理"。所谓"趁热打铁"，是指在写作过程中对文中出现的问题进行及时补充和处理。特别是写到某个问题时，突然萌生了很多"灵感"，觉得前面写的有些部分需要增补，或者有些观点提法不正确时，这时就需要立刻修补，否则这种"灵感"将稍纵即逝。所谓"冷却处理"，是指将写作中遇到的难点或问题暂时放置一边，经过一段时间冷却后再进行补充修改。这种方法不是简单的消极等待，而是积极地思考，通过不断查阅数据和征询他人意见，来获得启发，产生灵感，使论文更加完善。

以上各步完成后，论文就可以定稿了。

第三节　论文结构

国家标准"GB7713-87"对学术论文的编写格式做了详细的规定，指明论文的结构形式主要由前置部分、主体部分和附录三部分构成。前置部分包括题名、论文作者、摘要和关键词；主体部分包括引言、正文、结论和参考文献；附录主要是一些有关论文的补充数据，包括相关珍贵数据、某些原始数据、详细计算程序和图表等。

一、题名

题名又称题目或标题，是以最恰当、最简练的词语反映论文最想要论证的内容的词语组合，一般不超过 20 字，外文标题不超过 10 个实词。如果觉得题名无法完整体现论文的内容，可采用正副标题的形式，正标题侧重论文的整体概括，副标题则重点标示论文的具体方向和阶段性成果等。同时，论文标题作为论文作者给出的第一个涉及论文内容与范围的重要信息，在选择时，除了要考虑它的精确凝练，还要尽可能遵守语法规范，避免冗长、拖沓、模棱两可的词语出现。

二、论文作者

论文作者即论文的责任者。论文要署名，这既是表示作者对此篇文章负责，同时也是对作者劳动成果的认可。此外，署名还有利于读者与作者的联系，便于文献的检索。如果论文是由一名作者完成，则独自署名。如果有多个参与者，则按照贡献大小依次署名。

三、摘要

摘要又称提要，是论文内容不加注释和评论的简短陈述。它是对全文内容的提炼，具有独立性、自明性的特点，并且拥有与文献同等量的主要信息。即不阅读文章的全文，也能获得必要的信息。同时它还可以供读者选读和二次文献检索。其主要内容包括：研究的主要范围和目的，研究的基本内容和方法，研究的结果和最终结论等。摘要一般包括中文摘要和外文摘要，中文摘要一般不宜超过300字，外文摘要不宜超过250个实词。除了迫不得已，摘要中一般不用图、表、化学结构式、非公知公用的符号和术语等。

四、关键词

关键词又称主题词，是为了文章的索引，从论文中选取出来的全文主题内容的单词或术语。一般为3~8个词，包括叙词和自由词。叙词是指收入《汉语主题词表》的可用于标引文献主题概念的经过规范化的词或词组。自由词是指反映该论文主题中新技术、新学科、尚未被主题词表收录的新产生的名词术语或在叙词表中找不到的词。有英文摘要的论文，应在英文摘要的下方标注与中文关键词相对应的英文关键词，以便于国际交流和文献检索。

五、引言

引言又称前言或绪论，其主要任务是向读者勾勒出全文的基本内容和轮廓。主要内容有：研究工作的目的、研究的背景、研究的方法和实验设计、理论基础和分析、相关领域文献的回顾和综述以及预期的结果和意义等。一般要求措辞精练、言简意赅，但对字数并没有硬性的规定，一般根据论文篇幅的长短以及论文的内容来决定。

六、正文

正文又称主体或主干，是论文的核心部分，占据论文的主要篇幅。这部分要详细阐述论文的研究内容以及研究结果，因此，这一部分的内容必须充实，做到主题鲜明、证据充分、论证严密，同时又具有一定的独创性。

七、结论

本论的结束部分，是对全文的总体概括，同时也是在整篇立论和论证基础上得出的最终结论。也就是说，结论是作者对文章所提出问题的科学概括，而不是对正文中各段内容小结的简单重复。因此，结论部分一定要准确、完整、明确、精练，无论是肯定还是否定一个观点，都要有理有据，不可含糊其辞，模棱两可。主要内容一般包括几个方面：①本文的研究结果所要说明的问题。②对以往的研究做了哪些修正和补充。③本文尚存在的不足之处或仍未解决的问题，以及有关解决这些问题的一些见解。

八、致谢

致谢是作者对在论文写作过程中，给予过自己帮助和支持的单位或个人表达感激的文字。按照国家标准GB7713-87的规定，主要体现在对下列几方面的致谢：国家科学基金、资助研究工作的奖学金基金、合同单位、资助和支持的企业、组织或个人；协助完成研究工作和提供便利条件的组织或个人；在研究工作中提出建议和提供帮助的人；给予转载和引用权的数据、图片、文献、研究思想和设想的所有者；其他应感谢的组织和个人等。在致谢过程中要尽量写明致谢的原因和对象，同时应做到言辞恳切、实事求是。

九、参考文献

参考文献是作者在论文中所引用的主要文献著作的目录。这不仅能反映出本篇论文真实的科学依据，体现严肃的科学态度，有利于读者检索，同时也是对他人劳动成果的尊重。在参考文献中所列出的著作都应是作者直接阅读过的、主要的、正式发表的文献。文献目录的格式必须按照国家标准 GB7714-1987 的《文后参考文献著录规则》的规定执行。

第四节 参考文献的类型、标识及文献引用的标注方法

一、参考文献的类型、标识

类型	专著	论文集	报纸文章	期刊文章	学位论文	报告	标准	专利
标识	M	C	N	J	D	R	S	P

二、文献引用的标注方法

论文采取"顺序编码制"，按正文中引用文献出现的先后顺序连续排号，用方括号，如 [1]、[2] 等。文献的作者如果是 3 人以内，需全部列出；超出 4 人，只列前面三位，后面加"等"。作者姓名之间用"，"隔开，作者名后不用加"著""编""主编""合编"等说明文字。

（一）专著

[序号] 主要责任者. 书名 [M]. 版本（第 1 版不标注）. 出版地：出版者，出版年.

例：[1] 司有和. 现代科技写作学 [M]. 北京：冶金工业出版社，1991.

（二）期刊文章

[序号] 作者. 题名 [J]. 刊名（外文刊名可缩写，缩写后的首字母大写，并省略缩写点"."）出版年份，卷号（期号）：起止页.

例：[2] 林向红. 矿山企业通信系统设计的探讨 [J]. 有色矿山，2003，32（3）：32-34.

（三）报纸文章

[序号] 作者. 文献题名 [N]. 报纸名，出版日期（版次）.

例：[3] 谢希德. 创造学习的新思路 [N]. 人民日报，1998-02-25（10）.

（四）论文集中的论文

[序号] 作者. 文献题名 [A]. 原文献主要作者. 原文献题名 [C]. 出版地：出版者，出版年. 起止页.

例：[4] 沈琳，陈传万. 试析应用写作教学的有效性 [A]. 见：余国瑞主编. 第三届现代应用文国际研讨会论文集 [C]. 香港：香港社会科学出版社，1999. 471-478.

NOTE

（五）　学位论文

［序号］作者．题名［D］．保存地：保管单位，写作年份．

例：［5］诸葛斌．基于微机的医学图像三维重建［D］．安徽：中国科学技术大学，2003.

（六）　国际、国家标准

［序号］标准编号，标准名称［S］.

例：［6］GB/T16159—1996，汉语拼音正词法基本规则［S］.

（七）　专利

［序号］专利所有者．专利题名［P］．专利国别：专利号，出版日期．

例：［7］姜锡洲．一种温热外敷药制各方案［P］．中国专利：881056073，1989-07-26.

【复习思考】

1. 简述毕业论文选题原则和选题方法。

2. 怎样写毕业论文的"结论"部分？

【推荐书目】

1. 国家标准局．中华人民共和国国家标准·科学技术报告、学位论文和学术论文的编写格式 GB7713-87，1987.

2. 周志高，刘志平．大学毕业设计（论文）写作指南．化学工业出版社，2007.

附 录

古代文化常识

中国传统文化源远流长，博大精深。阅读中国古籍都会遇到古代天文、地理、科举等方面的知识，故本部分就这些常识做一些介绍。

天 文

古人最早是根据物候来定农时的，如花的含苞、盛开、凋谢，树叶的萌芽、繁茂、枯落，虫鸟的蛰伏、孳生、繁衍，以及风霜雨雪等。但观察物候往往不准确，而且物候变化也易受不同地区森林、湖泊等的影响，因而用来制定农时准确性较差。为此，古人不断总结经验，由观物候定农时而演进为观天象定四时，于是有了年、月、日的概念。

根据现有可信的史料看，殷商时代的甲骨卜辞早就有了某些星名和日食、月食的记载，《尚书》《诗经》《春秋》《左传》《国语》《尔雅》等书中有许多关于星宿的叙述和丰富的天象记录，《史记》有《天官书》，《汉书》有《天文志》，可以说早在汉代以前我国的天文知识就已经相当丰富了。

一、天球、黄道、赤道

1. 天球　天球是假想的以地球为中心的球形天空。地球上的一些特征点和圈在天球上都有相应的投影。地球沿着自己的轨道围绕太阳公转，从地球轨道不同的位置上看太阳，则太阳在天球上的投影位置也不相同。这种视位置的移动叫作太阳的视运动。天球运动和位置实际上是天体的视运动和视位置。

2. 黄道　黄道是古人想象的太阳周年视运行的轨道，也就是地球公转面在天球的投影。

3. 赤道　赤道在古天文中是指天赤道（天球赤道），而不是指地球赤道，天赤道是地球赤道在天球上的投影。

地球轴线在北天球的投影称为北天极，地平面在天球的投影称为地平圈。

二、二十八宿、四象

古人以恒星为背景观测日月五星运行的位置，经过长期的观测，古人先后选择了黄道赤道附近的二十八个星宿作为"坐标"，称为二十八宿。二十八宿按四方排列，每一方有七宿。

东方七宿	角亢氐房心尾箕
北方七宿	斗牛女虚危室壁
西方七宿	奎娄胃昴毕觜参
南方七宿	井鬼柳星张翼轸

古人把每一方的七宿联系起来想象成四种动物形象，叫作四象。东方为苍龙，北方为玄武（龟蛇），西方为白虎，南方为朱雀。以东方苍龙为例，从角宿到箕宿看成为一条龙，角像龙角，氐房像龙身，尾即龙尾。再以南方朱雀为例，从井宿到轸宿看成为一只鸟，柳为鸟嘴，星为鸟颈，张为嗉，翼为羽翮。这与外国古代把某些星座想象成为某些动物的形象（如大熊、狮子、天蝎等）相类似。

二十八宿是古人在观察星辰出没以掌握季节变化的过程中逐步演变而来的。公元前1100年左右，黄昏见"大火"（即心宿二）在东方就是耕种季节。《尚书·尧典》云："日中星鸟，以殷仲春；日永星火，以正仲夏；宵中星虚，以殷仲秋；日短星昴，以正仲冬。"即黄昏时洛阳城日落后一刻的时间见鸟星（星宿一）在正南方，是春天第二个月；见大火（心宿二）在正南方是夏天第二个月；见虚星（虚宿一）在正南方是秋季第二个月；见昴星在正南方，是冬季第二个月。此四星以后发展为二十八宿的星、心、虚、昴，并逐渐演化为东方苍龙七宿、南方朱雀七宿、西方白虎七宿、北方玄武七宿。

随着天文知识的发展，出现了星空分区的观念。古人以上述的角亢氐房心尾箕等二十八个星宿为主体，把黄道赤道附近的一周天按照由西向东的方向分为二十八个不等分。在这个意义上说，二十八宿就意味着二十八个不等分的星空区域了。

三、三垣

古代对星空的分区，除二十八宿外，还有三垣。三垣，即紫微垣、太微垣、天市垣。

古人在黄河流域常见的北天上空，以北极星为标准，集合周围其他各星，合为一区，名曰紫微垣。在紫微垣外，星张翼轸以北的星区是太微垣，房心尾箕斗以北的星区是天市垣。

四、五星、七曜

五星指金、木、水、火、土五大行星，五星又称为五纬。五星和日月合称为七政或七曜。五星亮度强，且位置在天空背景上不断变化，同时日月的运行产生了一年四季和朔望的变化，故五星与日月常并称。

金星古称明星，又名太白，因为它光色银白，亮度特强。金星黎明见于东方叫启明，黄昏见于西方叫长庚，所以《诗经》说："东有启明，西有长庚。"木星古名岁星，简称为岁。古人认为，岁星十二年绕天一周，每年行经一个特定的星空区域，并据以纪年。水星一名辰星，火星古名荧惑，土星古名镇星或填星。值得注意的是，先秦古籍中谈到天象时所说的水并不是指行星中的水星，而是指恒星中的定星（营室），所说的火也并不是指行星中的火星，而是指恒星中的大火（心宿）。

五、北斗

北斗由天枢、天璇、天玑、天权、玉衡、开阳、摇光七星组成，古人将这七星联系起来想象成为舀酒的斗形。天枢、天璇、天玑、天权组成为斗身，称为魁；玉衡、开阳、摇光组成为斗柄，称为杓。北斗七星属于大熊座。

　　古人很重视北斗，不仅用它来辨别方向，而且用它决定季节。北斗星围绕北极星回转不息。北极星靠近北天极是北方的标志。公元前 2000 年前，北斗更靠近天球北极。将天璇、天枢连成直线并延长约五倍的距离，就可以找到北极星。北极星居中，北斗星运转于外，旋指十二辰。北斗星在不同的季节和夜晚不同的时间出现于天空不同的方位，人们看起来它在围绕着北极星转动，所以古人又根据初昏时斗柄所指的方向决定季节，称为斗建。斗柄指东，天下皆春；斗柄指南，天下皆夏；斗柄指西，天下皆秋；斗柄指北，天下皆冬。《黄帝内经》有关于北斗星围绕北极星回转不息，以及根据北斗斗柄确定时节的记载。

六、分野

　　在春秋战国时代，人们根据地上的区域划分天上的星宿，把天上的星宿分别指配于地上的州国，使它们互相对应，认为某星是某国的分星，某星宿是某州国的分野，或某地是某星宿的分野，这就是所谓分野的观念。《周礼》中记"保章氏"以星土辨九州之地，所封封域皆有分星，以观妖祥。此为星占之范围。

地　理

　　中国最早的地理著作是战国时代的《尚书·禹贡》和《管子·地员》。《尚书·禹贡》按地理特征将古代中国版图分为九州，并概要记载各地自然条件、经济活动和物产交通，堪称世界上第一部综合地理作品。《管子·地员》探索了中国土地的分类和山地植物的垂直带谱，是世界上最早对土地进行系统分类的作品。

一、京、都

　　古代称首都为京、都。京，《说文解字》："人所为绝高丘也。"都，《说文解字》："有先君之旧宗庙曰都。"京、都是人口众多、城池宏伟的帝王所居之处。我国古代随朝代更替，首都也屡经变迁。商代前期的都城屡次迁徙，自盘庚迁都至殷（今河南安阳市西），以后直至商朝灭亡一直未变。西周都镐京（今陕西西安市西南）；东周都洛邑（也写作雒邑，即今河南洛阳市）；秦都咸阳（今陕西咸阳市附近）；西汉都长安（今陕西西安市附近）；东汉都洛阳；魏和西晋均都洛阳；东晋都建业（后改名建康，在今江苏南京市）；南朝均建都于建康；隋都大兴（今陕西西安市）；唐都长安；北宋都东京（今河南开封市）；南宋先都南京（今河南商丘），后都临安（今浙江杭州）；元都大都（今北京市）；明清均以顺天府（今北京市）为京师。

　　有的朝代还有陪都，例如唐有"五京"：京兆府为中京，凤翔府为西京，成都府为南京，河南府为东京，太原府为北京。宋以开封府为东京，河南府为西京，应天府（今河南商丘）为南京，大名府（今河北大名）为北京。

二、郡、国、州、县、府、省、道、路

　　秦始皇统一中国后，设立郡、县两级的行政区划。这种体制一直为历代所沿用。秦初定三十六郡，后来逐渐增至四十余郡。

汉承秦制，行政区划主要是郡、县两级。但与郡平行的还有"国"。国是汉代诸侯王的封地，地方大小不一。汉景帝以国的区域略等于郡，所以"郡国"连称。汉武帝时，为了加强中央集权，除京师附近七郡外，分全国为十三个监察区，简称"十三部"或"十三州"，其名称为豫、兖、青、徐、冀、幽、并、凉、益、荆、扬、交趾、朔方。东汉时朔方并入并州，"交趾"改称"交州"，加上司隶校尉部仍是十三部或十三州，但性质已逐渐变成郡上面的一级行政区划。

南北朝时行政区划仍有州、郡、县三级。西晋分全国为十九州。后来形成南北对峙的局面，南朝和北朝各自的版图都缩小了，而州却不断增多，到陈末有五十七个州。州和郡的辖境就变得差不多了。

隋统一全国后，废郡，而以州县为两级行政区划。隋炀帝时，改州为郡。到唐朝，州郡迭改。宋朝废郡称州。以后各朝一直是以州统县。

唐代设置监察区，称"道"，略等于汉代的州。贞观时全国分为十道，如关内道（治凤翔）、河南道（治洛阳）等。开元年间又分为十五道，这是从关内道分出京畿道（治长安），从河南道分出都畿道（治洛阳）等。

宋朝没有"道"而有"路"。最初全国分为十五路，后来又分为十八路、二十三路。二十三路的区域和今天的省大致相当，名称也有不少相同。

唐宋时和州、郡平行的行政单位还有"府"。大州叫府，如唐代的凤翔府、兴元府等，都是曾经做过陪都的。宋代有开封府、大名府等。开封府是东京，大名府是北京。

元朝的行政区划比较复杂，有省、道、路、州（府）、县五级。"省"是"行中书省"的简称，意思是中书省的行署。本来是临时设置的，后来成为固定行政区划。当时山东、山西和河北由中书省直辖，称为"腹里"，其余地方分为十一行中书省，简称十一行省。元朝的"道"相当于宋朝的"路"，元朝的"路"与后来明清的"府"相近。有的省下没有道，直接领路。路下是州（府），州（府）辖县。

明朝把"省"改为"布政使司"，全国各地除直辖京师和南京的地方外，分为十三布政使司，俗称"十三省"，习惯上把两京也算在里面，合称"十五省"，其名称为山东、山西、河南、陕西、四川、湖广（今湖南、湖北）、浙江、江西、福建、广东、广西、云南、贵州、北直隶、南直隶。省以下的行政区划是府。明代改州为府，只有少数直隶州直辖于省，其余的散州和县平行，隶属于府。

清朝的体制大致与明朝相同，只是将"布政使司"又改为省。清初将北直隶改为直隶省，将南直隶改为江南省，后来又将江南分为江苏、安徽，将陕西分为陕西、甘肃，将湖广分为湖南、湖北，这样省的名称与现在就基本一致了。省下辖的行政单位，清朝与明朝一样，也是府和州、县两级。

职　官

我国古代的职官制度历代都有所不同。秦汉以前还没有形成全国统一的官制。秦始皇统一中国以后，建立起中央集权的统一官制，将官吏分为中央和地方两类。汉代基本沿袭秦制，以后历代虽然有种种变化，但两千年来大致是以秦汉官制作为基础发展演变的。

一、三公、三省、二府

　　秦代皇帝之下设三公、九卿组成中枢机构。三公为丞相、太尉和御史大夫。丞相秉承皇帝意旨佐理国政；太尉掌全国军事；御史大夫是皇帝的秘书长兼管监察。丞相官位最高，尊称为相国，通称为宰相。汉初沿袭秦制，汉武帝以后，丞相地位虽尊，权力却逐渐缩小。西汉末丞相改称大司徒，太尉改称大司马，御史大夫改称大司空，号称三公（又称三司），都是宰相。但到东汉光武帝时，"虽置三公，事归台阁"，三公只处理例行公事，台阁反而成了实际上的宰相府了。所谓台阁，是指尚书台，后世逐渐称为尚书省。尚书省首长是尚书令，副职是尚书仆射（yè）。

　　魏文帝鉴于东汉尚书台的权势太大，将它改为外围的执行机构，另外设置中书省，以中书监、令为首长，参掌中枢机密。南北朝时皇帝鉴于中书省权势日大，又设置门下省，以侍中为首长，对中书省加以限制。这样，就形成了皇朝中央尚书、中书、门下三省分职的制度：中书省取旨，门下省审核，尚书省执行，三省首长同为宰相，共议国政。

　　唐代因为唐太宗曾任尚书令，以后此官不再授人，而以左右仆射为尚书省的首长（宰相）。唐太宗又认为中书令和侍中的官位太高，不轻易授人，常委派其他官员加上"参议朝政""参议得失""参知政事"之类的名义掌宰相之职。唐高宗以后执行宰相职务的称为"同中书门下三品""同中书门下平章事"，这些官员成了实际的宰相，三省的首长没有什么权力了，左右仆射不再参决大政。

　　宋代中央是中书和枢密院分掌文武二柄，号称二府。枢密院类似秦代的太尉府，正、副首长是枢密使、副使。

　　辽代中枢机构是北、南宰相府，各设左、右宰相，从此正式确定了"宰相"的官号。元代以尚书省、中书省为宰相府，以尚书令、左右丞相、平章政事为宰相，后废尚书省，并入中书省。明代废中书省，皇帝亲理国政，以翰林院官员加龙图阁大学士衔草拟诏谕。后来大学士逐渐参与大政，成了实际上的宰相。清沿明制，到雍正时成立军机处，大学士就没有什么职权了。

二、九卿

　　九卿指秦汉时中央的行政长官。其名称和分工是：奉常，汉景帝时改称太常，掌宗庙礼仪；郎中令，汉武帝时改称光禄勋，管宫廷侍卫；卫尉，汉景帝初一度改称中大夫令，管宫门警卫；太仆，管皇帝车马；廷尉，汉代有时又称为大理，是最高的法官；典客，汉景帝时改称大行令，汉武帝时改称大鸿胪，管理少数民族来朝事宜；宗正，管理皇族事务；治粟内史，汉景帝时改称大农令，汉武帝时改称大司农，管租税赋役；少府，管宫廷总务。九卿之中，廷尉、典客和治粟内史管的是政务，其余六卿管的是皇帝私人事务。

　　九卿之外，还有掌管京师治安的中尉（后来称为执金吾），以及掌管营建宫室的将作少府（后来称为将作大匠）等。诸卿各有属官。

三、六部

　　从东汉到隋唐，尚书省（或尚书台）是行政的总负责机构。由于事务繁多，尚书省内分曹办事，每曹设尚书一人，这是后世中央各部的前身。隋以前分曹没有一定的制度，到隋代才定为吏、民、礼、兵、刑、工六部，属于尚书省。唐避太宗讳，改民部为户部。此后历代相承，作为中央行政机构的六部制一直沿袭到清代，基本未变。

六部的职责分工大致是：吏部，掌官吏的任免、铨叙、考绩、升降等；户部，掌土地、户口、赋税、财政等；礼部，掌典礼、科举、学校等；兵部，掌全国军政；刑部，掌刑法、狱讼等；工部，掌工程、营造、屯田、水利等。

后世以《周礼》六官作为六部尚书的代称，如户部尚书称为大司徒，礼部尚书称为大宗伯等。六部成立，诸卿的职权变小，有的卿由于职务并入有关的部司，后来就裁撤了。

科　举

科举是我国古代选拔人才的制度。先秦即有乡举里选之说，《周礼·地官·乡大夫》讲到 3 年举行 1 次"大比"，以考查乡人的"德行道艺"，选拔贤能的人才。《礼记·王制》提到"乡论秀才"，经过逐级选拔，有所谓俊士、进士等名称。《礼记·射义》还提到诸侯贡士于天子。

一、汉魏六朝察举制

汉代有察举制度，汉高祖下过求贤诏，汉文帝也曾下诏察举贤良方正直言极谏之士，汉武帝又诏令天下察举孝廉和茂才。茂才就是秀才（优秀的人才）。汉昭帝以后，举士包括多方面的人才。东汉承袭旧制。一般说来，西汉以举贤良为盛，东汉以举孝廉为盛。汉代被荐举的吏民经过皇帝"策问"后按等第高下授官，有所谓"对策"和"射策"。"对策"是将政事或经义方面的问题写在简策上发给应举者作答；"射策"则类似抽签考试，由应举者用矢投射简策，并解释射中的简策上的疑难问题。后来"策问"的形式定型化为一种文体，萧统《文选》称之为"文"。"对策"也被认为是一种文体，简称为"策"。

魏晋六朝，地方察举孝廉、秀才的制度基本未废。当时有所谓"九品官人法"，各州郡都设中正官负责品评当地人物的高低，分为上上、上中、上下、中上、中中、中下、下上、下中、下下九品。这种制度本来是为了品评人才的优劣，以便选人授官，但是后来由于担任中正的都是"著姓士族"，人物品评全被豪门贵族所操纵，"上品无寒门，下品无势族"，九品实际上成了门第高低的标志了。

二、隋唐宋明清科举制

1. 隋代　魏晋以来，均以"九品中正制"选拔、任用人才，由此导致门阀世族垄断朝政。隋代为了加强中央集权，打击门阀世袭，故在开皇末年实行科举制，规定六品以下官吏须由尚书省吏部铨举，废除了传统的州郡辟举制和九品中正制。隋代的考试制度，除有秀才、明经科外，炀帝时又加了进士科；进士只试策，明经除试策外还试经。这两种科目均适应一般士绅的要求，通过考试，即可入仕。这样就算是一般庶族寒门，只要有才就有机会跻身掌权的统治阶层中。这为后来唐代进一步完善科举制，奖拔寒庶、抑制门阀开了先河。

2. 唐代　唐承隋制，并增设明法、明字、明算诸科，而以进士、明经两科为主。进士科重文辞，明经科重经术。唐高宗武则天以后，进士科最为社会所重，参加进士科考试被认为是致身通显的重要途径。进士科以考诗赋为主，此外还考时务策等。诗赋的题目和用韵都有一定的规定。诗多用五言六韵（近代变为五言八韵），有一定的程序，一般称为试帖诗。

　　唐代取士由地方举送中央考试，称为乡贡。中央主持科举考试的机关是礼部，考官通常由礼部侍郎担任，称为知贡举。唐人有关科举考试的文章常常讲到有司、主司等，都指考官而言。参加进士科考试要请当世显人向考官推荐奖誉，才有及第（及格）的希望。及第以后称考官为座主、为恩门，对座主则自称门生。同科及第的人互称为同年。进士、明经等科通常每年都要举行。被地方举送应试的人通称为举人。唐人常说"举进士"，意思是应举参加进士科的考试，这种人在唐代称为进士。唐人后来仍通称应进士科考试的人为秀才。可见，唐代进士、举人和秀才的概念与后世不同。

　　唐人进士及第第一名称为状头或状元。同榜的人在长安慈恩寺雁塔题名，称为题名会。宴会于曲江亭子，称为曲江会。又遍游名园，选同榜少年二人为"探花使"，探采名花。唐人进士及第后尚未授官称为前进士，还要参加吏部"博学宏词"或"拔萃"的考选，取中后才授予官职。

　　此外，唐代还有"制举"，这是由皇帝特诏举行的考试，据说是要选拔特殊的人才。无论取中进士、明经等科与否都可以应制举。考期不固定，科目由皇帝临时决定，有贤良方正能直言极谏科、才识兼茂明于体用科、文辞秀逸科、风雅古调科等，前后不下百十种。这些称为制科。唐代博学宏词科本来也是制科，开元十九年（731 年）以后改为吏部选人的科目，每年举行考试。宋代制举恢复博学鸿词科，直到清代还有博学鸿词科。

　　3. 宋代　宋代最初也以进士、明经等科取士。宋神宗时王安石建议废明经等科，只保留进士科。进士科不考赋而改试经义，此外仍考论策（后来也间或兼考诗赋）。礼部考试合格后，再由皇帝殿试复审，然后分五甲（五等）发榜，授予官职。

　　4. 明清　明清两代的科举制度大致相同。以清代科举制度为例，清人为了取得参加正式科举考试的资格，先要参加童试，参加童试的人称为儒童或童生，录取"入学"后称为生员，又称为庠生，俗称秀才。这是"功名"的起点。生员分为 3 种：成绩最好的是廪生，有一定名额，由公家发给粮食；其次是增生，也有一定名额；新"入学"的称为附生。每年由学政考试，按成绩等第依次升降。

　　正式的科举考试分为乡试、会试、殿试三级。

　　（1）乡试　乡试通常每 3 年在各省省城举行 1 次，又称为大比。由于是在秋季举行，所以又称为秋闱。参加乡试的是秀才（庠生），但是秀才在参加乡试之前先要通过本省学政巡回举行的科考，成绩优良的才能选送参加乡试。乡试取中后称为举人，第一名称为解元。

　　（2）会试　会试在乡试后的第二年春天在礼部举行，所以会试又称为礼闱，又称为春闱。参加会试的是举人，取中后称为贡士，第一名称为会元。会试后一般要举行复试。

　　以上各种考试主要是考八股文和试贴诗等。

　　（3）殿试　殿试是皇帝主试的考试，考策问。参加殿试的是贡士，取中后统称为进士。殿试分三甲录取。第一甲赐进士及第，第二甲赐进士出身，第三甲赐同进士出身。第一甲录取三名，第一名俗称状元，第二名俗称榜眼，第三名俗称探花，合称为三鼎甲。第二甲第一名俗称传胪。

　　状元授翰林院修撰，榜眼、探花授翰林院编修。其余诸进士再参加朝考，考论诏奏议诗赋，选擅长文学、书法的为庶吉士，其余分别授主事（各部职员）、知县等。实际上，要获得主事、知县等职还须经过候选、候补，有终身不得官者。庶吉士在翰林院内特设的教习馆（亦名庶常馆），肄业 3 年期满后举行"散馆"考试，成绩优良的分别授翰林院编修、翰林院检讨，原来是第二甲的授翰林院编修、原来是第三甲的授翰林院检讨。其余分发各部任主事，或分发到各省任知县。

科举还有武科一类，从唐朝武则天开始设立直到清代都有武科考试。

记时方法

中国古代由于农业生产的需要，希望根据天象变化确定年、月、日的时间长度。把年、月、日等记时单位，按照一定的法则组合起来，以计算较长时间的系统叫作历法。

古人经常观察到的天象是太阳的出没和月亮的盈亏，所以以昼夜交替的周期为一"日"，以月相变化的周期为一"月"（现代叫作朔望月）。"年"的概念，大约是因庄稼成熟的物候而形成的。《说文解字》说："年，谷孰也。"（孰，同"熟"）如果说禾谷成熟的周期意味着寒来暑往的周期，那就是地球绕太阳1周的时间，现代叫作太阳年。以朔望月为单位的历法是阴历，以太阳年为单位的历法是阳历。我国古代的历法不是纯阴历，而是阴阳合历。

一、记日法

大约在殷商时代古人就采用干支记日的方法。甲骨文有干支记日的记载，有时只记天干不记地支。到了春秋战国，干支记日成为史官记日的传统方法。干即天干，计有甲、乙、丙、丁、戊、己、庚、辛、壬、癸十个，故亦称十干。支即地支，计有子、丑、寅、卯、辰、巳、午、未、申、酉、戌、亥十二个，故亦称十二支。十干和十二支依次组合，可得六十个单位，称为六十甲子。见附表1。

附表1　天干地支记日表

甲子	乙丑	丙寅	丁卯	戊辰	己巳	庚午	辛未	壬申	癸酉
甲戌	乙亥	丙子	丁丑	戊寅	己卯	庚辰	辛巳	壬午	癸未
甲申	乙酉	丙戌	丁亥	戊子	己丑	庚寅	辛卯	壬辰	癸巳
甲午	乙未	丙申	丁酉	戊戌	己亥	庚子	辛丑	壬寅	癸卯
甲辰	乙巳	丙午	丁未	戊申	己酉	庚戌	辛亥	壬子	癸丑
甲寅	乙卯	丙辰	丁巳	戊午	己未	庚申	辛酉	壬戌	癸亥

每个单位代表1天，假使某日是甲子，则甲子以后的日子就依次顺推为乙丑、丙寅、丁卯等，甲子以前的日子就依次逆推为癸亥、壬戌、辛酉等。六十甲子周而复始，可以无限期地记载下去。

古人记日，有时只记天干不记地支，后来干支记日通行，天干记日法便渐渐被摒弃不用了。也有只记地支不用天干的，这种记日方法属于后起，且大多限于特定的日子，如"三月上巳"之类。三月上巳，即阴历三月上旬第一个巳日，这一天（后来固定在三月三日），原是古人临水修禊的日子，后来便成为水边宴饮、郊外游春的节日。

一个月中的某些日子，古代有特定的名称。每月的第1天叫作"朔"，每月的最后1天叫作"晦"，在先秦古籍里，朔晦两天，一般称干支，又称朔晦。每月十五称为"望"，过了望日即每月十六就称为"既望"。每月的初七、初八称为"上弦"，二十二、二十三称为"下弦"，又统称之为"弦"。

二、记时法

古人最初根据天色把一昼夜分为若干时段，然后把每一时段定个名称。例如，把太阳升起的时候叫作"旦、早、朝、晨",也称为"日出",把太阳下山的时候叫作"夕、晚、暮、昏",也称为"日入",把太阳正中的时候叫作"日中",将近日中的时候叫作"隅中",太阳开始西斜叫作"日昃"或"日昳(dié)"。古代人一日只吃两餐,第一餐在日出之后隅中之前,称为"朝食"或"蚤食",这段时间便叫"食时";第二餐在日昃之后,日入之前,称为"晡食"或"晏食",这段时间便叫"晡时"。日入以后,称为"黄昏",黄昏以后称为"人定",人定以后就是"夜半"了。夜半以后是"鸡鸣",鸡鸣以后是"昧旦"(又叫昧爽),这是天将亮以前两个先后相继的时段。天亮的时间,古代叫"平旦"或"平明"。

对一昼夜产生了等分的时间概念之后,古人开始用十二地支表示十二个时辰。每个时辰相当于今天的两个小时。小时,即小时辰之意。见附表2。

附表2   十二地支记时表

时段	夜半	鸡鸣	昧旦	平旦	食时	隅中	日中	日昃	晡时	日入	黄昏	人定
地支	子	丑	寅	卯	辰	巳	午	未	申	酉	戌	亥

到了近代,又把每个时辰分为"初""正"。若拿现在的时间对照,晚上11时是子初,夜半12时是子正;凌晨1时是丑初,2时是丑正,余依此类推。这样就等于把一昼夜分成24等分。"小时"的概念则是到20世纪初才慢慢普遍使用的。

三、记月法

古人通常都用序数记月,如一月、二月、三月等。每个月都有一个特定的名称。据《尔雅·释天》记载:"正月为陬,二月为如,三月为寎,四月为余,五月为皋,六月为且,七月为相,八月为壮,九月为玄,十月为阳,十一月为辜,十二月为涂。"

古代还有一种所谓"月建"的记月方法,就是将12个月份与十二支相配,以冬至所在的十一月(夏历)配子,称为建子之月,十二月配丑,称为建丑之月,正月配寅,称为建寅之月,由此顺推,直至十月为建亥之月,再周而复始。至于用干支相配来记月,则是后起的事。12个月的地支是固定的,天干则随年变化。以夏历十二月为例,见附表3。

附表3   十二地支记月表

月	正月	二月	三月	四月	五月	六月	七月	八月	九月	十月	十一月	十二月
地支	寅	卯	辰	巳	午	未	申	酉	戌	亥	子	丑

四、纪年法

1. 君王即位纪年   我国古代最早是按照君王即位的年次来纪年的,如周平王元年(前770年)、鲁隐公元年(前722年)、秦始皇二十六年(前221年)等。这种纪年法以元、二、三、四的序数递记,直至旧君去位、新君即位为止。

2. 年号纪年   从汉武帝建元元年(前140年)开始用年号纪年,也是用元、二、三的序数递记,至更换年号又重新开始。有些皇帝只用一个年号,如大业(隋炀帝)、武德(唐高祖)、贞观(唐太宗)、洪武(明太祖),有些皇帝则经常更换年号,有的多至十余个,如唐高宗李治在位33年,年号换了14个之多。

3. 干支纪年 我国从西周共和元年（前841年）开始有了连续纪年。古代用干支纪年，一般认为始自东汉，但也有人认为汉代初年就开始使用了，只是到东汉元和二年（85年）才以政府命令的形式，在全国范围内颁布施行。六十甲子，周而复始，至今不废。

节气、节日

一、二十四节气

古人在长期的生产实践中，逐步认识到季节的更替和气候变化与掌握农事、发展农业关系密切，于是将一年的365日平分为立春、雨水、惊蛰等二十四节气，以反映四季气温、雨雪、物候等方面的变化规律。二十四节气的名称按顺序见附表4。

附表4　二十四节气表

月份	正月	二月	三月	四月	五月	六月	七月	八月	九月	十月	十一月	十二月
节气	立春	惊蛰	清明	立夏	芒种	小暑	立秋	白露	寒露	立冬	大雪	小寒
	雨水	春分	谷雨	小满	夏至	大暑	处暑	秋分	霜降	小雪	冬至	大寒

二十四节气是逐步完善的。古人很早就掌握了"二分二至"这四个最重要的节气，后来又掌握了"启闭"等节气。"分"是指春分、秋分，"至"是指夏至、冬至，"启"是指立春、立夏，"闭"是指立秋、立冬。古人使用土圭，即竖一根杆，正午时测量太阳的投影。投影最短时称夏至，最长时称冬至，从而知道一回归年为365日。古人还根据"云物"即日旁云气的颜色以观测吉凶水旱。至秦代才出现立春、立夏、立秋、立冬四个节气的名称。与后世完全相同的二十四节气名称，是到了《淮南子》以后。《淮南子·天文训》详细记载了二十四节气的名称。其中"惊蛰"古代本叫"启蛰"，汉代避景帝刘启讳，改称"惊蛰"。二十四节气与阴历月份的搭配并不是每年都一致的，因节气跟着太阳走，与朔望月无关。二十四节气，是根据太阳在黄道上的不同位置而定的，是地球围绕太阳公转轨道上的二十四个不同的位置。

二十四节气与置闰有关系。最初，古人将二十四节气分为节气和中气两种。如立春是正月节气，雨水是正月中气；惊蛰是二月节气，春分是二月中气；节气与中气相间，余依此类推。由于一个节气加一个中气平均有三十天半，大于一个朔望月（平均二十九天半）的天数，所以每月的节气和中气总要比上个月往后推迟1~2天。这样推下去，推至某月只有节气没有中气的时候，就在这个月置闰，所以古书上说"闰月无中气"。换言之，当节气出现在某年某月十五日的时候，这时它前后都挂空了，于是就把这个月定为闰月。今天的农历置闰仍使用这个老办法。阳历则每月都有节气和中气，一至六月，每月六日和二十一日前后是交节日期；七至十二月，每月八日和二十三日前后是交节日期。

二、节日

由于风俗习惯的关系，我国古代的节日很多，许多一直流传到今天。

1. 春季的节日 春季的节日见附表5。

附表5　春季的节日

名称	时间	主要习俗
春节	正月初一（该日定为春节自辛亥革命始）	最受重视的传统节日。习俗有扫尘、守岁、放爆竹、贴春联、拜年5种。此外还有舞狮子、耍花灯、逛花市、踩高跷、赏冰灯等活动
人日	正月初七	据汉·东方朔《占书》载，正月一日为鸡，二日为狗，三日为猪，四日为羊，五日为牛，六日为马，七日为人，八日为谷
上元	正月十五日	这天晚上叫元宵，也叫元夜。唐代以来有观灯的风俗，故又叫灯节。此日张灯结彩，进行猜谜活动，还要吃汤圆、包饺子
花朝	二月十五日	旧俗以二月十五日为百花生日，故称花朝节。一说为十二日（别名扑蝶会），又说为初二日（别名挑菜节）
春社	立春后第五个戊日，即春分前后	古代在春、秋季有两次祭祀土神的日子，叫作社日。此日先是祭神，然后饮酒庆祝
上巳	古为三月上旬巳日，魏晋定为三月三日	旧俗以此日临水洗濯，消除不祥，叫作禊。后来成为水边饮宴、郊外踏青的节日
寒食	清明前两天（一说前一天）	相传起于晋文公悼念介之推事，因介之推抱木焚死，于是定此日禁火寒食
清明	三月初	二十四节气中唯一一个被演变为正式的节日。旧时常把寒食延续到清明，故两者很难分辨。有踏青扫墓的习俗

2. 夏季的节日　夏季的节日见附表6。

附表6　夏季的节日

名称	时间	主要习俗
浴佛节	四月初八日	相传四月八日为释迦牟尼生日，佛寺在此日举行诵经，并设香汤浴佛，共作龙华会，后来演变为民间的节日
浣花日	四月十九日	蜀人倾城宴游于成都西浣花溪旁，浣花日由此得名
女儿节	五月初一日	明清时京城女子习俗之一。五月一日至五日，家家妍饰小闺女，簪以榴花，曰女儿节
端午节	五月初五日	本名端五，也称端阳、重午、午日。传说是为了纪念爱国诗人屈原。此日举行龙舟竞赛活动，还要吃粽子，喝雄黄酒，悬艾驱邪
伏日	夏至后第三个庚日	据说伏是隐伏避盛暑的意思。此日民间举行祭祀活动

3. 秋季的节日　秋季的节日见附表7。

附表7　秋季的节日

名称	时间	主要习俗
七夕（少女节、乞巧节）	七月初七日	相传这天晚上是牛郎织女在天河相会之夜，家家妇女结彩缕，穿七孔针，陈设酒脯瓜果于庭中，向织女乞求智巧
中元	七月十五日	旧时道观于此日作斋醮（jiào），僧寺作盂兰盆会，民俗祭祀亡故亲友等
天医日	八月初一日	《协纪辨方书·义例·成》："其日宜请药避病，寻巫祷祀"
中秋	八月十五日	此时的月亮最亮最圆，所以是赏月的佳节。有吃月饼的习俗
重阳	九月初九日	九是阳数，日月都逢九，故称重阳，又叫重九。此日"必糕酒登高眺远"；"酒必采茱萸甘菊以泛之，既醉而还"。重阳节里放风筝也是传统活动

4. 冬季的节日　冬季的节日见附表8。

附表8　冬季的节日

名称	时间	主要习俗
下元	十月十五日	京城在此日张灯结彩，如上元之夕
腊日	十二月初八日	旧时腊祭的日子。古人在这一天猎禽兽，用以岁终祭先祖
腊八	十二月初八日	相传此日是释迦牟尼的成道日，佛寺诵经，设五味粥供佛，名曰腊八粥，又名七宝粥。后演变为民间习俗，吃腊八粥有庆丰收之意
祀灶日	十二月廿三、四日	这是祭祀灶神的日子。又，旧俗以十二月二十四日为小年
除夕	十二月三十日	除是除旧布新的意思。1年的最后1天叫岁除，所以那天晚上叫除夕，俗称大年夜。旧俗除夕终夜不睡，以待天明，谓之守岁

上述节日是许多时代积累下来的，而且都是汉族地区的习俗。我国是个多民族的大家庭，少数民族的传统节日也很多，如蒙古族每年七八月举行的那达慕大会，伊斯兰教的开斋节、古尔邦节，藏族的望果节、雪顿节，彝族的火把节，傣族的泼水节等，反映了各族人民的生活习惯、文化特点和宗教信仰，具有浓厚的民族特色和地方色彩。

饮食与器物

一、饮食

1. 五谷　指5种谷物。有多种说法，最主要的有两种：①指稻、黍、稷、麦、菽。②指麻、黍、稷、麦、菽。两者的区别是：前者有稻无麻，后者有麻无稻。古代经济文化中心在黄河流域，稻的主要产地在南方，而北方种稻有限，所以"五谷"中最初无稻。

2. 五牲　指5种动物。具体所指说法不一。一种指牛、羊、猪、犬、鸡；一种指麋、鹿、麕（jūn）、狼、兔；还有一种指麕、鹿、熊、狼、野猪。第一种说法流传较广。

3. 五味　指酸、咸、甜（甘）、苦、辣（辛）5种味道。

4. 六畜　指6种家畜：马、牛、羊、猪、狗、鸡。

5. 八珍　指8种珍贵的食品。具体所指随时代和地域而不同。陶宗仪《南村辍耕录》卷九云："所谓八珍，则醍醐、麆沆、野驼蹄、鹿唇、驼乳麋、天鹅炙、紫玉浆、玄玉浆也。"后世以龙肝、凤髓、豹胎、鲤尾、鸮炙、猩唇、熊掌、酥酪蝉为八珍。

6. 羹　古代羹有3种：①用肉或菜调和五味做成的带浓汁的食物，如《说文解字》："五味和羹。"（上古的"羹"，一般是指带汁的肉，而不是汤。"羹"表示汤的意思，是中古以后的事情）。②调和五味的汤。如《孟子·告子上》："一箪食，一豆羹，得之则生，弗得则死。"③煮熟带汁的蔬菜。如《韩非子·五蠹》："藜藿之羹。"

7. 脍炙　脍，切得很细的鱼或肉；炙，烤肉。古代鲜肉一般用火炙，就像今天的烤羊肉串；干肉则用火烤。"食不厌精，脍不厌细"。古代脍食需要很高的刀工技法。脍炙是人们所共同喜好的，后来将为人所称颂的诗文叫作"脍炙人口"。

二、器物

1. 古代食器　古代食器种类很多，主要的有簋（guǐ）、簠（fǔ）、豆、皿、盂、案、匕、箸等。

簋，形似大碗，人们从甗（yǎn）中盛出食物放在簋中再食用。

簠，一种长方形盛装食物的器具，用途与簋相同，故有"簠簋对举"的说法。

豆，像高脚盘，最早用来盛黍稷，供祭祀用，后渐渐用来盛肉酱与肉羹。

皿，盛饭食的用具，两边有耳。

盂，盛饮之器，敞口，深腹，有耳，下有圆形之足。盆盂，均为盛物之器。

案，又称食案，进食用的托盘，形体不大，有四足或三足，足很矮，古人进食时常"举案齐眉"，以示敬意。

匕，是长柄汤匙；俎，是长方形砧板，两端有足支地。古人食肉常用匕把鼎中肉取出，置于俎上，然后用刀割着吃。古人常以刀匕、刀俎并举，并以"俎上肉"比喻受人欺凌、任人宰割的境遇。

箸，夹食的用具，与"住"谐音，含有停步之意，因避讳故取反义为"快"，又因以竹制成，故加个"竹"字头为"筷"，沿用至今。

以上食器的质料均可选用竹、木、陶、青铜等。一般百姓大多用竹、木、陶制成，贵族的食器以青铜居多。古代统治者所用的筷子，有的用金、银或象牙制成。

2. 古代炊具　我国古代炊具有鼎、镬（huò）、甑（zèng）、甗（yǎn）、鬲（lì）等。

鼎，最早是陶制的，殷周以后开始用青铜制作。鼎腹一般呈圆形，下有三足，故有"三足鼎立"之说；鼎的上沿有两耳，可穿进棍棒抬举。鼎腹下面可烧烤。鼎的大小因用途不同而差别较大。古代常将整个动物放在鼎中烹煮，可见其容积较大。夏禹时的九鼎，经殷代传至周朝，象征国家最高权力，只有得到九鼎才能成为天子，可见它是传国之宝。

镬，是无足的鼎，与现在的大锅相仿，主要用来烹煮鱼肉之类的食物；后来又发展成对犯人施行酷刑的工具，即将人投入镬中活活煮死。

甑，是蒸饭的用具，与今之蒸笼、笼屉相似，最早用陶制成，后用青铜制作，其形直口立耳，底部有许多孔眼，置于鬲或釜上，甑里装上要蒸的食物，水煮开后，蒸气透过孔眼将食物蒸熟。

鬲与鼎相近，但足空，且与腹相通，这是为了更大范围地接受传热，使食物尽快烂熟。

鬲与甑合成一套使用称为"甗"。鬲只用作炊具，故体积比鼎小。炊具可分为陶制、青铜制两大类。一般百姓多用陶制，青铜炊具为贵族所用。

3. 古代酒器

尊，是古代酒器的通称，作为专名是一种盛酒器，敞口，高颈，圈足。尊上常饰有动物形象。

壶，是一种长颈、大腹、圆足的盛酒器，不仅装酒，还能装水，故后代用"箪食壶浆"指犒劳军旅。

彝、卣（yǒu）、罍（léi）、缶（fǒu）都是形状不一的盛酒器。

爵，古代饮酒器的总称，作为专名是用来温酒的，下有三足，可生火温酒。

角，口呈两尖角形的带盖温酒、盛酒器具。

觥（gōng），一种盛酒、饮酒兼用的器具，像一只横放的牛角，长方圈足，有盖，多作兽形，觥常被用作罚酒。欧阳修《醉翁亭记》中有这样的描述："射者中，弈者胜，觥筹交错，起坐而喧哗者，众宾欢也。"

斝（jiǎ），温酒器。斝的形状似爵与角，与爵、角主要不同点是无流无尾，仅在口缘上有两柱。腹的形状为圆形、平底。

杯，椭圆形，用来盛羹汤、酒、水的器物。杯的质料有玉、铜、银、瓷器，小杯为盏、盅。

卮，一种盛酒器，《鸿门宴》中有"卮酒安足辞"之句。

4. 古代家具　我国古代家具主要有席、床、屏风、镜台、桌、椅、柜等。

席子，最古老、最原始的家具，最早由树叶编织而成，后大多由芦苇、竹篾编成。古人常"席地而坐"，足见席子的应用是很广泛的。

床，席子之后最早出现的家具。一开始，床极矮，古人读书、写字、饮食、睡觉几乎都在床上进行。《孔雀东南飞》："阿母得闻之，槌床便大怒。"诗中的"床"指的是坐具。与这种矮床配合用的家具有几、案、屏风等。还有一种矮榻常与床并用，故有"床榻"之称。魏晋南北朝以后，床的高度与今天的床差不多，成为专供睡觉的家具。唐宋以来，高形家具广泛普及，有床、桌、椅、凳、高几、长案、柜、衣架、巾架、屏风、盆架、镜台等，种类繁多，品种齐全。各个朝代的家具都讲究工艺手法，力求图案丰富、雕刻精美，表现出浓厚的中国传统气派，成为我国传统文化的一个组成部分。其独特的风格与样式，对世界不少国家产生过深远影响。

称谓与避讳

中国古代的称谓较为复杂。

一、称谓

（一）年龄称谓

古代表示年龄的方法丰富生动，不拘于数词一种。古代医书中，根据人之一生生理的生、长、盛、衰特点，对各个年龄称谓不同。例如，《素问·上古天真论》篇首就有"生而神灵，弱而能言，幼而徇齐，长而敦敏，成而登天"的记载。

古代经书，常根据人的一生中求学、成家、立业、为官、告退等经历，对各年龄段冠以不同的名称。广为人知的有《论语·为政》《礼记·曲礼上》《礼记·王制》中对年龄的称谓。一些诗词、文章则从男女、婚否、装束、习俗、体态、学识等不同角度给年龄以代称。根据古代通常划分时期，择其常见者，列表如下。见附表9~附表16。

附表9　出生时期

称谓	所指年龄	简介
初度	出生之时	屈原《离骚》："皇览揆余初度兮，肇锡余以嘉名。"后称生日
汤饼之期	婴儿出生三日	汤饼犹今之切面。旧俗婴儿出生第3天要举行庆贺宴会，因备有象征长寿的汤面，故名。又称汤饼筵、汤饼局

附表10　幼年时期

称谓	所指年龄	简介
周晬（zuì）	小儿周岁	旧俗小儿1岁时举行的礼仪，又称晬日、晬盘日。是日以盘盛放纸笔、刀箭、钱币、针线等物，任小儿抓取，由此占其日后的志向和兴趣，谓之试儿，也叫抓周、试晬
孩提	两三岁	《孟子·尽心上》："孩提之童，无不知爱其亲者。"又作提孩、孩抱
免怀	三岁	《论语·阳货》："子生三年，然后免于父母之怀。"又称免怀之岁
幼弱	七岁以下	《周礼·司刺》："壹赦曰幼弱。"郑玄注："幼弱，年未满八岁"

附表 11　童年时期

称谓	所指年龄	简介
龆龀（tiáochèn）	七八岁	龆龀，均谓儿童换齿，即脱去乳齿，长出恒齿。又称毁齿、冲龀等
幼学	十岁	《礼记·曲礼上》："人生十年曰幼，学。"亦称幼学之年
总角	指童年	古代男女未成年前束发为两结，形状如角，故称。又称总发等
垂髫（tiáo）	指童年或儿童	古时儿童不束发，头发下垂，故称。又称垂发、髫年等
黄口	指幼童	《淮南子·氾论训》："古之伐国，不杀黄口，不获二毛。"高诱注："黄口，幼也。"又称黄吻、黄童等

附表 12　少年时期

称谓	所指年龄	简介
豆蔻	称少女十三四岁	杜牧《赠别》诗："娉娉袅袅十三余，豆蔻梢头二月初。"豆蔻，喻处女，言其少而美。豆，也作"荳"。后亦称"豆蔻年华"
志学	十五岁	《论语·为政》："吾十有五而志于学。"又称"志学之年"
束发	一般指十五岁前后	古代男孩成童时将头发束成一髻，故称。又称结发、结童等
及笄（jī）	指女子年满十五	笄，即发簪。盘发而用簪插之，称加笄，为女子成年之礼
破瓜	指女子十六岁	"瓜"字拆开为两个八字，即二八之年，故称。又称瓜字

附表 13　青年时期

称谓	所指年龄	简介
弱冠	男子二十岁	《礼记·曲礼上》："二十曰弱，冠。"古代男子二十岁行冠礼，为成人的标志，故称。又称及冠、弱龄等
花信	女子二十四岁	花信，即"花信风"的简称，犹言花期。风应花期，其来有信，故称。江南自小寒至谷雨，共八个节气，计一百二十日，每五日为一番风候，应一种花信，凡二十四番

附表 14　壮年时期

称谓	所指年龄	简介
而立	三十岁	《论语·为政》："三十而立。"又称而立之年
有室	男子三十岁	《礼记·曲礼上》："三十曰壮，有室。"又称壮室

附表 15　中年时期

称谓	所指年龄	简介
不惑	四十岁	《论语·为政》："四十而不惑。"又称不惑之年
强仕	男子四十岁	《礼记·曲礼上》："四十曰强，而仕。"又称强仕之年

附表 16　老年时期

称谓	所指年龄	简介
知命	五十岁	《论语·为政》："五十而知天命。"又称知命之年
知非	五十岁	《淮南子·原道训》："蘧伯玉年五十，而知四十九年非。"又称知非之年
艾耆（qí）	泛指五六十岁	《荀子·致士》："耆艾而信，可以为师。"又称耆艾
耳顺	六十岁	《论语·为政》："六十而耳顺。"又称耳顺之年
耆	六十岁	《礼记·曲礼上》："六十曰耆，指使。"又称耆年、年耆

续表

称谓	所指年龄	简介
花甲	六十岁	本指六十甲子，以天干地支名号错综参互，故称花甲。又称花甲子、花甲之年等
耆老	泛指六七十岁	《国语·吴语》韦昭注："六十曰耆，七十曰老。"又称老耆
耆耄（mào）	泛指六十岁以上	又称耆眊、耆寿、耆耇（gǒu）、耆齿、耆鬔、眊耆等
从心	七十岁	《论语·为政》："七十而从心所欲，不逾矩。"邢昺疏："矩，法也"
老	七十岁	《礼记·曲礼上》："七十曰老，而传"
古稀	七十岁	杜甫《曲江》诗："酒债寻常行处有，人生七十古来稀。"又称古希、古稀年
耋（dié）	八十岁	《诗·秦风·车邻》："今者不乐，逝者其耋。"毛传："八十曰耋"
耄	泛指八九十岁	《礼记·曲礼上》："八十、九十曰耄。"又称耄耋等
黄发	泛指高寿老人。一说，指九十岁	其他称谓尚有鲵（ní）齿、耇老、黄耇、胡耇、皓首、白首、桑榆、垂榆、垂暮、耄期等
期颐	百岁。	《礼记·曲礼上》："百年曰期颐。"一说百岁曰期；颐，养也

（二）常见称谓

1. 直称姓名 大致有 3 种情况：①自称姓名或名，如"时珍，荆楚鄙人也"。②用于介绍或作传，如"钱乙，字仲阳"。③称所厌恶、所轻视的人，如"不幸吕师孟构恶于前，贾余庆献谄于后"。

2. 称字 字是为了便于他人称呼。对平辈或尊辈称字出于礼貌和尊敬。如称屈平为屈原，司马迁为司马子长，陶渊明为陶元亮，李白为李太白，杜甫为杜子美，张机为张仲景。

3. 称号 号又叫别号、表号。名、字与号的根本区别是：前者由父亲或尊长取定，后者由自己取定。号，一般只用于自称，以显示某种志趣或抒发某种情感。对人称号也是一种敬称，如陶潜号五柳先生，李白号青莲居士，杜甫号少陵野老，白居易号香山居士，李商隐号玉溪生，欧阳修号醉翁、晚年又号六一居士，王安石晚年号半山，苏轼号东坡居士，陆游号放翁，辛弃疾号稼轩，李清照号易安居士，罗贯中号湖海散人。

4. 称谥号 古代王侯将相、高级官吏、著名文士等死后被追加的称号叫谥号。如称陶渊明为靖节征士，欧阳修为欧阳文忠公，王安石为王文公，范仲淹为范文正公，林则徐为林文忠公。而称奸臣秦桧为缪丑则是一种"恶谥"。

5. 称斋名 指用斋号或室号称呼。如称蒲松龄为聊斋先生，梁启超为饮冰室主人。

6. 称籍贯 如柳宗元是河东（今山西永济）人，故而人称其柳河东；北宋王安石是江西临川人，故而人称其王临川；清初学者顾炎武是江苏昆山亭林镇人，被称为顾亭林；刘完素为河间人，被称为刘河间。清末有一副饱含讥刺的名联："宰相合肥天下瘦，司农常熟世间荒。"上联"合肥"指李鸿章（安徽合肥人），下联"常熟"即指出生江苏常熟的翁同龢。

7. 称郡望 韩愈虽系河内河阳（今河南孟县）人，但因昌黎（今辽宁义县）韩氏为唐代望族，故韩愈常以"昌黎韩愈"自称，世人遂称其为韩昌黎。苏轼本为四川眉州人，可他有时自己戏称"赵郡苏轼""苏赵郡"，就因为赵郡苏氏是当地望族。

8. 称官名 将官名用作人的称呼在古代相当普遍，如称贾谊为贾太傅；"竹林七贤"之一的阮籍曾任步兵校尉，世称阮步兵；嵇康曾拜中散大夫，世称嵇中散；东晋大书法家王羲之官至右军将军，至今人们还称其为王右军；杜甫曾任左拾遗，故被称为杜拾遗，又因其任过检校工部员外郎，故又被称为杜工部；刘禹锡曾任太子宾客，被称为刘宾客；苏轼曾任端明殿翰林学士，被称为苏学士。

9. 称爵名　如诸葛亮曾封爵武乡侯，所以后人以武侯相称；大书法家褚遂良封爵河南郡公，世称褚河南；北宋王安石封爵荆国公，世称王荆公；司马光曾封爵温国公，世称司马温公；明初朱元璋的大臣刘基封爵诚意伯，故人们以诚意伯称之。

10. 称官地　指用任官之地的地名称呼。如刘备曾任豫州刺史，故称刘豫州；"建安七子"之一的孔融曾任北海相，世称孔北海；陶渊明曾任彭泽县令，世称陶彭泽；韦应物曾任苏州刺史，世称韦苏州；柳宗元曾任柳州刺史，世称柳柳州；张仲景曾任长沙太守，故称张长沙。

11. 谦称

（1）表示谦逊的态度，用于自称。愚，谦称自己不聪明。鄙，谦称自己学识浅薄。敝，谦称自己的事物不好。卑，谦称自己身份低微。窃，有私下、私自之意，常有冒失、唐突的含义在内。臣，谦称自己不如对方的身份地位高。仆，谦称自己是对方的仆人，含有为对方效劳之意。

（2）古代帝王的自谦辞有孤（小国之君）、寡（少德之人）、不谷（不善）。

（3）古代官吏的自谦辞有下官、末官、小吏等。

（4）读书人的自谦辞有小生、晚生、晚学等，表示自己是新学后辈；如果自谦为不才、不佞、不肖，表示自己没有才能或才能平庸。

（5）古人称自己一方的亲属朋友时，常用"家""舍"等谦辞。"家"是对他人称自己的辈分高或年纪大的亲属时用的谦辞，如家父、家母、家兄等。"舍"用以谦称自己的家或自己的卑幼亲属，前者如寒舍、敝舍，后者如舍弟、舍妹、舍侄等。

（6）其他自谦辞：因古人坐席时尊长者在上，所以晚辈或地位低的人谦称在下；小可是有一定身份的人的自谦，意思是自己很平常、不足挂齿；小子是子弟晚辈对父兄尊长的自称；老人自谦时用老朽、老夫、老汉、老拙等；女子自称妾；老和尚自称老衲；对别国称自己的国君为寡君。

12. 敬称　表示尊敬客气的态度，也叫"尊称"。

（1）对帝王的敬称有万岁、圣上、圣驾、天子、陛下等。驾，本指皇帝的车驾。古人认为，皇帝当乘车行天下，于是用"驾"代称皇帝。古代帝王认为，其政权是受命于天而建立的，所以称皇帝为天子。古代臣子不敢直达皇帝，就告诉在陛（宫殿的台阶）下的人，请他们把意思传达上去，所以用陛下代称皇帝。

（2）对皇太子、亲王的敬称是殿下。

（3）对将帅的敬称是麾下。

（4）对有一定地位的人的敬称：对使节称节下；对三公、郡守等有一定社会地位的人称阁下，现在多用于外交场合，如大使阁下。

（5）对对方或对方亲属的敬称有令、尊、贤等。

令，意思是美好，用于称呼对方的亲属，如令尊（对方父亲）、令堂（对方母亲）、令阃（称对方妻子。"夫人"一般也用来尊称对方妻子）、令兄（对方哥哥）、令郎（对方儿子）、令爱（对方女儿）。

尊，用来称与对方有关的人或物，如尊上（称对方父母）、尊公、尊君、尊府（皆称对方父亲）、尊堂（对方母亲）、尊亲（对方亲戚）、尊驾（称对方）、尊命（对方的嘱咐）、尊意（对方的意思）。

贤，用于称平辈或晚辈，如贤家（称对方）、贤郎（称对方儿子）、贤弟（称对方弟弟）。

仁，表示爱重，应用范围较广，如称同辈友人中长于自己的人为仁兄，称地位高的人为仁公等。

（6）称年老的人为丈、丈人。唐朝以后，丈、丈人专指妻父，又称泰山，妻母称丈母或泰水。

（7）称谓前面加"先"，表示已死，用于敬称地位高的人或年长的人，如称已死的皇帝为先帝，称已死去的父亲为先考或先父，称已死去的母亲为先慈或先妣，称已死去的有才德的人为先贤。称谓前加"太"或"大"表示再长一辈，如称帝王的母亲为太后，称祖父为大（太）父，称祖母为大（太）母。唐代以后，对已死的皇帝多称庙号，如唐太宗、唐玄宗、宋太祖、宋仁宗、元世祖、明太祖等；明清两代，也有用年号代称皇帝的，如称朱元璋为洪武皇帝，称朱由检为崇祯皇帝，称玄烨为康熙皇帝，称弘历为乾隆皇帝。

（8）用于尊长者和朋辈之间的敬称有君、子、公、足下、夫子、先生、大人等。

（9）君对臣的敬称是卿或爱卿。

（10）对品格高尚、智慧超群的人用"圣"来表敬称，如称孔子为圣人，称孟子为亚圣。后来"圣"多用于帝王，如圣上、圣驾等。

13. 贱称　表示轻慢斥骂的态度，如《鸿门宴》中"竖子不足与谋"之"竖子"。

14. 其他称呼

（1）**百姓的称呼**　常见的有布衣、黔首、黎民、生民、庶民、黎庶、苍生、黎元、氓等。

（2）**职业的称呼**　对一些以技艺为职业的人，称呼时常在其名前面加一个表示他职业的字眼，让人一看就知道这人的职业身份。如《庖丁解牛》中的"庖丁"，"丁"是名，"庖"是厨师，表明职业。

（3）**不同的朋友关系之间的称呼**　贫贱且地位低下时结交的朋友叫"贫贱之交"；情谊契合、亲如兄弟的朋友叫"金兰之交"；同生死、共患难的朋友叫"刎颈之交"；遇到磨难时结成的朋友叫"患难之交"；情投意合、友谊深厚的朋友叫"莫逆之交"；从小一块儿长大的异性好朋友叫"竹马之交"；以平民身份相交往的朋友叫"布衣之交"；辈分不同、年龄相差较大的朋友叫"忘年交"；不拘于身份、形迹的朋友叫"忘形交"；不因贵贱的变化而改变深厚友情的朋友叫"车笠交"；在道义上彼此支持的朋友叫"君子交"；心意相投、相知很深的朋友叫"神交"（"神交"也指彼此慕名而未见过面的朋友）。

二、避讳

在封建社会，凡遇到与君主或尊长的名字相同的字或读音，要采用某种方法加以回避，这叫"避讳"。避讳大约起源于周代，流行于秦汉，盛行于隋唐，以两宋时期最为严格。直至"民国"废除帝制，这一旧习才废止。

1. 避讳的方法　避讳的方法有改字、空字和缺笔。

（1）**改字法**　凡遇到需要避讳的字，就改用与之意义相同或相近的字，叫作改字法。所避之字称为讳字，改用的字称为避讳字。

如司马迁《史记》，为避秦庄襄王子楚之名，改"楚"为"荆"。班固《汉书》，为避汉高祖刘邦之名，改"邦"为"国"。刘禹锡《鉴药》，为避唐高宗李治之名，改"治（身）"为"理（身）"。

避嫌名是指回避与君主或尊长的名字音同或音近的字，这是避讳的严格化和扩大化。如唐高祖祖父名虎，唐修《晋书》称南朝梁·沈约的先人沈浒为沈仲高。又据陆游《老学庵笔记》载，宋代田登做州官，自讳其名，州中皆谓"灯"为"火"。上元节放灯，州吏贴出榜文云："本州依例放火三日。"民谚"只许州官放火，不许百姓点灯"即本于此。

（2）空字法　凡遇到需要避讳的字，则空其字而不写，或用空围"囗""某""讳"来代替，叫作空字法。

如《新修本草》，为避太宗李世民讳而删去"世"字，"李世勣"改为"李勣"。《宋书》，为避宋武帝刘裕之名，"刘裕"改为"刘囗"。《史记·孝文本纪》"子某最长"之"某"实即"启"，为避汉景帝刘启之名而改。《医说·太素之妙》"予伯祖讳，字子充"之"讳"实即"扩"，为避宋宁宗赵扩之名而改。

（3）缺笔法　凡遇到需要避讳的字，就在原字基础上缺漏笔画，且多为最后一两笔，叫作缺笔法。这是产生于唐代的一种方式。

如为避孔子讳，将"丘"字写作"𠀌"。为避唐太宗讳，将"世"字写作"丗"或"卋"。为避宋太祖讳，将"胤"字写作"𦙞"或"亂"。为避清圣祖康熙皇帝玄烨讳，将"玄"写作"𤣥"。

2. 避讳的范围　历代因避讳而改变他人姓名、地名、官名、物名、书名等情况屡见不鲜。

（1）**避君讳**　各个朝代在位的君主必须避讳；已故的君主七世之内也须避讳，叫作避"庙讳"。其类别大致有以下几种情况。

①改姓氏：宋本《外台秘要》，为避宋太宗赵炅之父赵弘殷之讳，改"殷仲堪"为"商仲堪"。

②改名字：《南齐书·萧景先传》为避南齐高帝萧道成之名，改"萧道先"为"萧景先"。

③改地名：《宋史》为避宋太宗赵光义之名，改"义兴县"为"宜兴县"。

④改官名：《旧唐书·高宗纪》为避唐高宗李治之名，改"治礼郎"为"奉礼郎"。

⑤改物名：《史记·封禅书》为避吕后之名，改"雉"为"野鸡"。

⑥改书名：《晋书》为避晋简文帝郑太后阿春名讳，改"《春秋》"为"《阳秋》"。

⑦改干支名：杨上善《黄帝内经太素》为避唐高祖之父李昞之名，改"甲乙丙丁"为"甲乙景丁"。

⑧改方药名：宋本《伤寒论》为避宋始祖赵玄朗之讳，改"玄武汤"为"真武汤"。

⑨改常语：《晋书》为避景帝司马师之讳，改"京师"为"京都"。

（2）**避家讳**　《后汉书》作者范晔的父亲名泰，故《后汉书》改"郭泰""郑泰"为"郭太""郑太"。苏轼、苏辙的序文，均因其祖父名序，而改"序"为"引""叙"或"题首"。

3. 避讳学的应用

（1）**避讳的危害**　①避讳所用改字、空字、缺笔等方法，造成了古籍文字上的混乱，给后人阅读带来诸多不便。②避讳制度从文化上暴露了封建专制的残暴。在封建时代，不避讳是要判刑的，明清时期，因犯君讳而引起文字之祸，甚至无辜遭戮的也不少见。

（2）避讳的利用　由于避讳给我们提供了鲜明的时代标志，因而也可以辅助我们判断史料的时代，确定古籍的真伪，辨别作品、作者的年代，提示文字的讹误，具有一定的实用价值。如《黄帝内经太素》一书，据该书中只避唐讳而不避隋讳的情况来看，可判定为唐书，作者杨上善为唐人或由隋入唐之人。

（3）研究避讳学的著作　清人钱大昕《十驾斋养新录》《廿二史考异》、近人陈垣《史讳举例》创获最多。

主要参考书目

［1］司马迁．史记（全10册）．北京：中华书局，1959.

［2］汉·班固撰，清·王先谦补注．汉书补注．上海：上海古籍出版社，2008.

［3］宋·朱熹．周易本义．北京：中华书局，2009.

［4］宋·朱熹．四书集注．长沙：岳麓书社，2004.

［5］清·阮元校刻．十三经注疏（影印）．北京：中华书局，1980.

［6］国学整理社．诸子集成．北京：中华书局，2006.

［7］袁行霈，罗宗强．中国文学史．北京：高等教育出版社，2005.

［8］郭预衡．中国古代文学史长编．北京：首都师范大学出版社，2000.

［9］罗宗强，陈洪．中国古代文学作品选．北京：高等教育出版社，2004.

［10］王力．诗词格律．北京：中华书局，1977.

［11］夏承焘，吴熊和．读词常识．北京：中华书局，1981.

［12］兰少成，陈振寰．诗词曲格律与欣赏．南宁：广西师范大学出版社，1989.

［13］李壮鹰．中华古文论选注（上、下册）．天津：百花文艺出版社，1991.

［14］周志高，刘志平．大学毕业设计（论文）写作指南．北京：化学工业出版社，2007.

［15］徐中玉，齐森华．大学语文（第8版）．北京：华东师范大学出版社，2005.

［16］陈洪．大学语文．北京：高等教育出版社，2005.

［17］陈洪，李瑞山．《大学语文》拓展读本（集一、集二、集三）．北京：高等教育出版社，2005.

［18］黄作阵．大学语文．北京：中国中医药出版社，2012.

［19］黄作阵．大学语文与医古文．北京：学苑出版社，2008.